神经眼科实用系列

U0212206

复视及眼肌麻痹案例分析

主编 田国红 孙兴怀

编　　者（以姓氏笔画为序）

王　敏　冯超逸　刘　红　刘　睿

吴继红　陈　倩　赵　晨　袁一飞

钱　江　徐格致

编写秘书　诸静英

单　　位　复旦大学附属眼耳鼻喉科医院

人民卫生出版社
·北 京·

版权所有，侵权必究！

图书在版编目（CIP）数据

复视及眼肌麻痹案例分析 / 田国红，孙兴怀主编
. —北京：人民卫生出版社，2020.10
（神经眼科实用系列）
ISBN 978-7-117-30533-4

Ⅰ.①复⋯　Ⅱ.①田⋯②孙⋯　Ⅲ.①视神经疾病 –
病案　Ⅳ.①R774.6

中国版本图书馆 CIP 数据核字（2020）第 185740 号

人卫智网　www.ipmph.com	医学教育、学术、考试、健康，	
	购书智慧智能综合服务平台	
人卫官网　www.pmph.com	人卫官方资讯发布平台	

神经眼科实用系列
复视及眼肌麻痹案例分析
Shenjingyanke Shiyong Xilie
Fushi ji Yanjimabi Anlifenxi

主　　编：田国红　孙兴怀
出版发行：人民卫生出版社（中继线 010-59780011）
地　　址：北京市朝阳区潘家园南里 19 号
邮　　编：100021
E - mail：pmph @ pmph.com
购书热线：010-59787592　010-59787584　010-65264830
印　　刷：北京华联印刷有限公司
经　　销：新华书店
开　　本：787×1092　1/16　　印张：18
字　　数：438 千字
版　　次：2020 年 10 月第 1 版
印　　次：2020 年 12 月第 1 次印刷
标准书号：ISBN 978-7-117-30533-4
定　　价：189.00 元

打击盗版举报电话：010-59787491　E-mail：WQ @ pmph.com
质量问题联系电话：010-59787234　E-mail：zhiliang @ pmph.com

前　言

　　复视和眼肌麻痹,作为神经眼科重要的传出性障碍疾病,也是导致患者视觉运动障碍的主要原因。人们日常生活中借助视觉感知通路获得的外界信息必须经过大脑中枢神经系统的整合与处理,随后通过支配眼球运动的脑神经传出到效应器,从而完成视觉运动。该反射弧的实现有赖于眼球运动及相关躯体器官功能的完整性。因此,导致复视及眼肌麻痹的不仅仅是眼外肌、脑神经,还有中枢神经系统及前庭感受器等部位的异常。尤其是当这些疾病涉及大脑中枢神经系统时,往往成为临床眼科医师面临的棘手难题,甚至对一些神经眼科专业的医师也是困难重重。

　　近十余年来,基于国内神经眼科专业的迅速发展,传入性障碍疾病如各种视神经疾病已经被大家所认识,且国内的诊疗已逐步进入规范化并加入国际前沿行列中。相对于传入性障碍疾病,复视和眼肌麻痹等传出性障碍疾病愈发显得小众,且不易被人们关注,但这类疾病同样影响着人们的生活和工作。眼科除斜视专业与眼眶专业的医师对该类疾病有一定的了解外,大部分非神经眼科专业的医师对此非常陌生,通常面临接诊这类患者无从下手的窘境。一个简单的"复视患者如何处理"的问题背后,涉及非常多的神经解剖、病理生理及影像学专业知识。比如重症肌无力本身是神经免疫性疾病,但导致的眼外肌麻痹患者往往首诊于眼科。还有诸如瞳孔大小不等的问题等。因此,在两年前我们完成出版《视神经疾病案例图解》之后,就马不停蹄地开始了传出性障碍疾病案例的收集整理工作,希望同样用图解的方式将复杂的问题变得更直观。与视神经疾病的编撰方式不同的是,这本书中我们还整理剪辑了大量视频资料用以动态展示关键的症状、体征及学习关键点。

　　本书包含十二章,由总论及各种导致复视及眼肌麻痹的十余种疾病及近 200 个病例组成。总论中简述了复视与眼肌麻痹的诊断流程,对常见疾病的定位诊断及病因进行了概述,其中特别提及一些具有警示意义的症状、体征。随后紧接动眼神经、滑车神经、展神经、多脑神经麻痹及海绵窦病变的病例。在各论中,我们将这些与眼球运动密切相关的脑神经解剖结构及相关通路详述在先,易于没有神经科背景的读者理解。撰写格式上大多数章节内容分成概述和病例,对一些有特征性的少见、罕见病例及具有代表意义的病例,我们特别做了点评。至于眼眶及眼外肌疾病,我们仅述及与神经眼科相关的部分,比如炎性假瘤及甲状腺相关眼病导致的复视。核间性及核上性眼肌麻痹与眼球震颤部分,由于涉及大量神经系统解剖及中枢系统疾病的相关知识,我们尽量用较为条理性的简介方式配合视频帮助大家学习理解。重症肌无力,尤其是眼肌型重症肌无力,笔者认为是目前最容易被眼科门诊忽视与漏诊的常见病。出现眼睑下垂及复视,患者多数首诊眼科,但实际上根治需要神经科的大力协助。在这一章节中我们结合多年的临床经验,将典型病例与不典型病例,以及诊疗要点及治疗一并总结。瞳孔异常的章节是我们经反复整理精心完成的,可以说涵盖了几乎所有临床中可能出现的情况。最后以非器质性疾病部分作为收尾。本书一如既往地秉承用图例的形式分析病例,除了患者外观图片、眼位图、眼科常见检查及 CT、MRI 外,精彩之处还在于书中所附的 100 余段视频,可以更为直观地将一些特殊眼球运动例如眼球震颤呈现给大家。

本书既可以用来系统学习复视及眼肌麻痹疾病的诊断,也可用来查阅导致上述疾病的病因。在同一疾病的数个病例中,我们各有侧重,针对不同的定位损害及临床表现,强调疾病的特性及具有警示意义的学习点。值得一提的是本书收录的一些疑难杂症与罕见疾病,诊断过程也尤为曲折,还有幸得到国外专家的指导。我们也将这些珍贵的病例整理后与大家分享。

本书涉及很多神经系统疾病眼部表现,换言之是神经科疾病患者首诊于眼科。因此该书的适用范围除从事神经眼科专业的眼科医师外,尚可供眼科住院医师、进修医师、其他亚专业的眼科医师以及神经内外科医师等相关专业人员参考。

特别感谢徐格致教授一如既往地对神经眼科专业予以的极大支持,他自始至终促进着神经眼科的发展及梯队的构建。由衷感谢美国艾奥瓦大学眼科主任及神经眼科专家 Dr. Randy. H. Kardon 数年如一日与我们合作开展神经眼科继续教育课程。期间为我们会诊及确诊了很多罕见疾病,他的渊博知识与敏锐洞察力让我们受教匪浅。感谢给我们转诊患者的每一位同事们,也许你们是不经意的推荐,随后而来的或许是一例精彩病例的诞生。感谢你们的辛勤付出!感谢《中国眼耳鼻喉科杂志》编辑部诸静英编辑,承担了该书的构思、立题以及后续的整理、逐篇编校工作。感谢人民卫生出版社在该书成文及出版方面给予的巨大帮助。该书相关研究内容同时受上海市重中之重临床医学中心项目之"上海市眼部疾病临床医学中心 2017ZZ01020"资助。最后由衷感谢那些同意我们匿名使用病史资料、图片及视频的患者们,感谢他们为中国神经眼科教育事业所做的贡献。

由于神经眼科是近年来新兴的交叉学科,我们文中偏重复视及眼肌麻痹的定位诊断,对于治疗策略中斜视、复视手术方式并未做具体说明,此为本书不足之处,今后我们将继续随访术后患者的情况。本书如有对其他学科知识解读欠妥甚至错误之处,希望各位读者不吝指正,以便我们今后改进和提高。

最后祝大家学习、工作愉快!

田国红　孙兴怀

2020 年 2 月 18 日

目　录

第一章　复视及眼肌麻痹概要 ···1

第二章　动眼神经麻痹（本章含 14 个增值视频）···11

　第一节　Weber 综合征及其他核性损害 ···13

　第二节　动脉瘤压迫 ···20

　第三节　非特异性炎症 ···30

　第四节　感染性 ···40

　第五节　缺血性 ···42

　第六节　肿瘤 ···45

　第七节　先天性 ···53

　第八节　外伤性 ···54

　第九节　放射性 ···56

　第十节　其他 ···59

第三章　滑车神经麻痹（本章含 2 个增值视频）···65

　第一节　外伤性 ···68

　第二节　缺血性 ···73

　第三节　先天性 ···75

第四章　展神经麻痹（本章含 8 个增值视频）···77

　第一节　外伤性···80

　第二节　缺血性···84

　第三节　炎症···85

　第四节　肿瘤···89

　第五节　颅内压增高···96

　第六节　脑干病变···99

　第七节　先天发育性···108

　第八节　放射性···110

　第九节　其他···112

第五章　多脑神经麻痹（本章含 4 个增值视频）···118

　第一节　感染性···118

　第二节　非特异炎症···120

　第三节　Miller-Fisher 综合征··124

　第四节　肿瘤···128

　第五节　先天性···134

　第六节　医源性···135

第六章　海绵窦病变（本章含 1 个增值视频）···139

　第一节　感染性···143

　第二节　Tolosa-Hunt 综合征··147

　第三节　颈内动脉海绵窦瘘···152

　第四节　肿瘤转移···163

第七章　眼眶病变与眼肌麻痹（本章含 5 个增值视频）·····································170

　第一节　眼眶炎性假瘤··170

　第二节　IgG4 相关眼病··176

　第三节　甲状腺相关眼病··178

　第四节　遗传性···184

　第五节　眼睑痉挛···188

第八章　核间性及核上性眼肌麻痹（本章含 17 个增值视频） ·············190

第一节　概述 ·····························190

第二节　特殊病例 ·····················193

第九章　重症肌无力（本章含 28 个增值视频） ·······214

第一节　概述 ·····························214

第二节　特殊病例 ·····················219

第十章　瞳孔异常（本章含 12 个增值视频） ·············235

第一节　生理性瞳孔不等大 ·········239

第二节　先天发育及虹膜病变 ·······239

第三节　埃迪瞳孔 ·····················242

第四节　顶盖瞳孔 ·····················247

第五节　药物性瞳孔散大 ·············250

第六节　动眼神经麻痹 ·················251

第七节　Horner 综合征 ···············252

第十一章　眼球震颤（本章含 16 个增值视频） ·············263

第一节　概述 ·····························263

第二节　特殊病例 ·····················264

第十二章　非器质性眼肌麻痹（本章含 1 个增值视频） ·············277

第一章

复视及眼肌麻痹概要

复视是神经眼科传出性障碍疾病的常见症状,病因不但涉及眼的局部因素:屈光介质、视网膜、眼外肌病变,而且神经系统中枢性或外周性疾患均可导致。明确复视的各种病因有利于针对性地进行诊疗。该章节简要涵盖:①成人患者复视的评估;②导致复视的重要病因;③具有"警示"意义的一些征象;④临床治疗策略。具体案例详见分章节。

【复视的评估】

对复视患者进行评估时,我们可以使用神经系统疾病的定位和定性的诊断思路。首先根据患者的症状、体征以及影像学检查明确病灶的部位;接下来根据病史及各项辅助检查的结果对病变的性质做出判断。引起复视的各种原因及复视的解剖学定位如图 1-0-1。

1. 病史　病史是诊断复视重要的信息来源。首先需要明确是单眼复视还是双眼复视。

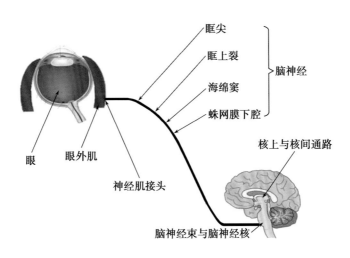

图 1-0-1　复视的定位诊断

（1）双眼复视。仅在双眼同时睁开时出现，即患者遮盖任何一只眼后复视的主诉消失；图像在空间上分离；两个图像同等清晰。由于眼位偏斜导致，通常是神经眼科疾患，该部分患者需要进行仔细的复视检查。

（2）单眼复视。即使单眼视物也有重影；图像为叠影，其中一个影像色淡，通常由干眼、白内障、屈光不正及黄斑病变导致，即非神经系统疾病。

（3）复视的时间变化。病史中还需要询问复视随时间发展的变化：复视是进行性加重、减轻还是波动？一天中是否有晨轻暮重或者晨重暮轻？是否有诱发复视的因素：如疲劳、发热及外伤等。

（4）复视像的特征。复视像的空间特征及与患者体位的关系尤为重要：问诊包括复视像为水平分离、垂直分离或倾斜和有无旋转？视近处与视远处是否有区别（如展神经麻痹时看远处物体重影明显）；注视某个特殊方向是否加重？将头倾斜向一侧是否可以减轻复视（代偿性的减轻垂直复视）或者有无其他能使复视减轻的方式？

（5）神经系统。有无神经系统的伴随症状也是定位、定性的关键：例如动眼神经麻痹伴有对侧肢体无力即 Weber 综合征；眼球运动障碍伴有视力下降为眶尖综合征；吞咽困难及肢体无力伴复视可能为全身型重症肌无力的表现。

2. 复视的检查　复视的查体需要从视觉传入功能开始，即视力及屈光矫正度。针孔试验可以消除一定程度由于屈光异常导致的单眼复视。仔细观察眼附属器官，特别是突眼、结膜充血及上睑下垂。瞳孔检查在交感神经及副交感神经受损评估中意义重大。

（1）眼球运动。主要观察视轴的协调性，眼球的各方向运动需要单眼与双眼分别进行。初步明确眼球运动障碍的类型（中枢还是外周）。如为双眼共同运动障碍多由于核性及核上性因素导致。注意特殊类型的眼球运动具有定位价值：如同向眼球注视麻痹或偏斜，核间性麻痹的特殊眼震等。

（2）马氏杆检查（Maddox Rod Test）。可以初步判别眼位的偏斜及进行定量分析，用于疾病诊断及病情随访。马氏杆由一排平行排列的红色透明柱镜组成，当置于患者眼前嘱其注视前方光源时，可以看到一条红线并与柱镜成 90° 角。当置于眼前的马氏杆柱镜平行地面时，患者将看到一条完全垂直地面的红线；当马氏杆柱镜垂直地面时，患者将看到一条平行地面的红线。借此检查者可以对患者眼位偏斜进行定性与定量的评估（图 1-0-2）。马氏杆总是置于患者右眼前，便于结果判断。

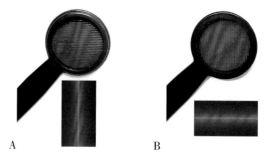

图 1-0-2　马氏杆示意图
A. 当柱镜排列为水平方向光线照射后患者将看到一条垂直的红线；B. 当柱镜排列为垂直方向，光线照射后患者将看到一条水平的红线

水平方向眼位偏斜：将马氏杆柱镜水平置于患者右眼前，嘱其平视前方光源。患者将看到一条垂直地面的红线及一个白色的光源，询问红线与光源的关系。如红线穿过光源（患者视角）则无水平眼位偏斜；如光源位于红线左侧则为内斜视（光源与红线不交叉）；如光源位于红线右侧则为外斜视（图 1-0-3）。为方便记忆光源交叉至红线右侧为外斜视，英文 Exotropia 中的"X"为交叉。

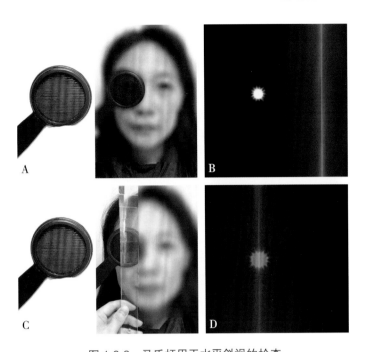

图 1-0-3 马氏杆用于水平斜视的检查
A. 马氏杆置于患者右眼前,柱镜方向水平;B. 患者视角中光源位于红线左侧(不交叉),为内斜视;C. 将棱镜置于马氏杆前,基底向外(该病例为内斜视),调整棱镜的度数,直至光源与红线重合(D),读出棱镜度数并记录

垂直方向眼位偏斜:将马氏杆柱镜垂直置于患者右眼前,嘱其平视前方光源。患者将看到一条和地面平行的红线及一个白色的光源,询问红线与光源的关系。如红线穿过光源(患者视角)则无垂直眼位偏斜;如光源位于红线上方则为右眼上斜视(右眼位高于左眼位);如光源位于红线下方则为右眼下斜视(右眼位低于左眼位)(图 1-0-4)。为方便记忆光源位于红线之上为"日出征",此时右眼位高于左眼位。

综合马氏杆测量的结果,我们可以对复视患者有一个初步的结论:内斜视或外斜视;是否有垂直方向的眼位偏斜;依据各个方位的斜视测量度得出属于共同性或非共同性斜视等重要的信息。

(3) 脑神经检查。中枢 12 对脑神经中动眼神经(Ⅲ),滑车神经(Ⅳ)和展神经(Ⅵ)与眼球运动关系最为密切。其损害也有特征性的眼位表现及体征。查体时注意与之邻近的三叉神经(Ⅴ)与面神经(Ⅶ)是否有异常,可以帮助定位诊断。耳蜗前庭(Ⅷ)、舌咽神经(Ⅸ)与眩晕、眼球震颤等涉及头眼反射功能关系密切。

【复视常见病因】

(1) 眼外肌运动障碍。甲状腺眼病:甲状腺眼病导致的眼外肌严重充血、肿胀可以造成视神经的压迫损害,导致视力丧失! 该疾患的严重程度与甲状腺功能不成比例(甲亢/甲减),诊断需要进一步影像学检查(MRI/CT)(图 1-0-5)。眼眶肌炎:同样需要警惕视力丧失! 病因可以是压迫性或炎症直接浸润。该类疾病需要进行全身系统性疾病的筛查(如风湿免疫病)。进一步检查包括影像学(MRI/CT),实验室检查,也可考虑行活检病理诊断(图 1-0-6)。爆裂

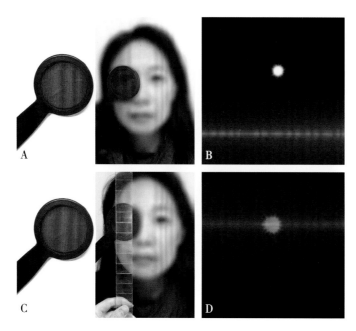

图 1-0-4　马氏杆用于垂直斜视的检查

A. 马氏杆置于患者右眼前,柱镜方向与地面垂直;B. 患者视角中光源位于红线上方(日出征),为右眼高于左眼;C. 将棱镜置于马氏杆前,基底向下(该病例右眼高位),调整棱镜的度数,直至光源与红线重合(D),读出棱镜度数并记录

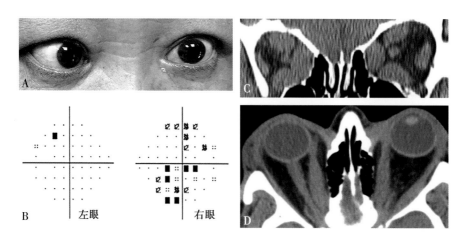

图 1-0-5　甲状腺相关眼病患者眼外肌肥大造成压迫性视神经病变,视力下降同时视野出现中心视野受损

A. 患者外观;B. Humphrey 视野;C、D. 眼眶 CT 示双侧眼外肌肥厚,压迫视神经

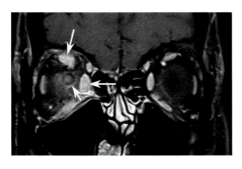
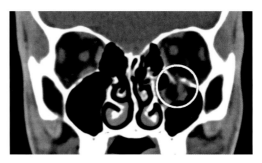

图 1-0-6 眼眶肌炎患者眼眶 MRI
右眼眶内肌肉(长箭头)及软组织弥漫强化
伴视神经鞘膜(小箭头)强化

图 1-0-7 爆裂性骨折患者眼眶 CT
左侧眶下壁骨质不连续,下直肌嵌顿

性骨折:警惕爆裂伤后单眼运动受限/眼球固定。需要进一步影像学(CT)检查(图 1-0-7)。

(2)神经肌肉接头病变。眼肌型重症肌无力可以模拟任何类型的眼肌麻痹(包括中枢性及特殊类型的眼球震颤),首次发病的患者可以模拟单根动眼神经、滑车神经或外展麻痹。该病最具特征性的表现为:波动性及疲劳性。病史中交替性的上睑下垂为最敏感的体征。冰试验:简单、易行、安全、特异性高(图 1-0-8)。警惕:合并全身型的患者可以出现呼吸困难、吞咽饮水呛咳、甚至重症肌无力危象。除了冰试验,新斯的明试验可用于诊断眼肌型重症肌无力患者(图 1-0-9,表 1-0-1)。抗乙酰胆碱受体抗体、电生理检查的特异性和敏感性在眼肌型患者中均较低,乙酰胆碱酯酶抑制剂试验(依酚氯铵或新斯的明)相对高。

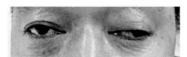
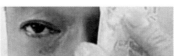
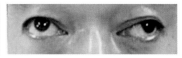

图 1-0-8 重症肌无力患者冰试验后左侧上睑下垂明显改善

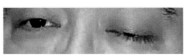
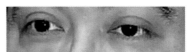

图 1-0-9 重症肌无力患者新斯的明注射后左侧上睑下垂明显改善

表 1-0-1 眼肌型重症肌无力与甲状腺眼病的鉴别要点

眼肌型重症肌无力	甲状腺相关眼病
眼外肌麻痹	眼外肌麻痹
眼睑下垂和 Cogan 征	眼睑退缩与眼睑迟落
眼轮匝肌无力	突眼,眶周水肿
疲劳现象与波动性	结膜水肿充血,点状角膜上皮脱落(暴露)
不累及瞳孔与视神经	可累及视神经
注意:万能模仿者	注意:被动牵拉试验阳性

（3）脑神经麻痹。

1）动眼神经(第Ⅲ脑神经)麻痹。导致动眼神经麻痹的常见病因如下：微血管缺血；外伤；肿瘤压迫；动脉瘤压迫以及其他少见病因。辅助检查：迅速排查动脉瘤压迫导致的破裂出血风险，可急诊行影像学检查(CTA/MRA，增强 MRI)，通常情况下不需要插管行脑血管造影。实验室检查包括：ESR、CRP、糖化血红蛋白等。进一步神经科检查如：腰穿。颅底动脉环附近，尤其是后交通动脉瘤是导致累及瞳孔的急性动眼神经麻痹的最常见原因(图 1-0-10)。瞳孔规则：由于支配瞳孔的副交感纤维走行于动眼神经的外层与背侧，其血供源于软脑膜，故颅底动脉瘤的压迫常常累及瞳孔；而动眼神经滋养血管穿行于中心，不提供动眼神经表层的血供，故糖尿病、高血压导致的微血管病变很少累及瞳孔。

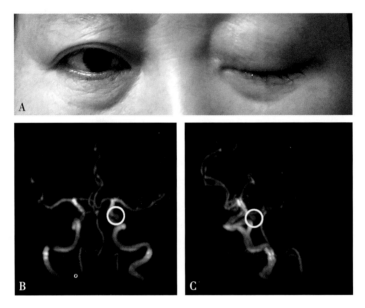

图 1-0-10　左侧动眼神经麻痹患者
A. 左上睑完全下垂；B、C. 脑血管 DSA 显示左侧后交通动脉动脉瘤

警惕：累及瞳孔的第Ⅲ脑神经麻痹(瞳孔散大)；不伴瞳孔散大的部分性动眼神经麻痹及伴或不伴有神经错生的进行性动眼神经麻痹(局部肿瘤压迫)。

2）滑车神经(第Ⅳ脑神经)麻痹。导致滑车神经麻痹的常见病因如下：颅脑外伤(40%)；先天性 / 特发性(30%)；微血管缺血(20%)；肿瘤压迫(10%)；其他病因少见。

诊断滑车神经麻痹的三步法(图 1-0-11)：①第一眼位：存在左眼上斜视(14 棱镜度)；②侧视：向左侧视左上斜度减少(10 棱镜度)，向右侧视左上斜度加大(25 棱镜度)；③倾头：向右倾头左上斜度减少(12 棱镜度)；向左倾头左上斜度增大(20 棱镜度)。

家庭相册浏览：从相册中观察患者不同时期头位倾斜的变化。

滑车神经麻痹是否需要进一步检查仍存争议。如需要可考虑以下检查：影像学检查(增强 MRI，可考虑 CTA/MRA)；实验室检查：ESR、CRP、其他；腰穿。

警惕：进行性第Ⅳ脑神经麻痹(压迫性)；第Ⅳ脑神经麻痹伴有其他异常体征；拟诊微血管缺血第Ⅳ脑神经麻痹，但治疗 3 个月后无恢复。

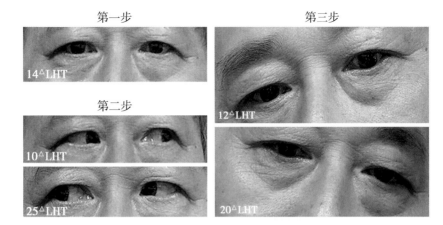

图 1-0-11　滑车神经麻痹诊断三步法

第一眼位患者左眼上斜 14 度(棱镜度);向右侧注视时左眼上斜度加大;向右侧倾头
左眼上斜度减小;向左侧倾头左上斜度增加,因此患者为左侧滑车神经麻痹

3)展神经(第Ⅵ脑神经)麻痹。导致展神经麻痹的常见病因如下:微血管缺血;颅脑外伤;肿瘤压迫;颅内压升高/降低;韦尼克脑病;核束损伤(卒中,多发性硬化)等。展神经麻痹是否需要行进一步检查仍然存在争议,可考虑:影像学检查(增强 MRI,可考虑 CTA/MRA);实验室检查:ESR、CRP、其他;腰穿。

警惕:进行性第Ⅵ脑神经麻痹(压迫性);第Ⅵ脑神经麻痹伴有其他异常体征;拟诊微血管缺血第Ⅵ脑神经麻痹,但无恢复(图 1-0-12,图 1-0-13)。

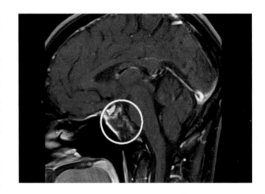

图 1-0-12　颅脑 MRI

斜坡骨质信号异常,系肿瘤转移导致患者展神经麻痹

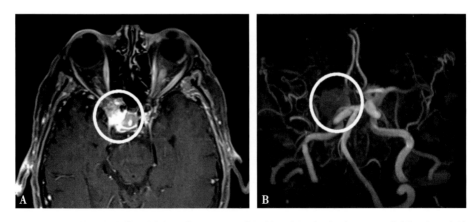

图 1-0-13　A. 展神经麻痹伴同侧动眼神经及三叉神经第一支损害,颅脑 MRI 示右侧眶尖及海绵窦组织信号异常,强化;B. 拟诊缺血性展神经麻痹患者 3 个月后无恢复,脑血管 DSA 示右侧颈内动脉瘤

4）多脑神经麻痹。导致多脑神经麻痹的病因包括：感染（如脑膜炎、侵袭性真菌性鼻窦炎）；炎症（如结节病、吉兰巴雷综合征、Miller-Fisher 综合征、Tolosa-Hunt 综合征）；肿瘤（如转移、癌性脑膜病变、淋巴瘤、鳞状细胞癌的神经周围扩散）；血管性（如颈动脉海绵窦瘘）以及外伤等。多脑神经麻痹定位见表 1-0-2。

检查：影像学检查（增强 MRI，可考虑 CTA/MRA）；实验室检查：ESR，CRP，其他如 GQ1b 抗体；其他：腰穿，活检，神经传导速度 / 肌电图等。

表 1-0-2　多脑神经麻痹定位一览表

脑神经	眶尖综合征	眶上裂综合征	海绵窦综合征
CNⅡ	√	×	±
CNⅢ	√	√	√
CNⅣ	√	√	√
CNV1	√	√	√
CNV2	×	×	√
CNⅥ	√	√	√
颈动脉	×	×	√

侵袭性真菌性鼻窦炎（图 1-0-14）。

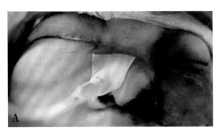
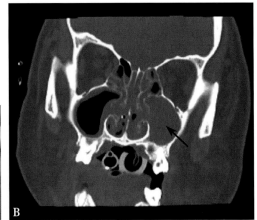

图 1-0-14　侵袭性真菌感染导致的严重并发症
A. 患者外观；B. 颅脑 CT 示左侧鼻窦感染（箭头所示；病例及图片由江汉秋医师提供）

警惕：糖尿病患者或免疫低下的患者；发热，疼痛，急性眶尖综合征等。

5）颈动脉海绵窦瘘。可分为间接性颈动脉海绵窦瘘（图 1-0-15）与直接性颈动脉海绵窦瘘（图 1-0-16）。病因学：外伤；颈内动脉海绵窦段动脉瘤破裂；医源性（血管造影）。

检查：影像学检查（MRA/CTA/ 动脉造影）。

警惕：视力丧失及眼内压升高，需神经血管外科的紧急手术干预治疗。

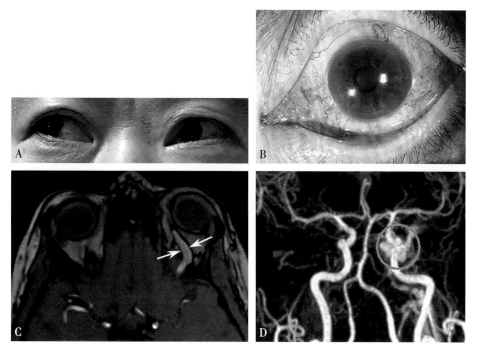

图 1-0-15　间接性颈动脉海绵窦瘘(低流量)
A. 患者左侧眼肌麻痹;B. 伴球结膜充血;C. 颅脑 MRI 显示眼上静脉明显增粗(箭头);D. DSA 示左侧颈内动脉海绵窦区异常血管

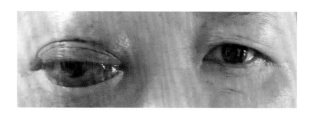

图 1-0-16　直接性颈动脉海绵窦瘘(高流量):患者双侧眼眶及周围组织高度肿胀,瘀血,眼球固定,严重者可迅速出现颅高压及意识障碍

【鉴别诊断】

(1) 眼表疾病:干眼症

(2) 眼外肌:失代偿的隐斜

(3) 甲状腺相关眼病

(4) 巨细胞动脉炎

(5) 慢性进行性眼外肌麻痹(CPEO)

(6) 上斜肌鞘综合征(Brown 综合征)

(7) 眼眶占位/异物;肌病(眼咽型肌营养不良 OPMD)

(8) 神经肌肉接头:眼肌型重症肌无力

（9）脑神经：上斜肌纤维阵挛；眼神经性肌强直；巨细胞动脉炎

（10）脑干：基底动脉 TIA；核间性眼肌麻痹；发作性眼倾斜反应 / 反向偏斜

（11）其他：近反射痉挛与集合功能不全

【治疗】

不同病因导致的复视首先治疗原发病，其次为对症处理。在各个分章节中将详细描述。急性复视患者如复视程度大、成分复杂可以使用眼罩遮盖单眼或用半透明胶带雾视单眼，暂时使用单眼视物。对病情稳定、无进展、复视程度较小的患者可以尝试佩戴三棱镜。佩戴角膜接触镜也是出于使用单眼视物的原理消除复视。病情稳定后眼外肌手术也能使患者在一定的注视区域内消除复视。

（本文部分内容为美国艾奥瓦大学神经眼科专家 Randy Kardon 教授讲课内容，部分图片已获其授权使用。）

第二章

动眼神经麻痹

【概述】

动眼神经（oculomotor nerve）也称为第三对脑神经（third cranial nerve, 3ᵗʰ CN），含躯体运动及内脏运动纤维。支配同侧的内直肌、上直肌、下直肌、下斜肌、提上睑肌及瞳孔括约肌。动眼神经麻痹是造成眼肌麻痹及复视的常见病因。损伤后可出现相应的功能障碍：上睑下垂、眼球内收、上转、下转障碍及患侧瞳孔散大。患者主诉双眼水平/垂直复视、眼睑下垂及患侧眼视近物模糊（瞳孔散大）。临床除孤立性动眼神经麻痹外，还可见到合并其他多脑神经损害的眼肌麻痹及复视。常见病因为颅内动脉瘤压迫、外伤、缺血、炎症及脑干病变等。由于颅内动脉瘤破裂可导致生命危险，故尽早明确病因并及时处理对临床工作意义重大。

【解剖通路】

动眼神经的解剖及通路对理解损害后患者的不同临床表现具有重要意义[1]。

（1）中脑核团：动眼神经所含的躯体运动纤维和内脏运动纤维分别源于中脑的动眼神经运动核及动眼神经副交感核，由位于中脑背侧的一簇核团组成，分别包括支配内直肌、上直肌、下直肌、下斜肌、提上睑肌的核团及支配瞳孔的副交感核团（Edinger-Westphal 核，EW 核）组成（图 2-0-1）。注意上直肌核团为对侧支配；提上睑肌核团为双侧支配。动眼神经核性损害常导致不全性或分离性动眼神经麻痹，其原因与亚核的空间定位有很大的关系[2]。

（2）颅内段及蛛网膜下腔：由各亚核发出的神经分支汇聚成动眼神经，向腹侧走行，自脚间窝出脑干，紧贴小脑幕缘及后床突侧方前行，进入海绵窦侧壁上部，再经眶上裂进入眼眶。在海绵窦中动眼神经位于外侧壁的上方，其下分别为滑车神经、三叉神经第一支及第二支（图 2-0-2）。

（3）眶内段：进入眼眶后立即分为上、下两支。上支较细小，支配上直肌和提上睑肌；下支粗大，支配下直肌、内直肌和下斜肌。由下斜肌支分出一个小支叫睫状神经节短根，由动眼神经副交感纤维组成，进入睫状神经节换神经元后，分布于睫状肌和瞳孔括约肌，参与瞳孔对光反射和调节反射。眶上裂及眶尖部位病变可使动眼神经受累。

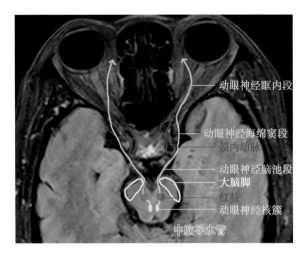

图 2-0-1　动眼神经解剖通路图

动眼神经核簇位于中脑背侧、中脑导水管周围,向前穿经红核、黑质、大脑脚从脚间窝出脑干,进入蛛网膜下腔继续前行,经过海绵窦外侧壁前上方,经眶上裂进入眼眶,进而分为上支与下支,分别支配提上睑肌、上直肌、下直肌、下斜肌及瞳孔括约肌

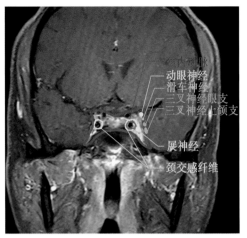

图 2-0-2　海绵窦区主要结构示意图

动眼神经位于海绵窦外侧壁的上方,其下依次为滑车神经、三叉神经第一支和第二支;颈内动脉与展神经位于内侧

【临床表现】

完全性动眼神经麻痹表现:患侧上睑下垂、眼球内转、上转、下转障碍;可累及瞳孔:患侧瞳孔散大、对光反射迟钝。不完全动眼神经损害根据其分布可表现为上支或下支损害。瞳孔受累为压迫性动眼神经损害的标志,因常见病因为动脉瘤,故需要引起高度重视[3]。具体疾病导致的动眼神经损害临床表现有所不同,详见下述各节内容。

【鉴别诊断】

(1) 重症肌无力:眼肌型重症肌无力患者可以出现任何类型的眼外肌麻痹,包括外直肌无力。该病为神经肌肉接头处病变,而非脑神经麻痹。注意瞳孔不受累为重症肌无力重要特征;鉴别诊断中注意是否存在疲劳性与波动性。既往病史中不治而愈或一过性复视、眼睑下垂对诊断有重要帮助。新斯的明试验及电生理检查可以帮助明确诊断。试验性激素治疗对诊断亦有帮助(图 2-0-3)。

(2) 眼眶炎性假瘤:由于眼眶内炎症导致提上睑肌、上直肌或其他眼外肌的肿胀及功能障碍,可出现上睑下垂、眼球垂直运动障碍等表现。眼眶 MRI 中可以清晰显示肌肉病变而非动眼神经损害。

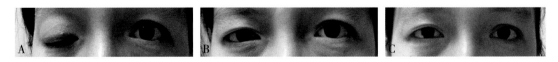

图 2-0-3　眼肌型重症肌无力患者模拟右侧动眼神经麻痹

A. 右上睑下垂、右眼球上、下、内转障碍,双侧瞳孔等大;B. 按照重症肌无力治疗 1 周后迅速好转;C. 治疗 3 周后基本正常

（3）Horner 综合征：该三联征包括上睑下垂、瞳孔缩小、面部无汗。由于上睑下垂为 Müller 肌功能障碍导致，与动眼神经麻痹导致的上睑下垂存在区别。而且患侧瞳孔缩小，可以鉴别[4]。

（4）Addie 瞳孔：睫状神经节病变导致的患侧瞳孔散大、对光反射迟钝。但眼球各向运动正常，易于鉴别。

第一节　Weber 综合征及其他核性损害

【概述】

Weber 综合征是中脑动眼神经核团水平病变导致的核性动眼神经麻痹。常见病因包括脑血管病、多发性硬化脱髓鞘病变、肿瘤等。可见于具有心脑血管病风险因素的老年卒中患者及中青年脑干脱髓鞘、肿瘤患者。

【临床特征】

患侧完全性动眼神经麻痹伴对侧脑神经和 / 或对侧肢体运动障碍。如病例 2-1-1 患者左侧中脑出血导致左侧动眼神经麻痹及右侧中枢性面瘫、舌瘫、右侧肢体偏瘫。完全性动眼神经麻痹眼征：上睑下垂；眼球内转、上转、下转障碍；第一眼位患眼外斜位。动眼神经副交感核损伤时伴有同侧瞳孔受累：瞳孔较健侧扩大，直接及间接对光反射迟钝。卒中及脱髓鞘患者为急性发病；脑干肿瘤为进行性加重或肿瘤卒中时急性发病。急性脑卒中及肿瘤卒中患者发病时伴头晕、恶心、呕吐；严重者意识障碍、呼吸心搏骤停。因病变位于中脑，导致动眼神经麻痹的同时可影响到内侧纵束纤维出现核间性眼肌麻痹或反向偏斜（Skew deviation）等复杂的眼球运动异常。

除典型 Weber 综合征外，中脑部位动眼神经损害还可以与其他结构损害并存，常见 Benedikt 综合征（对侧肢体震颤）、Claude 综合征（对侧肢体共济失调）以及其他特殊的动眼神经核性损害。

【治疗】

根据病因采取不同的治疗手段：脑卒中时转诊神经科给予脱水、降颅压、改善血液循环治疗；多发性硬化脱髓鞘病变给予激素冲击治疗及 β- 干扰素预防复发；肿瘤患者评估手术风险。恢复期针对肢体功能障碍进行康复训练。针对后遗症期的复视可采取遮盖单眼、配戴三棱镜及斜视手术矫正。

【预后】

由于 Weber 综合征患者伴有肢体功能障碍及复视，故患者生活质量将受到明显影响。

【病例 2-1-1】

女性，64 岁，突发头痛、右侧肢体无力、嘴角歪斜。住院诊断为"脑干出血"。治疗后 3 个月仍有双眼视物重影，就诊眼科。既往高血压病史。神经眼科检查：神清，言语欠流利，理解可，查体合作。BCVA：双眼 0.8。双侧瞳孔不等大，右侧 2.5mm；左侧 4.0mm。左侧瞳孔直接、间接光反射迟钝。眼底：双侧视盘边界清，色红［图 2-1-1（1）］。双侧睑裂等大。眼球运动：左眼内转、上转、下转均欠充分［图 2-1-1（2）］。脑神经检查：双眼睑闭合有力，示齿时右侧口角无力（右侧中枢性面瘫）；伸舌偏右侧；右侧肢体肌力较左侧减弱［图 2-1-1（3）］。颅脑 MRI 示左侧丘脑及中脑出血［图 2-1-1（4）］。处理：因患者目前脑出血为恢复期，眼科建议：遮盖单眼暂时缓解复视症状，待后期评估是否有斜视矫正手术指征。

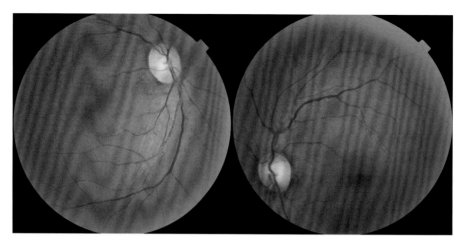

图 2-1-1（1）　Weber 综合征患者眼底照片

双侧视盘边界清晰、色红，黄斑及视网膜未见明显异常；由于眼位偏斜可见 skew-deviation：
右眼球外旋、上斜；左眼球内旋、下斜

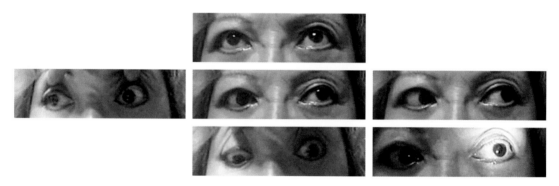

图 2-1-1（2）　Weber 综合征患者眼位图

第一眼位左眼外斜；左眼球内转、下转明显障碍；上转基本正常；左眼瞳孔散大

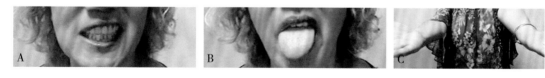

图 2-1-1（3）　Weber 综合征

A. 患者闭目示齿：双侧眼睑闭合有力，口角向左侧偏斜（右侧中枢性面瘫）；B. 伸舌向右侧偏斜；C. 双上肢平
举时右侧肢体肌力减退

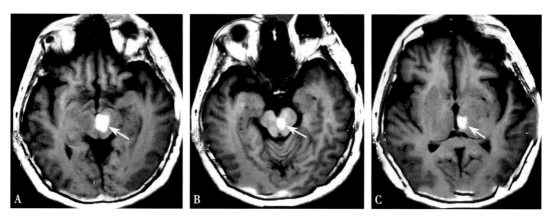

图 2-1-1(4) Weber 综合征患者颅脑 MRI

A. T1WI 扫描不同层面显示中脑视束平面左侧异常高信号,为出血;B. 中脑动眼神经核平面异常高信号;
C. 左侧丘脑异常高信号。箭头示出血灶

【病例 2-1-2】

女性,64 岁,双眼视物成双 10 余年。既往脑干出血后遗症。查体:右侧转头位,第一眼
位右眼外斜;右侧睑裂较左侧小,右眼球上、下及内转均欠充分[图 2-1-2(1)]。右侧瞳孔较
左侧大。颅脑 MRI:右侧脑干软化灶,为陈旧性出血导致[图 2-1-2(2)]。诊断:脑干出血,动
眼神经麻痹(核性)。建议:斜视手术缓解复视。

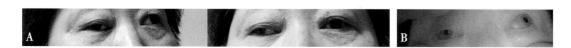

图 2-1-2(1) 脑干出血致动眼神经麻痹患者
A. 外观示右侧睑裂较小;B. 右眼外斜位,右侧瞳孔散大

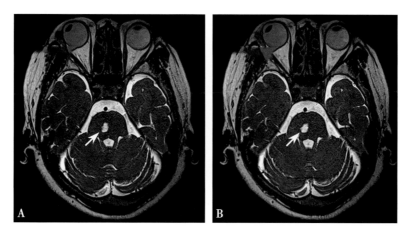

图 2-1-2(2) 脑干出血患者颅脑 MRI
A 和 B:T2WI 扫描中脑平面可见异常高信号,为出血信号(箭头)

【病例 2-1-3】

男性,59 岁,左上睑下垂伴行走不稳 40 天来诊。既往有脑梗死史 1 年,2 型糖尿病史 1 年。神经眼科检查:神清、语利,双眼 BCVA 为 1.0。右睑裂 10mm,左上睑完全下垂,双瞳等大等圆,直径 3mm,直接及间接对光反射均存在,第一眼位:左眼外斜位,内转、上转及下转均受限,右眼各方向活动正常[图 2-1-3(1)]。眼震(-),余脑神经检查大致正常。四肢肌力、肌张力正常,双膝腱反射对称偏低,感觉正常,右侧指鼻及跟膝胫试验欠稳准,右侧上肢轮替动作笨拙,昂伯征(+),病理征阴性,步基稍宽,直线行走不能。发病 1 周时头 MRI 检查显示:左大脑脚梗死灶[图 2-1-3(2)]。诊断:脑干梗死,Claude 综合征。入院后经阿司匹林抗血小板治疗,左上睑下垂好转。复查头 MRI 左大脑脚病灶较前减小。

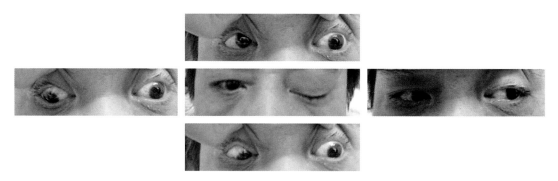

图 2-1-3(1) Claude 综合征患者眼位图
第一眼位左上睑完全下垂;左眼球内转、上转及下转障碍

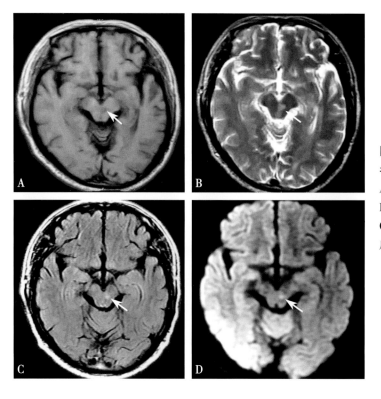

图 2-1-3(2) Claude 综合征患者颅脑 MRI 示左侧大脑脚梗死
A. T1WI 示左侧大脑脚低信号;
B. T2WI 示左侧大脑脚高信号;
C、D. 分别为 T2Flair 及 DWI 加权成像。箭头示梗死灶

【病例 2-1-4】

患者男性,43 岁,主因"头晕、双眼视物重影 5 天"来诊。既往有糖尿病史 8 年,否认高血压、冠心病、高脂血症。神经眼科查体:BCVA:双眼 1.0,裂隙灯检查未见异常。睑裂左10mm,右 7mmm;瞳孔右侧 4mm,左侧 5mm,左侧对光反射迟钝;原在位左眼上斜,左眼上视、内收受限,下视障碍,右眼除上视略受限外其余眼球运动正常[图 2-1-4(1)]。未见眼球震颤,余脑神经检查正常。四肢肌力、肌张力正常,双侧膝腱反射对称偏低,深、浅感觉、共济运动均正常,双侧病理征阴性。Hess 屏检查示双眼垂直复视[图 2-1-4(2)]。颅脑 MRI 检查示左侧中脑近中线区 DWI 高信号,ADC 低信号,Flair 加权半卵圆区小片状高信号病灶,脑室旁脱髓鞘病变[图 2-1-4(3)]。诊断:中脑梗死、动眼神经核性麻痹。给予阿司匹林抗血小板治疗、阿托伐他汀调脂,改善微循环,控制血糖治疗,戒烟戒酒,病情稳定。

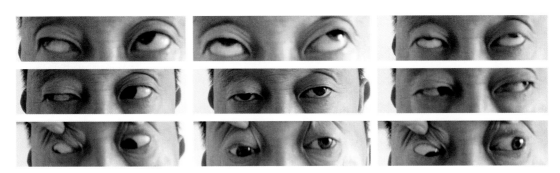

图 2-1-4(1) 动眼神经核性麻痹患者眼位图

第一眼位双侧上睑下垂,右侧显著;左眼上转、下转及内转障碍;右眼上视欠充分

HESS SCREEN CHART　　　　　　　　　Name

FIELD OF LEFT EYE (fixing with right eye)　　　FIELD OF RIGHT EYE (fixing with left eye)

Green before Left Eye　　　　　　　　Green before Right Eye

DIAGNOSIS

图 2-1-4(2) Hess 屏检查

双眼复视像垂直分离

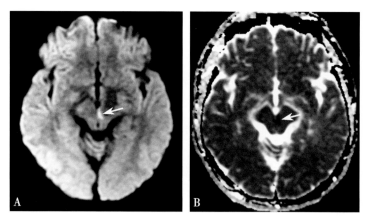

图 2-1-4(3)　动眼神经核性麻痹患者颅脑 MRI

左侧中脑靠近中线部位线状梗死灶(箭头)。A. DWI 弥散加权；B. ADC 像

点评：本例患者临床表现的特殊性在于双眼睑下垂及双眼运动障碍。病变定位在左侧动眼神经核团(亚核)。由于中脑被盖的动眼神经核及其亚核群具有特定的空间分布，Newman 等[5]图谱中[图 2-1-4(4)]描述，支配上睑提肌的核团位于中线，支配双侧提上睑肌；上直肌核团发出纤维是对侧支配的，故左侧动眼神经核性损害可以造成右侧上睑下垂和上视障碍。在临床中动眼神经核性不全性损害时，特别是如果病灶较小，我们往往疏忽了对侧眼肌的表现。

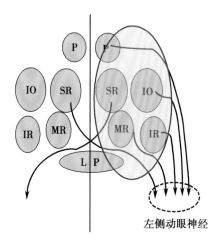

图 2-1-4(4)　左侧动眼神经亚核损害示意图(红色实线内椭圆形区域)

由于支配上睑提肌的核团位于中线，故损害后可出现双侧眼睑下垂；上直肌(SR)核团为对侧支配，故出现右眼上转障碍。P：parasympathetic；SR：superior rectus；IO：inferior oblique；MR：medial rectus；IR：inferior rectus；LP：levator palpebrae

【病例 2-1-5】

女性,47 岁,双眼复视 12 年,既往多发性硬化,伴视神经炎及颅内脱髓鞘。查体:左侧睑裂略小,左眼球内收、上视、下视均欠充分[图 2-1-5(1)]。双眼水平眼球震颤。双侧瞳孔等大等圆。颅脑 MRI 示:双侧侧脑室旁及脑干多发性脱髓鞘病变[图 2-1-5(2)]。转诊至斜视专家行手术治疗。术后 2 周随访,患者主诉复视消失[图 2-1-5(3)]。

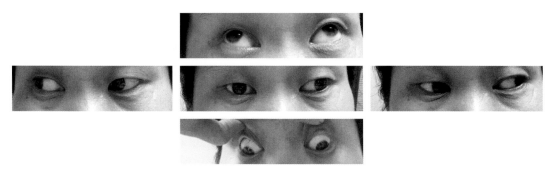

图 2-1-5(1) 多发性硬化患者眼位图

第一眼位左眼睑略下垂,左眼外斜位;左眼上转、下转及内转欠充分

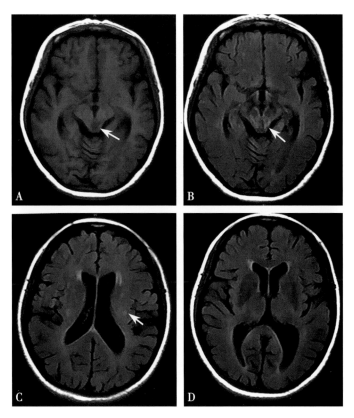

图 2-1-5(2) 多发性硬化患者颅脑 MRI 示 T2Flair 加权

A、B. 中脑平面偏左侧动眼神经核团低信号(箭头);C、D. 脑室旁多发脱髓鞘病灶(箭头)

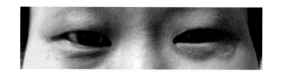

图 2-1-5(3) 多发性硬化动眼神经麻痹患者斜视手术后 2 周第一眼位,患者主诉复视消失

第二节 动脉瘤压迫

【概述】

由于动眼神经从脚间窝出颅后行走于大脑后动脉与小脑上动脉之间。故颅内 Willis 环周围的动脉瘤,特别是大脑后动脉附近的动脉瘤极易产生动眼神经压迫,导致累及瞳孔的完全性动眼神经麻痹。由于动脉瘤破裂后可危及生命,故该症为神经眼科急症,需要紧急处理!

【临床特征】

患者可因急性动眼神经麻痹伴疼痛而首诊眼科。由于蛛网膜下腔段动眼神经支配瞳孔的副交感纤维位于神经干的背侧和周围,压迫性病变首先使瞳孔散大、对光反射迟钝或消失。查体表现:上睑下垂、眼球上、下、内运动受限,瞳孔散大,对光反射消失。急性伴有瞳孔受累的动眼神经麻痹患者需要紧急行脑动脉血管成像的检查:颅脑 CT、脑 CT 血管造影(CTA)、颅脑 MRI 及 MRA 尽快排查动脉瘤!诊断动脉瘤的金标准为导管介入脑血管造影(DSA)。上述影像学检查的阳性率不等,由于 DSA 为有创性检查,年龄大于 50 岁的患者,如瞳孔不受累,可选择进行;对于年龄小于 50 岁患者且高度怀疑动脉瘤,常规 CTA 或 MRA 未见异常者,强烈建议 DSA 检查[3]。

【治疗】

尽早转诊神经外科或脑血管介入专科行脑血管造影及动脉瘤栓塞术。巨大动脉瘤需要行开颅手术。术后半年如果眼肌麻痹仍存在,可进行斜视手术评估。

【预后】

动脉瘤栓塞后患者生命得以保障,但动脉瘤导致的动眼神经麻痹多难以自行恢复,需要评估斜视手术及上睑下垂手术治疗。

【病例 2-2-1】

女性,52 岁,头痛、左眼睑下垂、视物成双。当地医院按照"脑神经炎"给予激素治疗 1 个月,症状无改善。既往否高血压及糖尿病史。神经眼科检查:神清,言语流利,焦虑貌。BCVA:双眼 1.0。双侧瞳孔不等大,右侧 2.0mm;左侧 4.0mm。左侧瞳孔直接、间接光反射迟钝。眼底:双侧视盘边界清,色红。左侧上睑完全下垂,遮盖瞳孔。眼球运动:左眼内转、上转、下转障碍[图 2-2-1(1)]。其余脑神经检查无异常。四肢感觉运动正常。颅脑 MRI 未见明显颅内病变;MRA 示左侧颈内动脉海绵窦段动脉瘤[图 2-2-1(2)]。处理:紧急转诊脑血管介入科,行 DSA 及动脉瘤栓塞术。术后 5 个月复查,患者上睑下垂明显改善[图 2-2-1(3)];术后半年患者要求斜视手术治疗复视,眼外肌术后 1 个月患者第一眼位外观基本正常,但仍有垂直方向的复视[图 2-2-1(4)]。

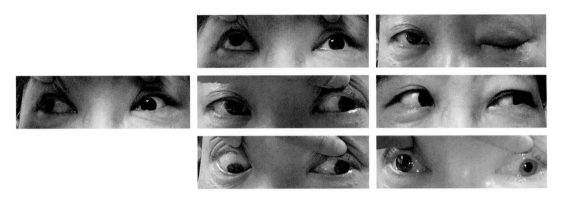

图 2-2-1(1) 颅内动脉瘤致左侧动眼神经麻痹患者眼位图

第一眼位示:左眼外斜;左眼内转、上转、下转明显障碍;右上图示左上睑完全下垂;右下图示左侧瞳孔散大

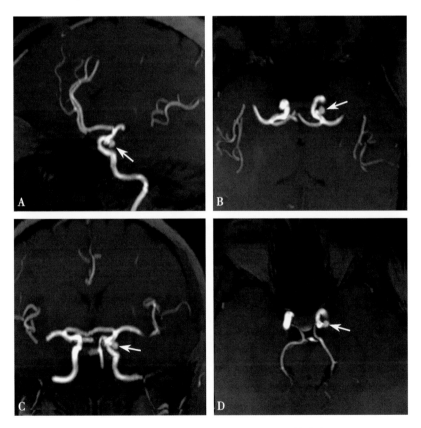

图 2-2-1(2) 颅内动脉瘤患者 MRA 血管成像

左侧颈内动脉海绵窦段突起,为动脉瘤;A~D:分别 MRA 不同旋转角度观察,箭头示动脉瘤

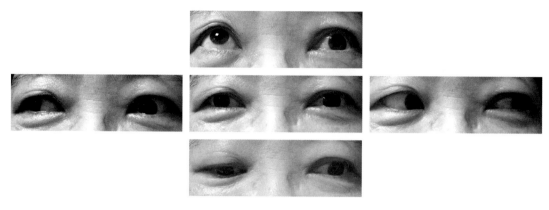

图 2-2-1(3)　动脉瘤介入治疗术后 5 个月,患者双侧眼睑对称;瞳孔等大等圆;但左眼内转、上转、下转仍有障碍

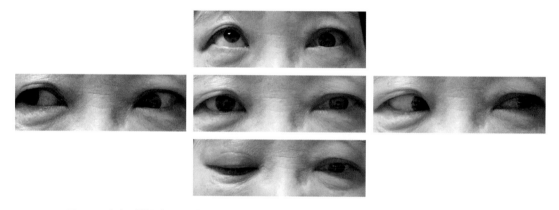

图 2-2-1(4)　斜视术后 1 个月,患者第一眼位未见明显斜视,但左眼垂直运动仍有障碍

【病例 2-2-2】

女性,70 岁,头痛后右侧眼睑完全下垂 1 周。既往否高血压及糖尿病史。病前有搬动重物病史。神经眼科检查:神清,言语流利。BCVA:双眼 1.0。双侧瞳孔不等大,右侧 5mm;左侧 2.5mm。右侧瞳孔直接、间接光反射消失。眼底:双侧视盘边界清,色红。右侧上睑完全下垂,遮盖瞳孔。眼球运动:右眼内转、上转、下转障碍[图 2-2-2(1),图 2-2-2(2)]。其余脑神经检查无异常。四肢感觉运动正常。颅脑 MRI 报告右侧颈内动脉膨隆,可疑动脉瘤。紧急转诊脑血管介入科,急诊行股动脉导管介入脑血管 DSA 检查。发现右侧颈内动脉海绵窦段巨大动脉瘤[图 2-2-2(3)]。检查中给予动脉瘤栓塞术。术后见瘤体闭塞,无造影剂充盈。术后患者上睑下垂较前改善。

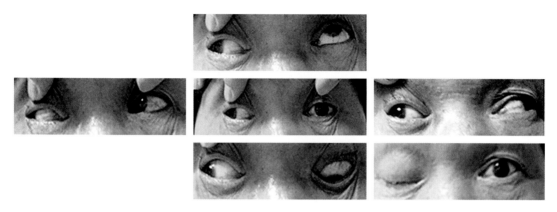

图 2-2-2(1)　颅内动脉瘤致右侧动眼神经麻痹患者眼位图

第一眼位示：右眼外斜；右眼内转、上转、下转明显障碍。右下图示患者左眼睑完全下垂

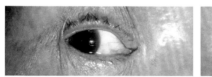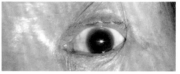

图 2-2-2(2)　颅内动脉瘤致右侧动眼神经麻痹患者

右侧瞳孔较左侧散大，对光反射消失

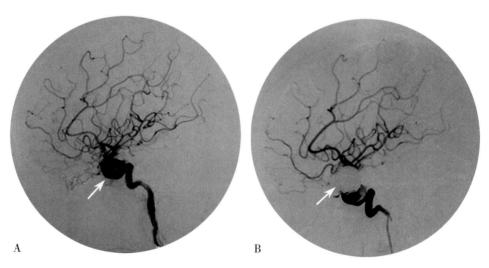

图 2-2-2(3)　颅内动脉瘤致右侧动眼神经麻痹患者脑血管 DSA

A. 颈内动脉海绵窦段巨大动脉瘤（箭头）；B. 患者经过动脉瘤栓塞术后异常血管消失

【病例 2-2-3】

男性,53 岁,左眼上睑下垂、视物重影伴左侧头面部轻度疼痛 1 周。既往有轻度高血压,否认糖尿病史。神经眼科检查:神清,言语流利。BCVA:双眼 1.0。双侧瞳孔不等大,右侧 2.5mm;左侧 4mm。左侧瞳孔直接、间接光反射消失。眼底:双侧视盘边界清,色红。左侧上睑完全下垂,遮盖瞳孔。眼球运动:左眼内转、上转、下转障碍[图 2-2-3(1)]。其余脑神经检查无异常。四肢感觉运动正常。颅脑 MRI 报告示左侧海绵窦轻度增宽,可疑强化。MRA 未报告动脉瘤。故按照海绵窦炎症给予甲泼尼龙 500mg 静脉冲击治疗共 3 天。患者复诊时主诉疼痛消失,但上睑下垂无改善。随后口服泼尼松逐渐减量。1 个月后患者复查眼睑下垂及眼肌麻痹仍无改善,伴左侧瞳孔散大。转诊至脑血管介入科行导管脑血管 DSA 检查。术中发现左侧后交通动脉瘤[图 2-2-3(2)]。回顾一个月前 MRA 检查,发现动脉瘤为漏诊[图 2-2-3(3)]。术中随即给予动脉瘤栓塞治疗。术后一个月患者上睑下垂较前改善,左侧瞳孔较前明显缩小[图 2-2-3(4)]。术后半年由于尚存留部分动眼神经麻痹,经评估给予斜视手术治疗。术后 1 周复查,复视及眼位偏斜略改善[图 2-2-3(5)]。

点评:该例患者动脉瘤在磁共振成像 MRA 中被漏诊,原因为动脉瘤微小或与正常血管弯曲处重叠,造成影像学诊断困难。瞳孔受累的动眼神经麻痹患者,如果 MRA 正常但对治疗反应不佳的患者,建议尽早行 CTA 或者导管介入 DSA 检查明确诊断,以免动脉瘤破裂。

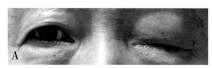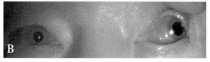

图 2-2-3(1) 颅内动脉瘤致左侧动眼神经麻痹患者眼位图
A.左眼上睑完全下垂;B.左侧瞳孔较右侧明显扩大,对光反射消失;左眼外斜位

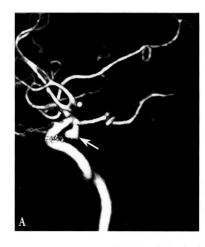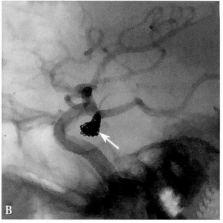

图 2-2-3(2) 颅内动脉瘤患者脑血管 DSA
A.侧位片示左侧后交通动脉瘤样突起(箭头);B.患者经过动脉瘤栓塞术后异常突起消失

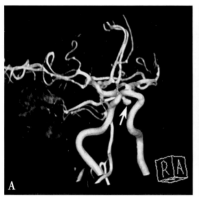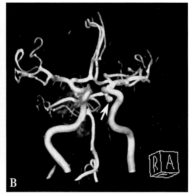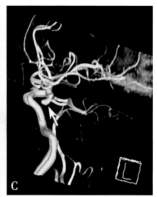

图 2-2-3(3) 颅内动脉瘤患者 MRA 血管成像

左侧后交通动脉瘤与正常动脉迂曲重叠,容易漏诊;A~C.分别为 MRA 不同旋转角度观察,箭头示动脉瘤

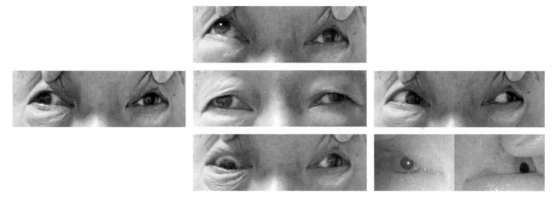

图 2-2-3(4) 颅内动脉瘤经过栓塞后 1 个月患者眼位图

左上睑下垂较前明显改善;左侧瞳孔散大改善;左眼球上转、下转及内转欠充分

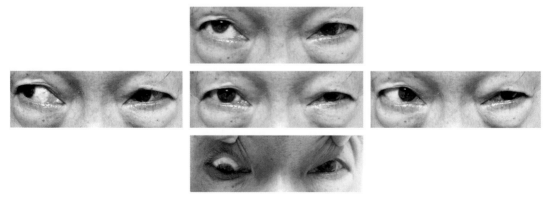

图 2-2-3(5) 颅内动脉瘤致左侧动眼神经麻痹患者斜视术后 1 周眼位图

左眼内转及上转略改善,患者仍有复视主诉

【病例 2-2-4】

女性,64 岁,双眼视物成双 5 个月,伴左眼变小。否认明显头痛。既往否认高血压及糖尿病史。曾按照缺血治疗后无改善。神经眼科检查:神清,言语流利。BCVA:双眼 1.0。双侧瞳孔不等大,右侧 2.5mm;左侧 3.5mm。左侧瞳孔直接、间接光反射减弱。眼底:双侧视盘边界清,色红。左侧睑裂较右侧缩小。眼球运动:左眼内转、上转、下转轻度障碍。向右侧注视时左侧睑裂增大[图 2-2-4(1)]。其余脑神经检查无异常。四肢感觉运动正常。颅脑 MRI 未见颅内及海绵窦病变。MRA 示左侧颈内动脉膨隆,可疑动脉瘤。行脑血管 DSA 检查发现左侧颈内动脉动脉瘤,压迫动眼神经[图 2-2-4(2)]。给予动脉瘤栓塞术。术后见瘤体闭塞,无造影剂充盈。术后患者上睑下垂较前无明显改善。

点评: 动眼神经错生(aberrant regeneration)的现象指原先支配某条肌肉的分支神经异常再生后支配其他肌肉。检查眼位时可发现:眼球内收或下转时眼睑上抬等异常表现[视频 2-2-4(1),视频 2-2-4(2)]。神经错生产生的原理为神经损伤后髓鞘脱失,再生时长入其他分支神经的髓鞘,支配其他肌肉。注意仅肿瘤(包括动脉瘤)压迫及外伤可导致髓鞘破坏与再生同时发生,出现神经错生的现象。因此无外伤病史的动眼神经错生体征强烈提示肿瘤压迫性病因。缺血性动眼神经麻痹不会产生错生现象。

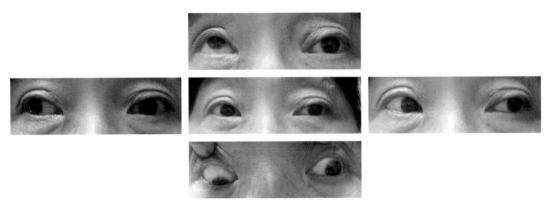

图 2-2-4(1)　颅内动脉瘤致左侧动眼神经麻痹伴神经错生患者眼位图

第一眼位左侧睑裂较右侧略小;左眼内转、上转及下转均欠充分;但患者向右侧注视时左侧睑裂明显增大,为神经错生现象

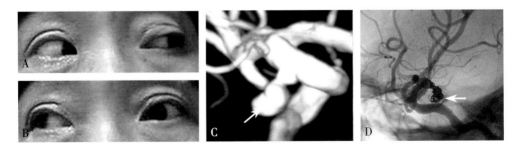

图 2-2-4(2)　颅内动脉瘤致动眼神经麻痹伴神经错生患者

A. 左眼睑裂较右侧小;B. 左眼内收时左眼睑裂增大,为神经错生现象;C. 脑血管 DSA 显示颈内动脉海绵窦段动脉瘤(箭头);D. 动脉瘤经弹簧圈栓塞后消失

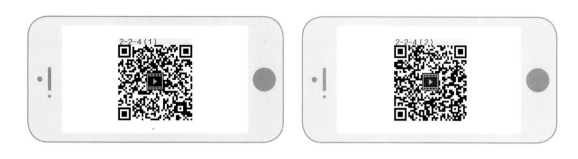

说明:外伤性左侧动眼神经麻痹患者,左眼向右侧注视时左侧上睑上抬,为支配内直肌的神经纤维与支配提上睑肌的神经纤维发生错生导致。

说明:动脉瘤患者双眼下视时左上睑上抬,为支配下直肌的神经纤维与支配提上睑肌的神经纤维错生导致。

【病例 2-2-5】

女性,66 岁,左侧眼睑下垂,左侧头面部疼痛,伴双眼视物重影 2 周。病前无明显发热、感冒等病史。既往轻度高血压,否认糖尿病史。神经眼科检查:神清,言语流利。BCVA:双眼 1.0。双侧瞳孔不等大,右侧 3mm;左侧 5mm。左侧瞳孔直接、间接光反射消失。眼底:双侧视盘边界清,色红。左侧上睑完全下垂,遮盖瞳孔。眼球运动:左眼内转、上转、下转障碍[图 2-2-5(1)]。其余脑神经检查无异常。四肢感觉运动正常。外院颅脑 MRI 报告未见异常。复查眼眶 MRI 及 MRA 后发现左侧颈内动脉海绵窦段动脉瘤[图 2-2-5(2)]。紧急转诊至血管介入科行动脉瘤栓塞术。术后 1 个月患者上睑下垂较前明显改善,眼球运动基本正常[图 2-2-5(3)]。

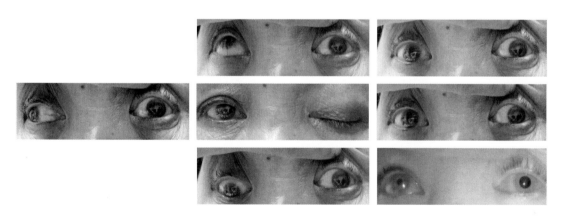

图 2-2-5(1) 颅内动脉瘤致左侧动眼神经麻痹患者眼位图

患者左眼上睑完全下垂;左眼除外展正常外上转、下转及内转均障碍;右下图示左侧瞳孔散大

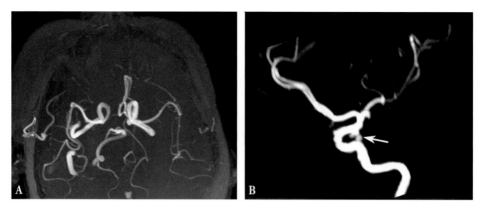

图 2-2-5(2)　颅内动脉瘤患者

A. MRA 未见动脉瘤;B. 脑血管 DSA 显示:海绵窦段动脉瘤突起(箭头)

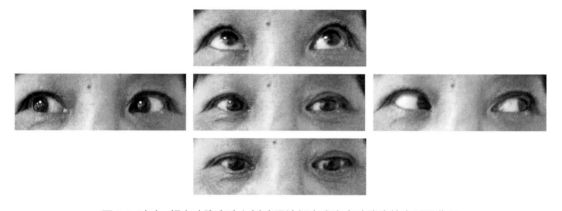

图 2-2-5(3)　颅内动脉瘤致左侧动眼神经麻痹患者动脉瘤栓塞后眼位图

患者左眼上睑下垂及左眼球运动较前明显改善

【病例 2-2-6】

女性,48 岁,左上睑下垂 20 天,伴视物重影。发病后感觉左侧头面部不适,无明显疼痛。既往否认高血压及糖尿病史。神经眼科检查:神清,言语流利。BCVA:双眼 1.0。双侧瞳孔不等大,右侧 2.5mm;左侧 4.5mm。左侧瞳孔直接、间接光反射消失。眼底:双侧视盘边界清,色红。左侧上睑完全下垂,遮盖瞳孔。眼球运动:左眼内转、上转、下转障碍[图 2-2-6(1)]。其余脑神经检查无异常。四肢感觉运动正常。眼眶 MRI 未见眼眶及海绵窦内异常病变。MRA 示左侧颈内动脉床突上段近后交通动脉瘤样小突起[图 2-2-6(2)]。转诊脑血管介入科,脑血管 DSA 检查证实动脉瘤并行栓塞术。术后瘤体闭塞,无造影剂充盈。术后 2 个月患者上睑下垂明显好转,但眼球运动仍欠充分[图 2-2-6(3)]。

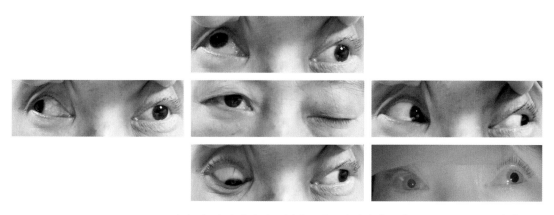

图 2-2-6（1） 颅内动脉瘤致左侧动眼神经麻痹患者眼位图

患者左眼上睑完全下垂；左眼除外展正常外上转、下转及内转均障碍；右下图示左侧瞳孔散大

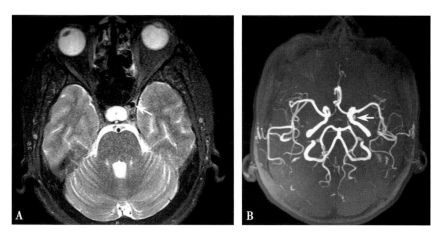

图 2-2-6（2） 颅内动脉瘤患者

A. MRI 仅见左侧颈内动脉海绵窦段明显流空效应（箭头）；B. 脑血管 MRA 示左侧后
交通动脉瘤（箭头）

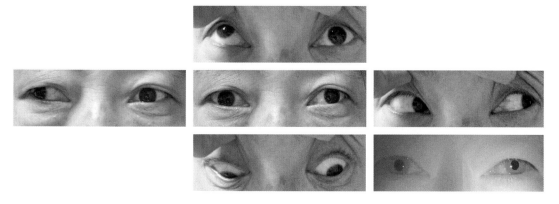

图 2-2-6（3） 颅内动脉瘤致左侧动眼神经麻痹患者经动脉瘤栓塞术后 2 个月眼位图

左眼上睑下垂明显改善，但左眼运动仍欠充分

第三节　非特异性炎症

【概述】

非特异性炎症(inflammation)指除特异性感染外的眼眶及颅内病变导致的动眼神经麻痹。儿童及青年患者常见,病前有发热、感冒及劳累的前驱病因。临床表现为急性动眼神经麻痹伴有头痛。该病与动脉瘤导致的急性动眼神经损害可以从影像学进行鉴别。急性期颅脑 MRI 增强后可见动眼神经蛛网膜下腔段或海绵窦段强化。早先有些学者将这类疾病诊断为:眼肌麻痹偏头痛(ophthalmoplegia migraine)。但现今的影像学技术明确显示出动眼神经路径中的强化,支持炎性脱髓鞘的机制[6]。随后 2018 年国际头痛协会将该类疾病定义为:复发性痛性眼肌麻痹神经病变(recurrent painful ophthalmoplegia neuropathy,RPON)[7]。该病与眼眶炎性假瘤发病机制类似。激素治疗后疼痛及眼肌麻痹可好转。少数病例可发生在滑车神经与展神经。

【临床特征】

患者多为急性发病,病前有感冒、劳累及精神紧张的诱因。除外头痛,眼睑下垂或复视可为患者就诊的首发症状。随后上睑下垂逐渐加重,完全遮盖患眼。如果病变仅累及动眼神经则出现患侧眼球内收、上转、下转障碍。患侧瞳孔多出现散大。头痛常出现在三叉神经第一支分布区。上睑完全下垂后复视消失。颅脑及眼眶 MRI 检查增强后可明确显示动眼神经蛛网膜下腔段、海绵窦段或眶尖,甚至眼眶软组织信号增强。

海绵窦非特异炎症,也称为痛性眼肌麻痹,即 Tolosa-Hunt 综合征,是临床常见导致包括动眼神经在内的多脑神经麻痹性疾病[8]。眼肌麻痹可以是孤立性的第三脑神经麻痹,也可伴有滑车、外展及三叉神经的损害。患者表现为急性复视、眼肌麻痹伴眼眶及前额部明显疼痛、颅脑 MRI 中患侧海绵窦增宽、强化。激素使用后疼痛可迅速缓解,复视减轻。海绵窦其他病变在相关章节详细介绍。

【治疗】

急性期排除特异性感染及肿瘤后可给予大剂量甲泼尼龙静脉冲击治疗,疗程 3-5 天。随后激素逐渐减量至口服激素小剂量维持。儿童及有激素使用禁忌患者用量可根据个体情况减少。治疗总病程应维持 6 个月左右。该病容易复发,故激素需要缓慢减量。尽量完善风湿免疫检查,明确病因。频繁复发及激素无法耐受患者可考虑免疫抑制剂的使用。

【预后】

大剂量激素冲击后患者疼痛及眼肌麻痹的症状可迅速好转。但需要较长时间口服激素,预防复发。

【病例 2-3-1】

女性,17 岁,高中生。双眼看黑板重影 3 个月,伴右侧头面部疼痛 2 个月。近期出现右侧眼睑下垂,照镜子时发现右眼瞳孔散大。病前 2 周有感冒。既往体健。神经眼科检查:神清,言语流利。BCVA:双眼 1.0。双侧瞳孔不等大,右侧 5mm;左侧 3mm。右侧瞳孔直接、间接光反射消失。眼底:双侧视盘边界清,色红。右侧上睑下垂,睑裂小。右眼球外斜位。眼球运动:右眼内转、上转、下转障碍[图 2-3-1(1)]。其余脑神经检查无异常。四肢感觉运动正常。眼眶 MRI 扫描增强后见右侧动眼神经蛛网膜下腔段、海绵窦段及眶尖部明显增粗、强化。颅脑 MRA 未见动脉瘤[图 2-3-1(2)]。给予甲泼尼龙 250mg 静脉注射 3 天。患者头痛明显好转。甲泼尼龙递减至120mg静脉注射5天后,给予口服泼尼松40mg/d,共2周。2周后复查,患者眼肌麻痹明显好转,瞳孔恢复正常[图2-3-1(3)]。口服激素缓慢递减至15mg,维持1个月。随后在半年内减停。患者未见复发。

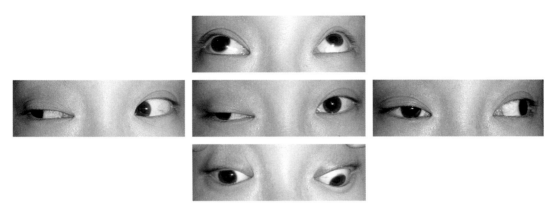

图2-3-1(1)　非特异性炎症导致右侧动眼神经麻痹患者眼位图
患者右侧上睑下垂、右眼除外展正常外上转、下转及内转均障碍;伴右侧瞳孔散大

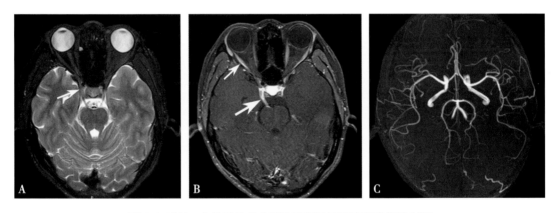

图2-3-1(2)　非特异性炎症导致动眼神经麻痹患者颅脑 MRI
A. T2WI 未见眼眶及海绵窦占位;B. T1WI 增强后右侧动眼神经蛛网膜下腔段明显增粗、强化(粗箭),涉及海绵窦及眼外肌(细箭);C. MRA 未见动脉瘤

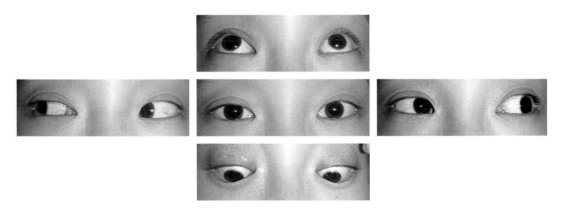

图2-3-1(3)　患者经过激素冲击治疗后眼肌麻痹明显好转

【病例 2-3-2】

女性,13 岁,学生。双眼视物成双 1 个月伴右侧头痛。病前否感冒及发热。既往体健。神经眼科检查:神清,言语流利。BCVA:双眼 1.0。双侧瞳孔基本等大等圆,对光反应存在。眼底:双侧视盘边界清,色红。双侧睑裂等大,右眼球外斜位。眼球运动:右眼内转、上转、下转障碍[图 2-3-2(1)]。其余脑神经检查无异常。四肢感觉运动正常。眼眶 MRI 扫描增强后见右侧眶尖及海绵窦轻度强化,MRA 未见动脉瘤[图 2-3-2(2)]。给予甲泼尼龙 250mg 静脉注射 3 天。患者头痛明显好转。甲泼尼龙递减至 120mg 静脉注射 5 天后,给予口服泼尼松 40mg/d,共 2 周。随后泼尼松逐渐减量。3 个月时随访,患者复视消失,查体眼肌麻痹消失[图 2-3-2(3)]。口服激素继续减量,至 6 个月时停止。随访 1 年无复发。

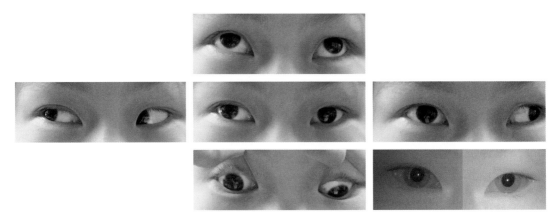

图 2-3-2(1) 非特异性炎症导致右侧动眼神经麻痹患者眼位图

患者第一眼位双侧睑裂等大,右眼外斜位;右眼除外展正常外上转、下转及内转均欠充分;右下图示双侧瞳孔等大

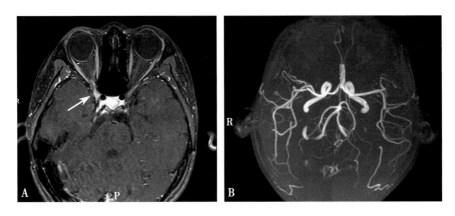

图 2-3-2(2) 非特异性炎症导致动眼神经麻痹患者

A.眼眶 MRI 示 T1WI 增强后右侧海绵窦增宽、强化(箭头);B.MRA 未见动脉瘤

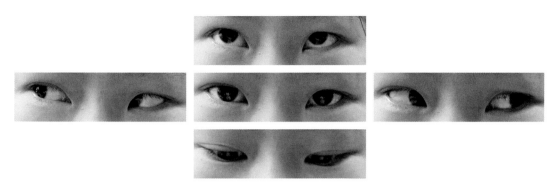

图 2-3-2(3) 患者经过激素冲击治疗后眼肌麻痹恢复正常

【病例 2-3-3】

男性,22 岁,左上睑下垂伴头痛、视物成双 1 个月。否认晨轻暮重。患者 2 年前曾有类似发作,激素治疗后痊愈。既往否认高血压及糖尿病史。神经眼科检查:神清,言语流利。BCVA:双眼 1.0。双侧瞳孔不等大,右侧 2.5mm;左侧 3.0mm。左侧瞳孔直接、间接光反射迟钝。眼底:双侧视盘边界清,色红。左侧睑裂较右侧小。眼球运动:左眼内转、上转、下转障碍[图 2-3-3(1)]。其余脑神经检查除左侧三叉神经第一支分布区痛觉减退外均无异常。四肢感觉运动正常。眼眶 MRI 示左侧海绵窦较右侧增宽,增强后明显强化。MRA 未见动脉瘤[图 2-3-3(2)]。给予甲泼尼龙 1000mg 静脉注射 3 天。随后减量至 500mg 静脉注射 5 天。患者头痛明显好转,复视减轻。随后给予泼尼松 60mg/d 口服。1 个月后复查,患者左眼上睑下垂明显改善[图 2-3-3(3)],口服激素逐渐递减,且小剂量维持。半年后患者症状完全恢复[图 2-3-3(4)],无复发。激素减停。

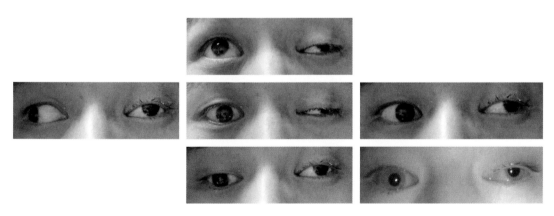

图 2-3-3(1) 海绵窦非特异性炎症导致左侧动眼神经麻痹患者眼位图
患者第一眼位左侧上睑下垂,左眼上转、下转及内转均障碍;右下图示左侧瞳孔略散大

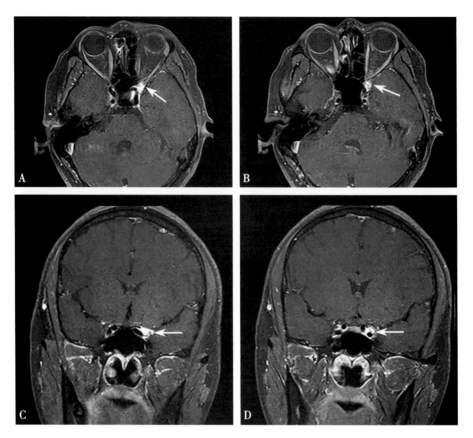

图 2-3-3（2） 海绵窦非特异性炎症导致动眼神经麻痹患者眼眶 MRI 示 T1WI 加权增强后
A、B.轴位示炎症自左侧海绵窦延续至眶尖(箭头)；C、D.冠状位示左侧海绵窦较右侧增宽、
强化(箭头)

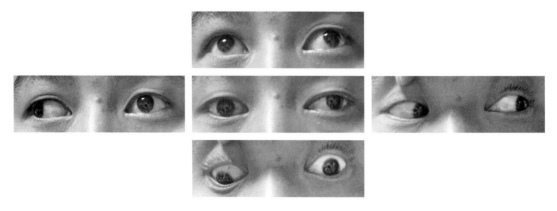

图 2-3-3（3） 海绵窦非特异炎症患者激素治疗 1 个月后左侧上睑下垂明显改善,左侧眼球运动仍欠充分

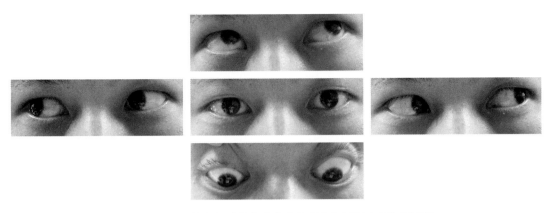

图 2-3-3(4)　患者经过激素冲击治疗后半年眼肌麻痹恢复正常

【病例 2-3-4】

男性,33 岁,双眼视物成双,左眼上睑下垂伴左侧额部疼痛 3 天。既往否认高血压及糖尿病史。神经眼科检查:神清,言语流利。BCVA:双眼 1.0。双侧瞳孔不等大,右侧 2.5mm,左侧 4mm。左侧瞳孔直接及间接对光反射迟钝。眼底:双侧视盘边界清,色红。左侧睑裂较右侧小。眼球运动:左眼内转、上转、下转障碍[图 2-3-4(1)]。其余脑神经检查除左侧三叉神经第一支分布区痛觉减退外均无异常。四肢感觉运动正常。眼眶 MRI 示左侧海绵窦较右侧增宽,增强后明显强化。MRA 未见动脉瘤[图 2-3-4(2)]。给予甲泼尼龙 1 000mg 静脉注射 3 天。随后减量至 500mg 静脉注射 5 天。患者头痛明显好转,复视减轻。随后给予泼尼松 60mg/d 口服。1 个月后复查,患者左眼上睑下垂明显改善,眼球运动基本正常[图 2-3-4(3)]。口服激素逐渐递减,且小剂量维持。半年后随访,症状无复发。

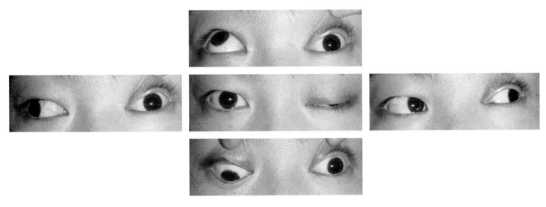

图 2-3-4(1)　海绵窦非特异性炎症导致左侧动眼神经麻痹患者眼位图
患者第一眼位左侧上睑下垂,左眼上转、下转及内转均障碍

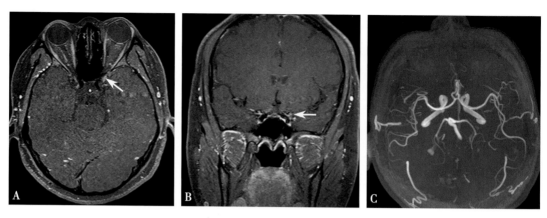

图 2-3-4(2) 海绵窦非特异性炎症导致动眼神经麻痹患者眼眶 MRI 及 MRA
A. 轴位 T1WI 加权增强后左侧眶尖略强化(箭头);B. 冠状位 T1WI 增强后海绵窦略强化(箭头);C. 颅脑 MRA 未见动脉瘤

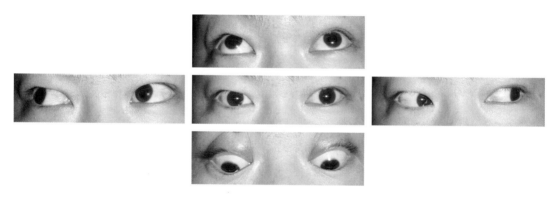

图 2-3-4(3) 海绵窦非特异炎症患者激素治疗 1 个月后左侧上睑下垂明显改善,左侧眼球运动基本正常

【病例 2-3-5】

男性,15 岁,学生。反复右眼上睑下垂、视物成双 2 年。共发作 3 次。伴右侧额部疼痛。病前均有感冒、发热病史。神经眼科检查:神清,言语流利。BCVA:双眼 1.0。瞳孔右侧 4.0mm,左侧 2.5mm。右侧瞳孔对光反应迟钝。眼底:双侧视盘边界清,色红。右侧睑裂略小,右眼球外斜位。眼球运动:右眼内转、上转、下转障碍[图 2-3-5(1)]。其余脑神经检查无异常。四肢感觉运动正常。眼眶 MRI 扫描增强后见右侧动眼神经蛛网膜下腔段及海绵窦段明显强化,MRA 未见动脉瘤压迫[图 2-3-5(2)]。2 年前发作时颅脑 MRI 扫描亦可见右侧动眼神经的强化[图 2-3-5(3)]。给予甲泼尼龙 250mg 静脉注射 3 天。患者头痛明显好转。口服激素 30mg/d,逐渐减量。3 个月时随访,患者复视消失,眼肌麻痹消失。复查 MRI 右侧动眼神经强化消失[图 2-3-5(4)]。最后诊断:复发性痛性眼肌麻痹神经病变。

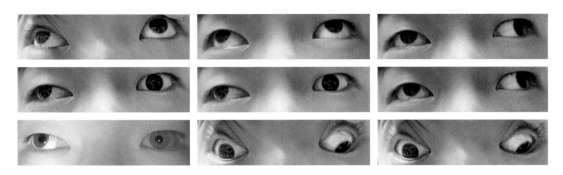

图 2-3-5(1) 复发性痛性眼肌麻痹神经病变患者眼位图

患者第一眼位右侧睑裂略小，右眼外斜位；右眼内转及下转障碍，上转欠充分；左下图示右侧瞳孔散大

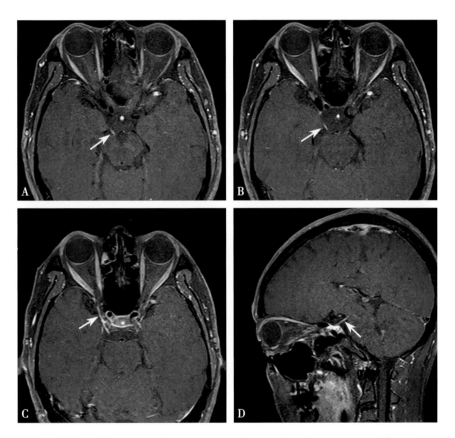

图 2-3-5(2) 复发性痛性眼肌麻痹神经病变患者眼眶 MRI 示 T1WI 增强后

A~C. 轴位示右侧动眼神经蛛网膜下腔段及海绵窦段明显强化(箭头)；D. 矢状位

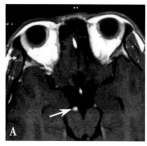
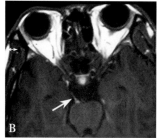
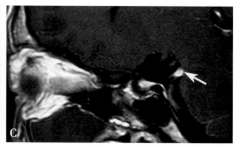

图 2-3-5(3) 复发性痛性眼肌麻痹神经病变患者 2 年前发作时 MRI 示右侧动眼神经蛛网膜下腔段强化
A 和 B.轴位 T1WI 增强后;C.矢状位

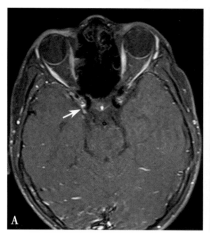
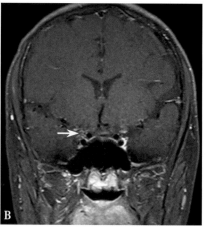

图 2-3-5(4) 激素治疗后 3 个月复查 MRI,动眼神经强化消失(箭头)
A.轴位 T1WI 增强;B.冠状位

【病例 2-3-6】

　　男性,25 岁,右眼上睑下垂、视物成双伴偏侧头痛 5 年。期间共 2 次发作,每次持续数周,可自行痊愈。为明确病因来神经眼科专科评估。病前均有感冒、发热等诱发因素。目前为缓解期,无上睑下垂、复视及头痛。既往手机中保存发作时图片见[图 2-3-6(1)]。神经眼科检查无异常。眼眶 MRI 薄层扫描增强后见右侧动眼神经脑池段明显强化,MRA 未见动脉瘤压迫[图 2-3-6(2)]。最后诊断:复发性痛性眼肌麻痹神经病变。处理:向患者解释该病目前发病机制不清,缓解期无需特殊处理,发作时及时就诊。

　　点评:复发性痛性眼肌麻痹神经病变(RPON)是一种少见的以眼肌麻痹为临床主要表现,伴随头痛的反复发作性疾病。多在儿童期起病。动眼神经麻痹最易出现,滑车及展神经受累亦有报道。Gd 增强颅脑 MRI 可以显示受累的第三对脑神经蛛网膜下腔段强化、增粗[9]。症状消失后仍有神经强化征。典型 MRI 急性期病变如[图 2-3-6(3)]。该病发病机制不明,推测与病毒感染及感染后神经脱髓鞘关系密切。临床症状容易与神经鞘瘤(Schwannoma)、动脉瘤和海绵窦病变混淆。

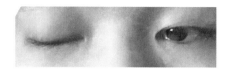

图 2-3-6(1) 复发性痛性眼肌麻痹神经
病变患者发病时手机自拍照片
右眼上睑完全下垂

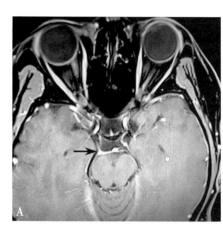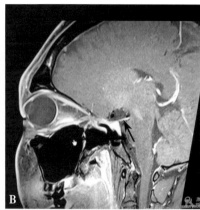

图 2-3-6(2) 复发性痛性眼肌麻痹神经病变患者缓解期复查 MRI 示右侧动眼神经蛛
网膜下腔段强化
A、B. 轴位和矢状位右侧动眼神经出中脑段明显强化(箭头示动眼神经蛛网膜下腔段)

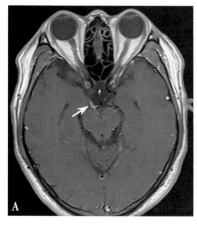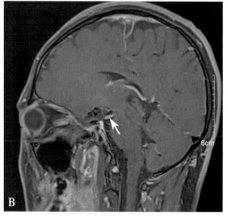

图 2-3-6(3) 复发性痛性眼肌麻痹神经病变患者右侧动眼神经蛛网膜下腔段强化
(箭头)

A. 水平位;B. 矢状位

第四节　感　染　性

【概述】

感染导致的动眼神经麻痹临床常见于疱疹病毒感染后患侧三叉神经眼支分布区的皮肤疱疹损害及疼痛。老年患者及使用免疫抑制剂的患者易发生。我们临床发现梅毒螺旋体感染可以首发表现为孤立性的动眼神经麻痹而首诊眼科。莱姆病亦是导致脑神经麻痹的病原菌，但国内少有孤立性动眼神经麻痹的报道。其他还有细菌及真菌感染导致的动眼神经麻痹。

【临床特征】

急性完全性动眼神经麻痹常见：上睑下垂、眼球内收、上转、下转障碍，瞳孔可受累。疱疹病毒感染后三叉神经眼支分布区可有疱疹，伴疼痛。患侧眼睑及角膜可受累。部分患者症状较轻，表现为部分性动眼神经麻痹，可以为动眼神经上支或下支的损害，瞳孔是否受累依据受损部位而不同。中枢梅毒感染的患者起病隐匿，影像学检查常无特异性发现，需要进行梅毒血清学检查予以确诊。

【治疗】

根据病原体采用不同的抗菌、抗病毒的治疗。小剂量激素有利于急性期减轻水肿。可以给予神经保护剂。

【预后】

急性起病的患者预后较好，多在治疗后 3 个月左右完全恢复。

【病例 2-4-1】

男性，68 岁，右额部带状疱疹后眼睑下垂、视物重影 1 周。既往糖尿病史。1 个月前右侧额头疼痛、疱疹，无法睁眼。按照带状疱疹治疗后好转。但近 1 周出现视物重影。神经眼科检查：神清，言语流利。BCVA：右眼 0.8，左眼 1.0。瞳孔右侧 4.0mm，左侧 2.5mm。右侧瞳孔对光反应迟钝。右侧角膜上皮病变。眼底：双侧视盘边界清，色红。右侧睑裂略小，右眼球外斜位。眼球运动：右眼上转、下转障碍，内转正常［图 2-4-1］。右侧三叉神经眼支分布区可见疱疹后结痂，痛觉略减退。其余脑神经检查无异常。眼眶 MRI 扫描未见眼眶内占位及动眼神经强化，MRA 未见动脉瘤压迫。给予甲钴胺及胞磷胆碱支持治疗。1 个月后复查，患者眼肌麻痹好转，复视消失。

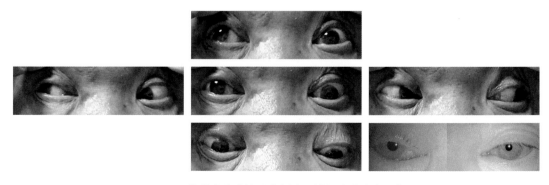

图 2-4-1　带状疱疹感染后右侧动眼神经麻痹患者眼位图

患者第一眼位右眼外斜位，右眼上转、下转及内转基本正常；左下图示右眼瞳孔散大

【病例 2-4-2】

男性,77 岁,右眼外斜 1 个月,伴额部疼痛、视物成双。既往轻度高血压,否认糖尿病史。病前无感冒及发热。神经眼科检查:神清,言语流利。BCVA:双眼 0.8。瞳孔右侧 3.0mm,左侧 2.0mm。右侧瞳孔对光反应迟钝。眼底:双侧视盘边界清,色红。右侧睑裂略小,右眼球外斜位。眼球运动:右眼上转、下转障碍,内转均障碍[图 2-4-2(1)]。其余脑神经检查无异常。眼眶 MRI 扫描见右侧动眼神经蛛网膜下腔段及海绵窦侧壁强化,MRA 未见动脉瘤压迫[图 2-4-2(2)]。梅毒螺旋体特异性抗体阳性,梅毒甲苯胺红血清试验阳性,TRUST 滴度 1:32。建议转诊皮肤性病专科,行腰穿及脑脊液梅毒螺旋体抗体及滴度检查。尽快驱梅治疗。3 个月后患者复查,眼肌麻痹好转。

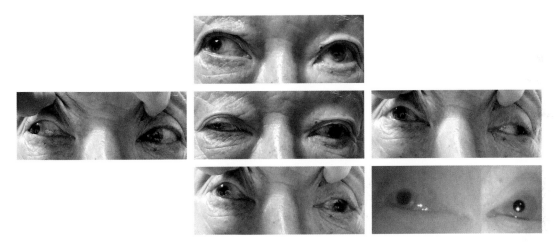

图 2-4-2(1) 梅毒感染性动眼神经麻痹患者眼位图
患者第一眼位右侧眼睑下垂、睑裂缩小,右眼外斜位;右眼内转、下转及上转均欠充分;右下图示右侧瞳孔散大

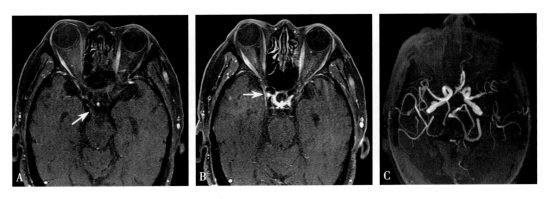

图 2-4-2(2) 梅毒感染性动眼神经麻痹患者眼眶 MRI 示 T1WI 增强后
A. 右侧动眼神经脑池段强化(箭头);B. 右侧海绵窦外侧壁强化(箭头);C. 颅脑 MRI 未见动脉瘤

【病例 2-4-3】

男性,69 岁,左眼上睑下垂伴疼痛、视物成双 20 余天。既往轻度高血压,否认糖尿病史。神经眼科检查:神清,言语流利。BCVA:双眼 1.0。瞳孔右侧 2.0mm,左侧 3.0mm。左侧瞳孔对光反应迟钝。眼底:双侧视盘边界清,色红。左侧上睑完全下垂。眼球运动:左眼上转、下转及内转均障碍[图 2-4-3(1)]。其余脑神经检查无异常。眼眶 MRI 扫描眼眶及海绵窦未见明显异常,MRA 未见动脉瘤压迫。梅毒螺旋体特异性抗体试验阳性,TRUST 滴度 1∶16阳性。转诊神经内科,腰穿脑脊液梅毒螺旋体抗体阳性,RPR 滴度 1∶8 阳性。给予青霉素治疗 1 个月后复查,左上睑下垂及左眼球运动明显好转[图 2-4-3(2)]。

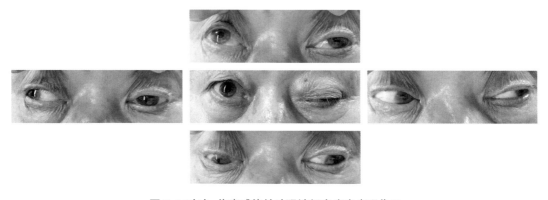

图 2-4-3(1) 梅毒感染性动眼神经麻痹患者眼位图
患者第一眼位左侧眼睑完全下垂,左眼内转、下转及上转均欠充分

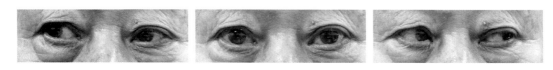

图 2-4-3(2) 梅毒感染性动眼神经麻痹患者驱梅治疗后左侧上睑下垂及眼球运动基本恢复

第五节 缺 血 性

【概述】

动眼神经缺血性损害也称为微血管功能障碍,为中老年动脉硬化患者中常见的导致动眼神经麻痹的病变。患者表现为急性完全性动眼神经麻痹:上睑下垂、眼球内转、上转及下转障碍,但瞳孔大小及光反射正常。称为瞳孔回避(pupil-sparing)现象。其发生机理:动眼神经的滋养动脉位于神经干的中心部位,并不分布于神经表层(副交感纤维为主)。缺血性动眼神经麻痹患者多有糖尿病、高血压等血管病风险因素,发病时可伴有患侧轻度胀痛不适,但症状多在 3 个月后自行恢复。如果超过 3 个月症状仍持续加重,需要进一步行影像学检查排除占位性病变。

【临床特征】

急性无痛性上睑下垂,眼球上转、下转及内转障碍,瞳孔不受累。患者多有糖尿病、高血压及动脉硬化等风险因素,劳累及情绪激动可为诱发因素。该类患者临床亦需要完善 MRI 及 MRA、CTA 等无创检查。如果怀疑动脉瘤,需要行脑血管 DSA 检查。

【治疗】

积极控制血糖及血压,给予改善微循环及营养神经药物。无需激素治疗。

【预后】

缺血性动眼神经麻痹多在 3 个月之后痊愈或逐渐好转。如果症状持续加重需要进一步筛查明确病因。

【病例 2-5-1】

女性,72 岁,左眼上睑下垂伴视物成双 1 周。否认明显头面部疼痛。既往有糖尿病史。神经眼科检查:神清,言语流利。BCVA:双眼 1.0。瞳孔双侧等大等圆,约 2.5mm。眼底:双侧视盘边界清,色红。左侧上睑完全下垂。眼球运动:左眼上转、下转及内转均障碍[图 2-5-1]。其余脑神经检查无异常。眼眶 MRI 扫描眼眶及海绵窦未见明显异常,MRA 未见动脉瘤压迫。初步诊断:缺血性动眼神经麻痹(左)。建议患者积极控制血糖,同时给予活血化瘀及营养神经药物治疗。3 个月后患者左眼上睑下垂完全恢复,眼球运动正常。

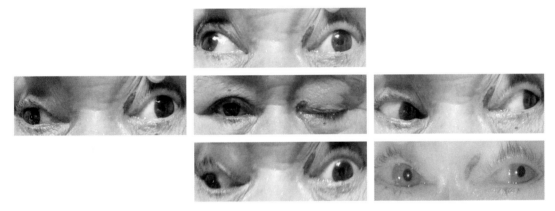

图 2-5-1 缺血性动眼神经麻痹患者眼位图
患者第一眼位左侧眼睑完全下垂,左眼内转、下转及上转均障碍;右下图示双眼瞳孔等大

【病例 2-5-2】

男性,61 岁,左眼上睑下垂 40 天,伴左眼轻度胀痛。既往有糖尿病史。神经眼科检查:神清,言语流利。BCVA:双眼 1.0。瞳孔双侧等大等圆,约 2.5mm。对光反射灵敏。眼底:双侧视盘边界清,色红。左侧上睑完全下垂。眼球运动:左眼上转、下转及内转均障碍[图 2-5-2(1)]。其余脑神经检查无异常。眼眶 MRI 扫描眼眶及海绵窦未见明显异常,MRA 未见动脉瘤压迫。初步诊断:缺血性动眼神经麻痹(左)。建议患者积极控制血糖,同时给予活血化瘀及营养神经药物治疗。3 个月后患者左眼上睑下垂完全恢复,眼球运动正常[图 2-5-2(2)]。

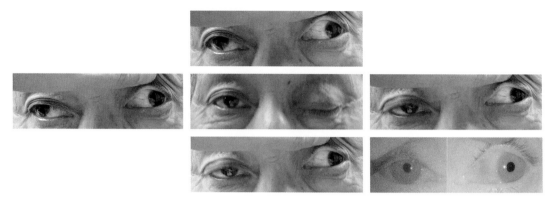

图 2-5-2(1)　缺血性动眼神经麻痹患者眼位图
患者第一眼位左侧眼睑完全下垂,左眼内转、下转及上转均障碍;右下图示双眼瞳孔等大

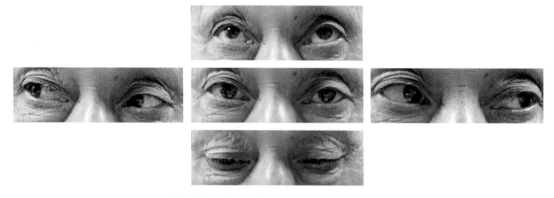

图 2-5-2(2)　缺血性动眼神经麻痹患者治疗 3 个月后眼位图
患者第一眼位左侧眼睑下垂完全恢复,左眼运动障碍基本恢复

【病例 2-5-3】

男性,53 岁,左眼睑下垂 1 周,无明显头痛及眼痛。既往高血压病史。病前有过度劳累及情绪激动的诱因。神经眼科检查:神清,言语流利。BCVA:双眼 1.0。瞳孔双侧等大等圆,约 2.5mm。对光反射灵敏。眼底:双侧视盘边界清,色红。左侧上睑下垂,遮盖瞳孔二分之一。眼球运动:左眼上转、下转及内转均障碍[图 2-5-3(1)]。其余脑神经检查无异常。眼眶 MRI 扫描眼眶及海绵窦未见明显异常,MRA 未见动脉瘤压迫。初步诊断:缺血性动眼神经麻痹(左)。建议患者管理血压,避免血压波动。给予活血化瘀及营养神经药物治疗。2 周后左眼上睑下垂明显改善,眼球运动较前好转[图 2-5-3(2)]。

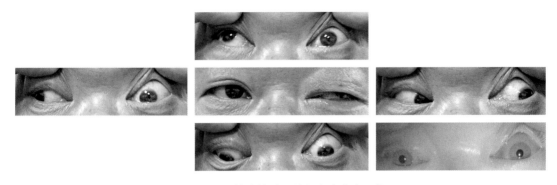

图 2-5-3(1) 缺血性动眼神经麻痹患者眼位图

患者第一眼位左侧上睑下垂,左眼睑裂缩小,左眼内转、下转及上转均障碍;右下图示双眼瞳孔等大

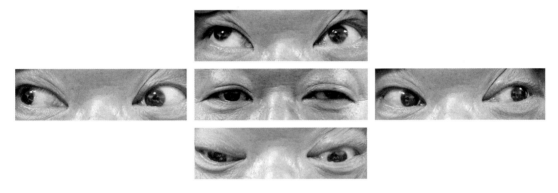

图 2-5-3(2) 缺血性动眼神经麻痹患者治疗 2 周后眼位图

患者第一眼位左侧眼睑下垂改善,左眼运动障碍基本恢复

第六节 肿 瘤

【概述】

导致动眼神经麻痹的原发肿瘤最常见为神经鞘瘤(Schwannoma),即神经鞘瘤(Neurinomas)的一类。孤立性动眼神经神经鞘瘤不合并神经纤维瘤病Ⅱ型的患者罕见[10]。这类肿瘤属于良性、周围性神经鞘瘤,占颅内肿瘤的 8%。具有慢性、进展的特征。

【临床特征】

可以发生于儿童或成人。由于神经鞘瘤为内生性肿瘤,早期损害部分核团及神经簇,患者自幼出现动眼神经部分麻痹的症状:上睑下垂、斜视、瞳孔异常以及废用性的弱视。由于最初症状较轻,容易误诊为儿童斜视而行手术治疗。随着肿瘤的不断增大逐渐表现出完全性动眼神经麻痹的症状。当肿瘤急速增大出现瘤卒中时可以出现急性、完全性动眼神经麻痹伴有疼痛的表现,容易误诊为动脉瘤破裂。动眼神经神经鞘瘤可以发生于脑池段、海绵窦段及眶内段。影像学检查 MRI 使用特殊神经成像技术可以发现脑池段动眼神经的增粗及部分强化[11]。海绵窦段动眼神经神经鞘瘤非常罕见,且难以诊断。肿瘤的大小 4~55mm 不等,平均 19.55mm,且肿瘤大小与临床症状无关。

【治疗】

巨大的肿瘤压迫周围组织可以采取手术切除治疗。放射治疗,包括伽马刀治疗的疗效及安全性有待明确。

【预后】

预后欠佳,部分患者可通过斜视手术部分缓解复视。

【病例 2-6-1】

女性,28岁,左眼上睑下垂2个月来诊。2个月前患者发现左眼睑沉重,未加注意。1个月后晨起突然发现左眼睑无法睁开,伴有眼眶周围的轻微胀痛不适。患者否认左眼的视力下降,无肢体运动异常。自幼3岁时发现左眼"斜视"、左侧瞳孔较大及左眼"弱视"。7岁时行第一次斜视手术,术后症状改善。患者21岁时因同样原因行第二次斜视手术,术后症状稳定。直至2个月前症状急性加重。回顾家庭相册发现患者自幼即有代偿头位及斜视[图2-6-1(1)]。

神经眼科检查:神清,言语流利。BCVA:右眼 1.0(-1.50-1.25×5);左眼 0.5(+1.50-1.25×115)。双侧瞳孔不等大,右侧 2.5mm,左侧 4mm。左侧瞳孔直接、间接对光反射消失。眼底:双侧视盘边界清,色红。左侧上睑完全下垂。眼球运动:左眼上转、下转及内转均障碍[图2-6-1(2)]。其余脑神经检查无异常。眼眶MRI扫描眼眶及海绵窦未见明显占位,MRA未见动脉瘤压迫[图2-6-1(3)]。动眼神经海绵窦段增粗、信号混杂,为动眼神经神经鞘瘤伴瘤卒中后出血[图2-6-1(4)]。诊断:动眼神经神经鞘瘤(左)。建议患者随访,必要时行斜视手术帮助改善上睑下垂及复视。一年后患者症状无改善,经评估后眼睑下垂手术具有暴露性角膜炎的风险,未予以实施。

点评:该病例在首次就诊及随后数月的诊疗过程中均被作为压迫性动眼神经麻痹而筛查动脉瘤及其他颅内占位。由于忽视了既往史中自幼出现的"斜视",按照急性发病的动眼

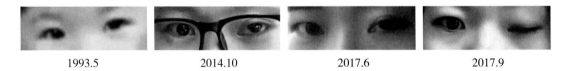

| 1993.5 | 2014.10 | 2017.6 | 2017.9 |

图 2-6-1(1)　动眼神经神经鞘瘤患者家庭相册浏览发现患者自幼即出现斜视、歪头;左侧上睑下垂逐渐加重,至发病时左眼睑完全下垂

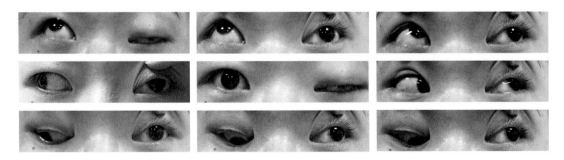

图 2-6-1(2)　动眼神经神经鞘瘤(Schwannoma)患者眼位图

患者第一眼位左侧眼睑下垂、睑裂缩小,左眼除外展正常外,内转、下转及上转均障碍;右下图示左侧瞳孔散大

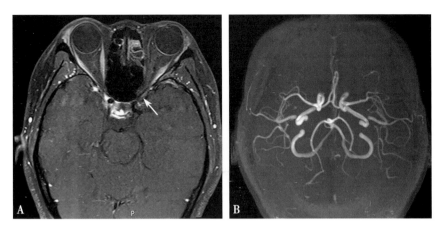

图 2-6-1(3) 动眼神经神经鞘瘤(Schwannoma)患者
A. 眼眶 MRI 未见异常;B. 脑血管 MRA 未见异常

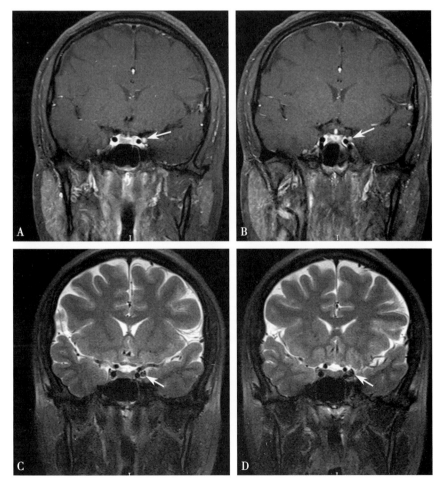

图 2-6-1(4) 动眼神经神经鞘瘤(Schwannoma)患者眼眶 MRI 冠状位扫描
A、B. T1WI 增强后左侧海绵窦段颈内动脉旁动眼神经增粗、轻度强化(箭头);C、D. T2WI
可见动眼神经神经鞘瘤出血、信号混杂(箭头)

神经病变处理而延误了诊断。通常动眼神经神经鞘瘤表现为慢性进展性过程,该病例由于出现了瘤卒中,造成急性上睑下垂及眼肌麻痹。定位诊断结合影像学具有针对性的读片,可以明确海绵窦段肿瘤的诊断。

【病例 2-6-2】

女性,37 岁,左眼外斜 2 年,逐渐加重伴视物成双 1 年。曾在其他医院眼科就诊,左眼诊断"Adie 瞳孔"。否认头痛及眼眶疼痛。否认外伤史。幼时无斜视及弱视。

神经眼科检查:神清,言语流利。BCVA:右眼 1.0,左眼 0.6。双侧瞳孔不等大,右侧 2.5mm,左侧 5mm。左侧瞳孔直接、间接对光反射消失。眼底:双侧视盘边界清,色红。双侧睑裂基本等大。眼球运动:左眼上转基本正常,内转及下转障碍[图 2-6-2(1)]。其余脑神经检查无异常。给予 0.1% 毛果芸香碱滴眼液滴双眼,左侧瞳孔,超敏反应阳性[图 2-6-2(2)]。眼眶 MRI 扫描见动眼神经眶尖部位增粗,轻度强化,为动眼神经神经鞘瘤(Schwannoma)[图 2-6-2(3)]。颅脑 MRA 未见动脉瘤压迫。诊断:动眼神经神经鞘瘤(左)。评估斜视手术后患者行左眼外直肌转位术。术后第一眼位左眼外斜视明显改善,复视基本消失[图 2-6-2(4)]。

点评:该病例为成人进行性的部分动眼神经麻痹:以内转障碍为主,累及瞳孔。无明显上睑下垂及上转障碍。因此定位在眶尖及动眼神经下支附近。影像学检查验证了病变为眶尖部位的动眼神经神经鞘瘤。由于患者左眼外斜明显,故经过评估行手术治疗。

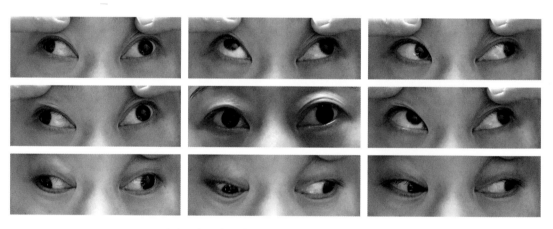

图 2-6-2(1)　动眼神经神经鞘瘤(Schwannoma)患者眼位图

患者第一眼位双侧睑裂等大;左眼外斜位,左眼外转及上转基本正常;左眼下转及内转障碍

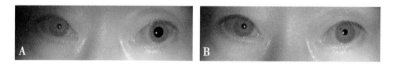

图 2-6-2(2)　动眼神经神经鞘瘤(Schwannoma)患者瞳孔检查

A.暗光下左侧瞳孔明显散大;B.给予 0.1% 毛果芸香碱滴眼后左侧瞳孔缩小

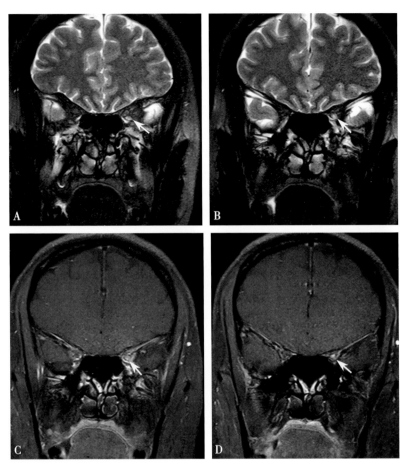

图 2-6-2(3) 动眼神经神经鞘瘤(Schwannoma)患者眼眶 MRI 冠状位扫描

A、B. T2WI 加权左侧眶尖下方动眼神经增粗,呈略高信号(箭头);C、D. T1WI 增强
后可见左侧动眼神经眶尖内增粗、强化(箭头)

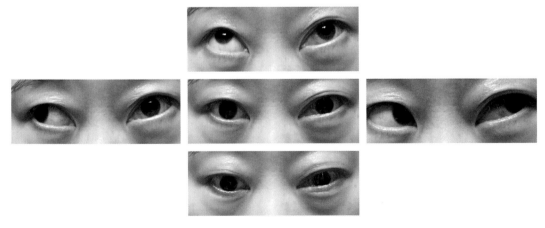

图 2-6-2(4) 动眼神经神经鞘瘤(Schwannoma)患者斜视术后眼位图

患者第一眼位左侧外斜明显好转,患者无复视主诉

【病例 2-6-3】

男童,9 岁,右眼睑下垂伴眼球外斜 5 年,逐渐加重。患儿自幼右眼睑裂较左侧略小,斜视。3 年前行右眼斜视手术,效果欠佳。患儿母亲患双侧听神经瘤,诊断为神经纤维瘤病Ⅱ型。神经眼科检查:神清,言语流利。BCVA:右眼 0.5,左眼 1.0。瞳孔右侧 4.0mm,左侧 2.5mm。右侧瞳孔对光反应迟钝。眼底:双侧视盘边界清,色红。右侧上睑下垂,右眼球外斜位。眼球运动:右眼上转、下转及内转均障碍[图 2-6-3(1)]。其余脑神经检查无异常。眼眶 MRI 扫描未见右侧动眼神经海绵窦段动眼神经鞘瘤,以及左侧三叉神经鞘瘤[图 2-6-3(2)]。 患者血基因检测证实神经纤维瘤病Ⅱ型 NF2 基因杂合突变。随访 1 年后患儿出现右侧周围性面瘫。查体双眼闭合欠充分,右侧鼻唇沟浅。按照周围性面瘫给予激素及营养神经药物治疗。病情稳定。

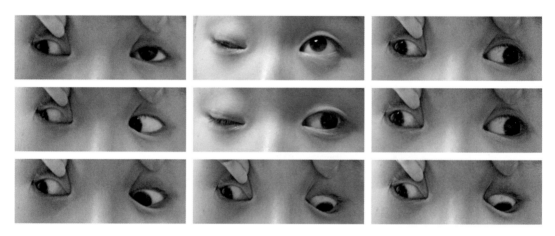

图 2-6-3(1) 神经纤维瘤病Ⅱ型合并动眼神经神经鞘瘤患者眼位图
患者第一眼位右侧上睑下垂、睑裂缩小;右眼上转、下转及内转障碍

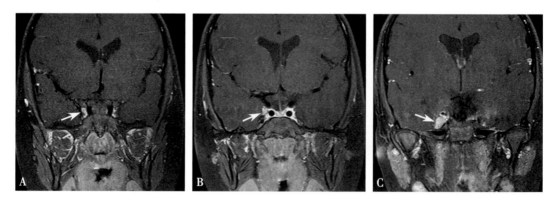

图 2-6-3(2) 神经纤维瘤病Ⅱ型合并动眼神经神经鞘瘤患者眼眶 MRI 冠状位扫描
A、B. T1WI 增强后右侧动眼神经增粗、强化(箭头);C. 右侧三叉神经鞘瘤(箭头)

【病例 2-6-4】

女性,48 岁,左眼外斜伴视物重影 6 年,逐渐加重。家庭相册回顾见[图 2-6-4(1)]否外伤史。否认高血压及糖尿病史。神经眼科检查:神清,言语流利。BCVA:双眼 1.0。瞳孔右侧 3.0mm,左侧 3.5mm。左侧瞳孔对光反应迟钝。眼底:双侧视盘边界清,色红。睑裂双侧不对称,左侧上睑略退缩,睑裂较右侧略大[图 2-6-4(2)]。左眼球外斜位。眼球运动:左眼上转、下转及内转欠充分;左眼下视时左眼睑裂增大[图 2-6-4(3)];左侧瞳孔在左眼内转及下转时缩小,为包括瞳孔在内的动眼神经错生现象[视频 2-6-4(1)和(2)]。其余脑神经检查无异常。眼眶 MRI 扫描未见左侧海绵窦段微小脑膜瘤,脑膜强化征[图 2-6-4(4)]。诊断:动眼神经麻痹(左);脑膜瘤。建议患者定期随访,避免雌激素类药物使用。

点评:该病例为微小脑膜瘤导致的动眼神经麻痹,与内生性的动眼神经神经鞘瘤的鉴别点如下。①发病年龄:脑膜瘤中年女性多见;神经鞘瘤则幼年发病,逐渐加重。②脑膜瘤由于破坏神经鞘膜,故常伴有神经错生现象;神经鞘瘤则少有神经错生,借此鉴别。

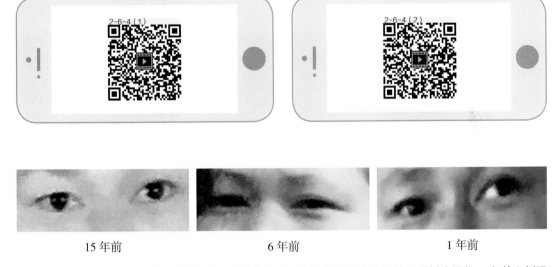

15 年前   6 年前   1 年前

图 2-6-4(1) 左侧脑膜瘤致动眼神经麻痹患者家庭相册浏览发现患者 6 年前出现侧头视物;1 年前左侧眼球外斜伴左眼睑裂增大

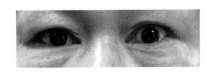

图 2-6-4(2) 左侧脑膜瘤致动眼神经麻痹患者左侧眼睑无下垂,相反出现左侧眼睑退缩,为神经错生现象

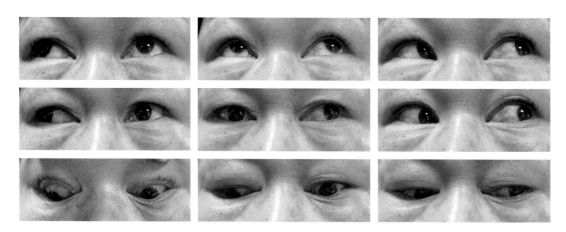

图 2-6-4(3) 左侧脑膜瘤致动眼神经麻痹患者眼位图

患者第一眼位左侧睑裂增大,左眼外斜位;左眼内转、上转及下转欠充分;下转时左侧睑裂明显增大,为动眼神经错生现象

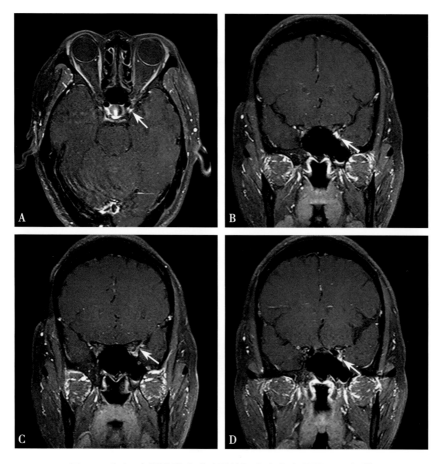

图 2-6-4(4) 左侧脑膜瘤致动眼神经麻痹患者眼眶 MRI 扫描

A. T1WI 水平扫描增强后左侧眶尖强化(箭头);B~D:冠状位扫描 T1WI 增强后左侧海绵窦段微小脑膜瘤伴脑膜强化(箭头)

第七节 先 天 性

【概述】

先天性动眼神经发育异常出生后早期即可发现患儿患侧眼睑下垂或睑裂较正常侧略小。随着年龄的增长出现代偿头位或斜视。上睑下垂可逐渐好转。

【临床特征】

上睑下垂常为首诊症状,家长发现双侧睑裂不等大而来诊。少数家长注意到双侧瞳孔不等大。斜视、代偿头位等也可以是就诊时的主要症状。先天性动眼神经发育异常的程度个体差异较大:单纯的上睑下垂和完全动眼神经麻痹,依据损害部位不同而有所区别。

【治疗】

如上睑下垂遮盖瞳孔,则需要尽早手术,以免导致弱视的发生。如果上睑下垂轻微,可暂时随访,待合适年龄行手术改善外观及斜视。

【预后】

仅有上睑下垂而无眼球运动障碍的患儿手术效果佳。如果同时有动眼神经眼球运动异常,手术仅能改善斜视的症状。

【病例2-7-1】

男童,3岁,出生后右眼睑下垂,近期歪头来诊。患儿足月顺产。否认出生时缺氧、窒息。生长发育正常。否认家族中遗传病史。神经眼科检查:神清,查体配合。右侧倾头位,下颌上抬[图2-7-1(1)]。BCVA:双眼0.6。瞳孔双侧等大等圆,约2.5mm,对光反射灵敏。眼底:双侧视盘边界清,色红。右侧睑裂略小,右眼球上转障碍,右眼内转、下转及外转正常。左眼运动正常[图2-7-1(2)]。其余脑神经检查无异常。眼眶MRI扫描未见动脉瘤及动眼神经路径压迫性病变。诊断:先天性动眼神经麻痹(上支)。建议斜视手术治疗,改善头位。

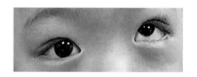

图 2-7-1(1) 先天性动眼神经麻痹患儿头位偏斜

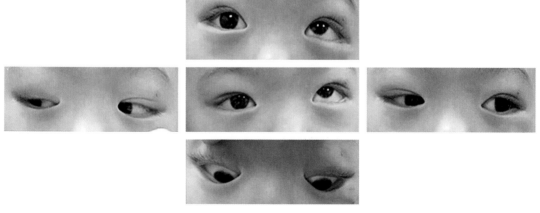

图 2-7-1(2) 先天性动眼神经上支麻痹患儿眼位

第一眼位示右侧睑裂略小,右眼球上视障碍;右眼球内转及下转基本正常;双侧瞳孔等大

第八节　外　伤　性

【概述】

具有明确外伤史患者诊断并不困难。由于动眼神经进入眼眶后分为上支与下支,不同损害可导致不完全性动眼神经麻痹。注意与眶壁骨折造成的嵌顿性眼肌麻痹进行鉴别。眶尖部位损伤可伴有视力下降、眶上裂部位可有滑车神经、展神经等多脑神经受损的临床表现。

【临床特征】

急性期患者出现上睑下垂,严重者完全遮盖眼球。患侧眼球上转、下转及内转障碍。受累侧瞳孔散大。眼球单纯上转障碍而无上睑下垂者,需要与眼眶下壁骨折下直肌或软组织嵌顿鉴别。外伤性动眼神经损伤查体时需要关注患侧视神经是否损坏。利用瞳孔直接光反射和间接光反射的原理,反向 RAPD 可用于鉴别患侧动眼神经受损、瞳孔对光反射消失的情况下,患侧视神经是否受损。在病程较长的动眼神经外伤患者可有神经错生的现象(aberrant regeneration):原先支配某条肌肉的分支神经异常再生后支配其他肌肉。检查眼位时可发现:眼球内收或下转时眼睑上抬等异常表现[见前文,视频 2-2-4(1)和视频 2-2-4(2)]。神经错生产生的原理为神经损伤后髓鞘脱失,再生时长入其他分支神经的髓鞘,支配其他肌肉。因此除了外伤,肿瘤(包括动脉瘤)慢性压迫、髓鞘破坏与再生的同时,也可出现神经错生的现象。因此无外伤病史的动眼神经错生体征强烈提示压迫性病因!

【治疗】

合并颅脑外伤及眼眶骨折的患者首先进行手术评估。患者病情稳定后可给予营养神经药物如维生素 B_{12} 注射液、神经生长因子等治疗。

【预后】

大部分患者治疗后 3 个月上睑下垂和眼球运动障碍可改善。如果 6 个月后仍存在严重复视可行斜视手术矫正。

【病例 2-8-1】

女性,36 岁,外伤后左侧眼睑下垂 5 天。患者骑电瓶车摔倒后左侧头面部着地。神经眼科检查:神清,言语流利。BCVA:双眼 1.0。双侧瞳孔不等大,右侧 2.5mm,左侧 5mm。左侧瞳孔直接、间接对光反射消失。眼底:双侧视盘边界清,色红。左侧上睑完全下垂、遮盖眼球。眼球运动:左眼内转,上转、下转均障碍[图 2-8-1(1)]。其余脑神经检查无异常。颅脑及眼眶 MRI 扫描未见颅内明显出血及颅骨骨折。诊断:动眼神经外伤(左)。给予甲钴胺及神经生长因子注射,共 20 天。同时口服胞磷胆碱及辅酶 Q 等药物。1 个月后随访,左侧上睑下垂恢复,左侧瞳孔恢复,但其余眼球运动仍存在部分障碍[图 2-8-1(2)]。患者无复视主诉,故未予以评估斜视手术。

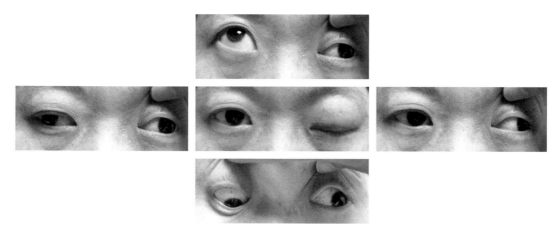

图 2-8-1(1) 外伤性动眼神经麻痹患者眼位图

患者第一眼位左上睑完全下垂;左眼除外展正常外内转、上转及下转障碍

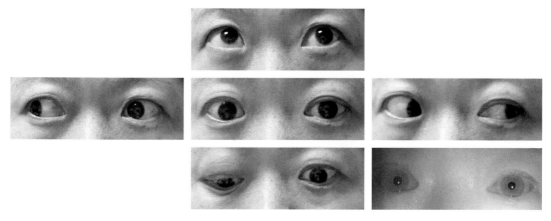

图 2-8-1(2) 外伤性动眼神经麻痹患者 1 个月后左上睑下垂基本恢复;双侧瞳孔等大;左眼内转和上转明显好转,但下转欠充分

【病例 2-8-2】

男性,36 岁,外伤后双眼复视 1 个月。当时有短暂意识丧失。神经眼科检查:神清,言语流利。BCVA:双眼 1.0。双侧瞳孔不等大,右侧 2.5mm,左侧 4mm。左侧瞳孔直接、间接对光反射消失。眼底:双侧视盘边界清,色红。左侧上睑轻度下垂,遮盖瞳孔一半。眼球运动:左眼内转,上转、下转均欠充分[图 2-8-2(1)]。其余脑神经检查无异常。颅脑及眼眶 MRI 扫描未见颅内明显出血及颅骨骨折。诊断:动眼神经外伤(左)。给予甲钴胺、胞磷胆碱及辅酶 Q 等药物。1 个月后随访,双眼睑裂等大,左眼内转及上转明显改善,下转仍障碍[图 2-8-2(2)]。患者无复视主诉,故未予以评估斜视手术。

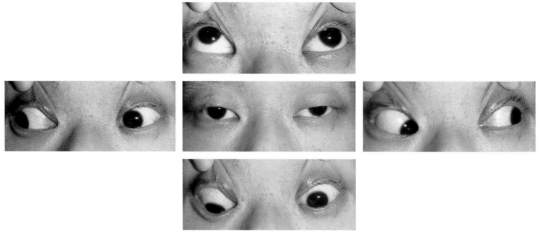

图 2-8-2(1) 外伤性动眼神经麻痹患者眼位图

患者第一眼位左侧睑裂略小；左眼上转欠充分；左眼内转及下转障碍

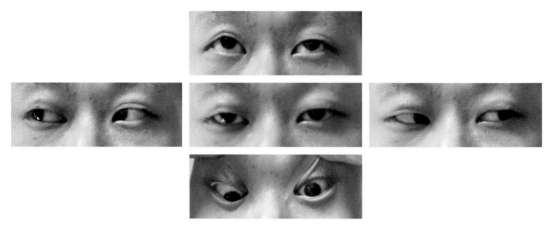

图 2-8-2(2) 外伤性动眼神经麻痹患者治疗 1 个月后双侧睑裂基本等大，左眼内转及上转基本正常；左眼下转欠充分

第九节 放 射 性

【概述】

放射性损伤是导致动眼神经或其他脑神经麻痹的少见病因。放射治疗与脑神经麻痹出现存在时间上的延滞，故诊断需要排除其他导致脑神经麻痹的常见病因[12]。临床鞍区及鼻咽部肿瘤放疗后导致的展神经麻痹常见，偶尔动眼神经亦可受累。由于放疗与脑神经麻痹可存在时间上的延滞，故病史信息较重要。注意询问放疗部位及总剂量，结合影像学进行排除诊断。

【临床特征】

患者均有脑部、鞍区及鼻咽部肿瘤放射治疗的病史。表现为急性上睑下垂、眼球内转、下转及上转障碍,可伴患侧瞳孔散大。由于放射性周围神经麻痹其病理机制多为滋养动脉的梗死,通常无明显头痛、眼眶周围疼痛等。

【治疗】

改善微循环类药物及营养神经类药物治疗。高压氧有助于损伤的恢复。肝素类抗凝药物文献报道可用于放射性损伤的治疗,但效果不详,且有出血风险,临床少有使用。

【预后】

预后不佳。

【病例 2-9-1】

女性,40 岁。急性左侧眼睑下垂伴复视 1 月来诊。否认头痛及面部、颈部疼痛;无晨轻暮重的现象;不伴有肢体麻木、无力。既往 3 年前曾因"垂体瘤"行经蝶窦纤维窥镜手术,术后伽马刀治疗,剂量20Gy。患者无高血压及糖尿病史。神经眼科检查:神清、言语流利、合作。双眼 BCVA 1.0。眼底双侧视盘边界清、色红,网膜及黄斑未见异常。左侧眼睑完全下垂;双侧瞳孔不等大,右侧 3mm;左侧 7mm。左侧瞳孔直接、间接对光反应消失;右侧光反射灵敏。左眼球上转、下转及内收完全障碍;左眼外展及右侧眼球运动正常[图 2-9-1(1)]。余脑神经检查未见异常,四肢肌力、肌张力、腱反射正常。颅脑 MRI、MRA 及导管全脑血管造影检查未见颅内动脉瘤及其他颅内占位压迫性病灶。激素尝试性治疗后症状无改善。利用 T1WI-3D-MPRAGE 增强扫描并三维重建可明确显示左侧动眼神经脑池段进入海绵窦前部节段性强化[图 2-9-1(2)]。诊断:放射性动眼神经损伤。给予营养神经、改善微循环药物治疗。同时进行高压氧治疗。发病 3 个月后随访,额肌代偿后左侧眼睑略有上抬,眼球运动障碍无改善。

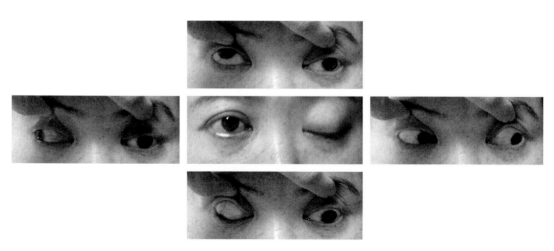

图 2-9-1(1) 放射性动眼神经麻痹患者眼位图
患者第一眼位左侧上睑完全下垂;左眼球除外展正常外,内转、下转及上转均障碍

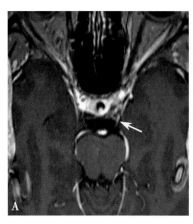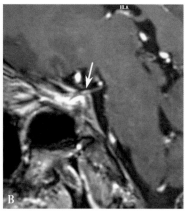

图 2-9-1(2) 放射性动眼神经麻痹患者眼眶 MRI 冠状位扫描
A. T1WI 增强后左侧动眼神经脑池段及海绵窦段强化(箭头);B. 矢状位可见动眼神经强化(箭头)

【病例 2-9-2】

女性,66 岁。因左侧带状疱疹后继发三叉神经痛(眼支及上颌支病变)行三叉神经节射频治疗。术后即可出现左眼上睑下垂,复视。患者有左侧头面部麻木不适感。既往无高血压及糖尿病。神经眼科检查:神清、言语流利、合作。双眼 BCVA 1.0。眼底双侧视盘边界清、色红,视网膜及黄斑未见异常。左侧眼睑下垂;双侧瞳孔不等大,右侧 3.0mm;左侧 4.0mm。左侧瞳孔直接、间接对光反应消失;右侧光反射灵敏。左眼球上转、下转及内转障碍;左眼外展及右侧眼球运动正常[图 2-9-2(1)]。余脑神经检查未见异常,四肢肌力、肌张力、腱反射正常。血常规、肝肾功、血糖、血沉均正常。颅脑 MRI、MRA 及导管全脑血管造影检查未见颅内动脉瘤及其他颅内占位压迫性病灶。诊断:放射性动眼神经损伤。给予营养神经、改善微循环药物治疗。配合中医针灸治疗。发病 1 个月后随访,左眼睑下垂明显改善,眼球各向运动亦好转[图 2-9-2(2)]。

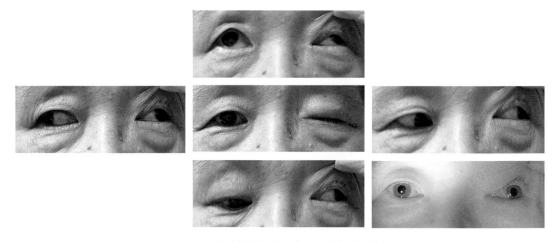

图 2-9-2(1) 放射性动眼神经损伤患者眼位图
患者第一眼位左侧上睑完全下垂;左眼球除外展正常外,内转、下转及上转均障碍;右下图示左侧瞳孔略散大

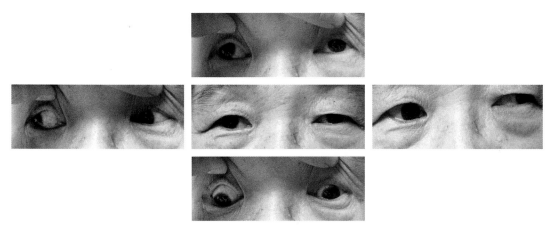

图 2-9-2(2) 放射性动眼神经损伤患者治疗 1 个月后左侧上睑下垂明显好转,左侧眼球运动较前改善

第十节 其 他

周期性动眼神经麻痹伴痉挛(cyclic oculomotor nerve paresis with spasms)为少见先天性动眼神经核冲动发放异常导致的疾患。患者表现为动眼神经麻痹期与动眼神经痉挛期交替出现[13]。

神经肌强直(neuromyotonia):可以出现在眼睑、面部肌肉及动眼神经,多为放射治疗后遗损伤。使用抗惊厥药物卡马西平可控制发作[14]。

颌动瞬目综合征(Marcus gunn syndrome)为先天性三叉神经与动眼神经间错生导致。

玻尿酸注射美容过程中栓塞眼动脉导致动眼神经麻痹及视网膜中央动脉缺血或前部视神经缺血的病例均为医源性损害。

【病例 2-10-1】

女童,2.5 岁。家长主诉患儿右侧眼睑下垂,斜视。足月顺产,否认出生时缺氧及窒息史。智力发育及肢体运动正常。视频中可见患儿右侧上睑下垂及右眼球运动呈周期性变化。麻痹期表现右上睑下垂、右眼球外斜、右眼内收障碍、右侧瞳孔散大。痉挛期:右眼上睑下垂改善、右眼球内斜、右眼瞳孔缩小。麻痹期与痉挛期交替出现,间隔数十秒(视频 2-10-1)。诊断:周期性动眼神经麻痹伴痉挛。无特殊处理。

【病例 2-10-2】

　　女童,4 岁,家长发现患儿左眼较右眼小,且斜视。幼时有从床上落下史。按照肌无力及炎症治疗效果不佳。眼球运动见视频。左侧动眼神经麻痹期与痉挛期交替出现(视频 2-10-2)。

【病例 2-10-3】

　　男性,20 岁,1 岁时家长发现患儿右眼较右眼小,且外斜视。行 2 次斜视矫正术。因仍有右上睑下垂希望行眼睑手术,斜视专家转诊神经眼科评估。自幼睡眠时家长发现左眼睑有阵发性抽动。查体眼球运动见视频 2-10-3(1)。右侧动眼神经麻痹期瞳孔散大;痉挛期瞳孔缩小,交替出现,切换时有上睑颤搐,提示痉挛期出现[图 2-10-3][视频 2-10-3(2)]。

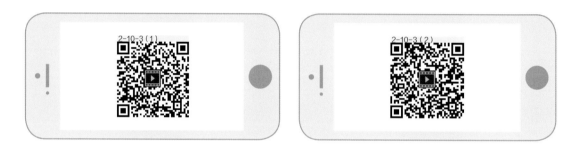

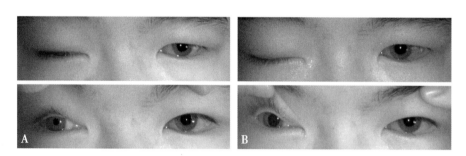

图 2-10-3　周期性动眼神经麻痹伴痉挛患者
A. 痉挛期:右眼上睑痉挛,右侧瞳孔缩小;B. 麻痹期:右眼上睑下垂,右侧瞳孔散大

【病例 2-10-4】

　　女性,30 岁,右眼外斜,斜视医师转诊神经眼科行术前评估。幼时高热,脑膜炎。自此后右眼开始出现斜视。眼球运动见视频 2-10-4(1)。瞳孔变化见视频 2-10-4(2)。诊断:周期性动眼神经麻痹痉挛(右侧)。颅脑炎症导致。

【病例 2-10-5】

　　女性,63岁,左侧睑裂变小9年,发作性双眼复视7年。自述每次复视发作持续数十秒至数分钟不等,每日发作可多达数十次。发作时伴左眼牵扯感,轻度疼痛。20年前因垂体瘤行手术切除后行放疗。无复视发作时查体:左侧上睑略下垂,眼球上转、内转及下转欠充分。双侧瞳孔等大,对光反射正常[视频 2-10-5(1)]。光线刺激后左眼出现外展障碍,呈内斜眼位。持续1分钟后缓解[图 2-10-5(1)][视频 2-10-5(2)]。眼眶 MRI 可见左侧动眼神经轻度强化[图 2-10-5(2)]。诊断:神经肌强直。建议卡马西平治疗。

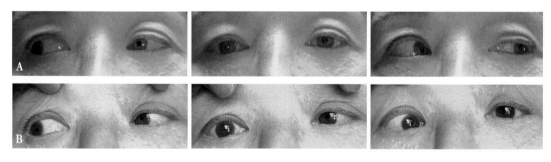

图 2-10-5(1)　动眼神经肌强直患者

A.发作间期眼位示双眼第一眼位眼球居中;向左侧注视及向右侧注视时左眼运动正常,左侧睑裂略小;B.肌强直发作期左眼内斜位,左眼不能外转,但内转正常

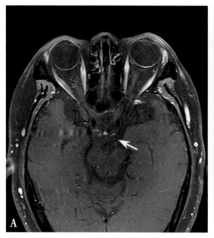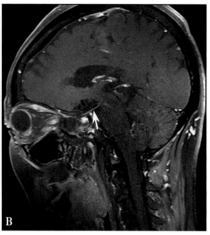

图 2-10-5(2) 动眼神经肌强直患者眼眶 MRI 扫描

A. T1WI 增强后左侧动眼神经脑池段轻度强化(箭头);B.矢状位可见动眼神经强化
(箭头)

【病例 2-10-6】

男性,50 岁。咀嚼时左眼睑不自主运动。否认外伤史。查体双侧睑裂等大,眼球运动正常,双侧瞳孔等大等圆。当咀嚼时左侧上睑出现节律性的运动(视频 2-10-6)。诊断:颌动瞬目综合征。

【病例 2-10-7】

男性,15 岁。家长发现其饮水时左眼异常运动。视频显性吮吸时左眼睑不自主运动(视频 2-10-7)。诊断:颌动瞬目综合征。

【病例 2-10-8】

女性,60 岁,隆鼻术术后出现左眼视力下降及左眼睑下垂。患者在美容院行鼻根部注射玻尿酸隆鼻术。注射后出现左眼视力下降及左眼睑下垂,左眼球运动障碍。就诊时左眼睑裂较右侧小,左侧瞳孔较右侧略

大[图 2-10-8(1)]。给予活血化瘀及营养神经治疗,1 个月后随访,左眼睑下垂及眼球运动明显好转,瞳孔恢复正常[图 2-10-8(2)]。

点评:面部美容注射玻尿酸或其他填充物如进入血管,造成视网膜中央动脉或眼动脉的栓塞,导致医源性的损害。由于动眼神经血供大部分来自眼动脉,故可出现动眼神经麻痹。

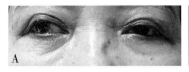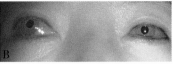

图 2-10-8(1)　玻尿酸隆鼻术后左侧动眼神经麻痹患者

A. 左侧上睑下垂、睑裂缩小、眼球内转、上转及下转欠充分；B. 暗光下左眼睑下垂；左侧瞳孔较右侧略散大

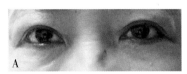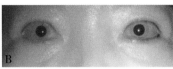

图 2-10-8(2)　玻尿酸隆鼻术后左侧动眼神经麻痹患者治疗 1 个月后

A. 左侧上睑下垂明显改善；左眼运动基本恢复；B. 暗光下左眼睑下垂改善；双侧瞳孔等大

参考文献

1. Biousse V, Newman NJ. Neuro-Ophthalmology illustrated. 1st Edition. Diplopia. New York：Thieme Medical Publishers Inc, 2009：382-397.

2. Choi YJ, Lee SH, Park MS, et al. Midbrain infarction presenting with monocular elevation palsy and ptosis：topographic lesion analysis. J Neuroophthalmol, 2015.

3. Trobe JD. Searching for brain aneurysm in third cranial nerve palsy. J Neuroophthalmol, 2009, 29(3)：171-173.

4. 田国红, 万海林, 沙炎. Horner 综合征的定位诊断及处理原则. 中国眼耳鼻喉科杂志, 2016, 16(2)：141-144

5. Biousse V, Newman NJ. Neuro-Ophthalmology illustrated. 1st Edition. Diplopia. New York：Thieme Medical Publishers Inc, 2009：384-396.

6. McMillan HJ, Keene DL, Jacob P, Humphreys P. Ophthalmoplegic migraine：inflammatory neuropathy with secondary migraine? Can J Neurol Sci, 2007, 34(3)：349-355.

7. Headache Classification Committee of the International Headache Society (IHS). The International Classification of Headache Disorders, 3rd edition (beta version). Cephalalgia, 2013, 33(9)：629-808.

8. Gladstone JP. An approach to the patient with painful ophthalmoplegia, with a focus on Tolosa-Hunt syndrome. Curr Pain Headache Rep, 2007, 11(4)：317-325.

9. Mark AS, Blake P, Atlas SW, et al. Gd-DTPA enhancement of the cisternal portion of the oculomotor nerve on MR imaging. AJNR Am J Neuroradiol, 1992, 13：1463-1470.

10. Lee D, Kim WJ, Kim MM. Recurrent isolated oculomotor nerve palsy caused by schwannoma in a pediatric patient. Indian J Ophthalmol, 2018, 66(9)：1367-1369.

11. Chewning RH, Sasson AD, Jordan LC, et al. Acute third cranial nerve palsy from a third cranial nerve schwannoma presenting as a saccular aneurysm on three-dimensional computed tomography angiography：case illustration. J Neurosurg, 2008, 108(5)：1037.

12. Vaphiades MS, Spencer SA, Riley K, et al. Radiation-induced ocular motor cranial nerve palsies in patients with pituitary tumor. J Neuroophthalmol, 2011, 31：210-213.

13. Salman MS, Klassen SF, Clark IH. Congenital oculomotor nerve paresis with isolated cyclic pupillary spasms. J Neuroophthalmol, 2015, 35 (4):371-373.

14. Gadoth A, Kipervasser S, Korczyn AD, et al. Acquired oculomotor nerve paresis with cyclic spasms in a young woman, a rare subtype of neuromyotonia. J Neuroophthalmol, 2013, 33 (3):247-248.

第三章

滑车神经麻痹

【概述】

滑车神经(trochlear nerve)也称为第四对脑神经(fourth cranial nerve,4th CN),支配上斜肌,受损后患者向该侧鼻下方注视时可出现复视。患者主诉双眼视物重影,复视像垂直/斜向分离。滑车神经麻痹患者病因:外伤、先天性失代偿及老年患者缺血。

【解剖通路】

滑车神经是12对脑神经中唯一从脑干背面发出、交叉支配对侧上斜肌的脑神经[1]。因其在蛛网膜下腔走行路径较长,颅脑外伤时极易受损(图3-0-1)。

(1)核性:滑车神经核位于下丘平面,导水管周围灰质腹侧,与下行的交感纤维束紧邻。因此脑干核性损害常导致对侧的上斜肌功能障碍伴同侧的Horner征。

(2)神经束:从核团发出后在中脑背侧交叉至对侧,包绕脑干向腹侧走行于蛛网膜下腔中。该段神经游离于蛛网膜下腔行径较长,故外伤后易累及。进入海绵窦后,位于海绵窦外侧壁动眼神经下方、三叉神经第一支上方。随后与多条脑神经及血管自眶上裂进入眼眶,支配上斜肌。

【临床表现】

滑车神经麻痹导致上斜肌功能减退,患者主诉双眼垂直复视,复视像倾斜可成一定角度。向患眼对侧下方注视时复视明显加重;向患眼对侧倾斜头位可以使复视减轻。马氏杆斜视度检查可见患侧眼位高,且伴有外旋。患者常使用代偿头位减轻复视。有明确外伤病史患者诊断并不困难。老年患者注意高血压、糖尿病等血管病风险因素的询问。失代偿性滑车神经麻痹通过查看家庭相册可以明确。

【诊断】

滑车神经麻痹的诊断有赖于病史及典型的临床体征。

(1)问诊要点:患者主诉两个物像垂直分离,且有不同程度的倾斜;重影在向下注视(下楼梯)及视近物(阅读)时明显;头部向一侧肩部倾斜时可使复视减轻;慢性病程的患者如果最初为间断复视,后逐渐发展为持续性则先天性滑车神经麻痹失代偿可能性较大;颅脑外伤

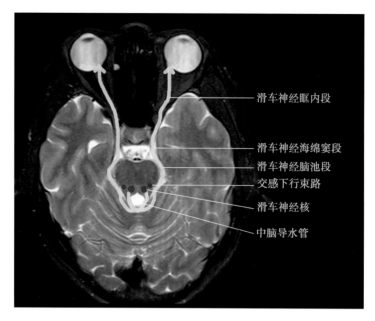

图 3-0-1 滑车神经解剖示意图

滑车神经由中脑背侧核团发出、交叉至对侧,走行在蛛网膜下腔,随后
进入海绵窦,由眶上裂进入眼眶支配上斜肌

的病史在滑车神经麻痹诊断中重要;询问一天之中是否存在晨轻暮重的现象与重症肌无力
鉴别。

(2) 查体要点:代偿头位:头向健侧肩部倾斜,通过在诊室观察患者自然姿态或查看身
份证、驾驶证及老照片(family album topography,FAT)可以明确复视为长期存在或新近发生。
眼球运动检查:患侧眼球向内、下注视欠充分;同侧下斜肌功能亢进(眼球内收时过度上斜)
(图 3-0-2)。斜视度测量:通过遮盖、去遮盖配合三棱镜检查,可以对患者各个注视方位的斜
视度进行量化。第一眼位患眼上斜度在向对侧下方注视及向患侧倾头时加重(三步法)[2]。
双马氏杆检查或间接检眼镜(扩瞳后)下患侧眼球外旋位(图 3-0-3)。直立位与仰卧位比较
垂直偏斜度变化不大,该特征用于和反向偏斜(Skew deviation)鉴别。先天性滑车神经麻痹
患者棱镜垂直融合度较大(10~15 棱镜度),正常为 2~3 棱镜度。

(3) 辅助检查:血常规、血沉、c- 反应蛋白、血糖、糖化血红蛋白、乙酰胆碱受体抗体等。
影像学检查:颅脑 / 眼眶 MRI 有助于明确脑干病变及占位、蛛网膜下腔肿瘤、转移瘤、海绵窦
及眶内病变等。

【鉴别诊断】

(1) 重症肌无力:眼肌型重症肌无力患者可以出现任何类型的眼外肌麻痹,眼肌麻痹可
以模仿单侧滑车神经病变的上斜肌麻痹。查体时注意有无上睑下垂及眼睑是否有疲劳现象
和 Cogan 征。重症肌无力的眼肌麻痹特征还包括变化性:如果患者首次就诊的马氏杆检查
模式和度数在随访时变化很大,注意重症肌无力的可能。

(2) 甲状腺相关眼病:疾病早期由于突眼、眼睑退缩及结膜充血症状不典型,患者常因垂
直复视来诊。由于下直肌与内直肌在该病首先受累,故可出现垂直复视,且有一定斜向角度,

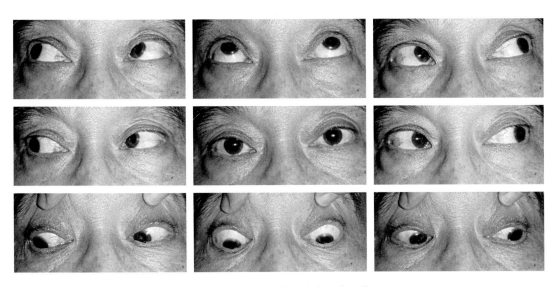

图 3-0-2　左侧滑车神经麻痹患者眼位图

第一眼位:向右倾斜头位(代偿性),左眼上斜;向右下方注视时左眼球下转欠充分;向右上方注视时左眼下斜肌功能亢进

容易误诊为滑车神经麻痹。眼眶 CT 及 MRI 针对性查看下直肌、内直肌与上直肌有利于鉴别。

(3) 反向偏斜(Skew deviation):为前庭神经核至中脑连接眼球运动核团的神经束路受损,与眼球的同向侧视运动和前庭 - 眼反射运动密切相关。眼位存在垂直偏斜和旋转,表现多样,需要结合病史详细鉴别。

(4) Brown 综合征:也称为上斜肌腱鞘综合征,由于某些先天原因造成的上斜肌腱鞘粘连致运动障碍。虽非滑车神经病变,但临床表现相似。

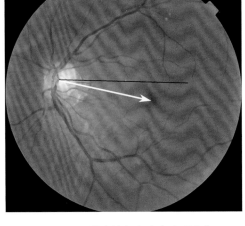

图 3-0-3　滑车神经麻痹患者眼底像
左眼球外旋:黑线为正常视盘中央至黄斑的倾斜角度,白线箭头示患者外旋眼位

【治疗】

(1) 遮盖法:对于发病时垂直分离度较大的患者可暂时采用遮盖单眼的方法消除复视。

(2) Fresnel 棱镜:用于垂直分离度较小的暂时性复视。

(3) 斜视矫正术:病情稳定的患者如仍存在无法耐受的复视可考虑手术治疗。

【预后】

缺血性滑车神经麻痹患者多在 3 个月时完全恢复。外伤及先天性失代偿滑车神经麻痹手术效果较好。

第一节 外 伤 性

【概述】

外伤是导致滑车神经麻痹的最常见病因。由于解剖结构中滑车神经核团在中脑背侧交叉,该部位靠近小脑幕,颅脑外伤时最易受损,且双侧多见。颅底骨折造成滑车神经损伤时有发生。

【病例 3-1-1】

男性,65 岁,外伤后双眼视物重影 1 个半月。患者骑电动车摔倒,头部着地。当时有短暂意识丧失。治疗后主诉视物重影。神经眼科检查:神清,言语流利。BCVA:双眼 1.0。双侧瞳孔等大等圆,对光反射灵敏。眼底:双侧视盘边界清,色红,右眼外旋[图 3-1-1(1)]。眼球运动:除右眼向外下方注视欠充分外,余眼球运动未见异常[图 3-1-1(2)]。其余脑神经检查无异常。马氏杆检查示:RHT(右眼高于左眼位)约 3~6 个棱镜度,外斜视 4 个棱镜度。RHT 在左下方最大;在左侧倾头位时最小。颅脑 CT 示右侧脑干背侧出血[图 3-1-1(3)]。诊断:滑车神经麻痹(右),颅脑外伤。给予口服维生素 B_{12} 等营养神经药物。1 个月后随访,患者复视明显减轻。

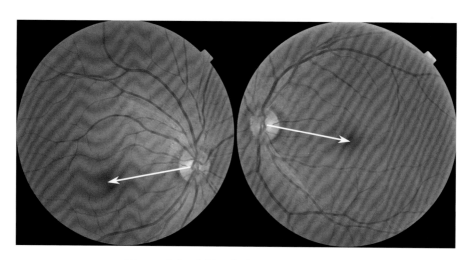

图 3-1-1(1) 右侧滑车神经麻痹患者眼底像

右眼外旋位:白色箭头示视盘与黄斑的连线

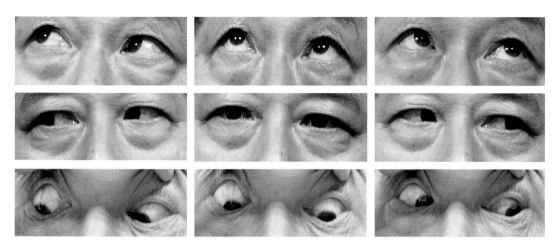

图 3-1-1(2)　右侧滑车神经麻痹患者眼位图

第一眼位:向左倾斜头位(代偿性),右眼上斜;向左下方注视时右眼球下转欠充分

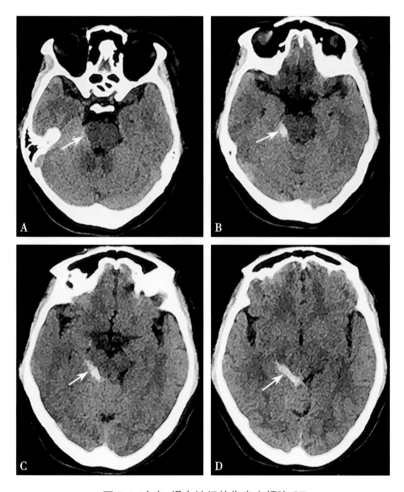

图 3-1-1(3)　滑车神经外伤患者颅脑 CT

右侧滑车神经纤维在蛛网膜下腔段受损、出血(箭头)

【病例 3-1-2】

男性,46 岁,骑电动车摔伤后双眼视物重影 3 个月。患者摔倒时后枕部着地,有短暂意识丧失。BCVA:双眼 1.0。双侧瞳孔等大等圆,对光反射灵敏。眼底:双侧视盘边界清,色红,双眼外旋[图 3-1-2(1)]。眼球运动:双眼向下外方注视时欠充分,余眼球运动未见异常[图

3-1-2(2)]及视频 3-1-2。其余脑神经检查无异常。马氏杆检查示:双眼外斜 5 个棱镜度,向左侧下注视 RHT(右眼高于左眼位)约 3 度,向右侧下方注视 LHT 约 4 个棱镜度。颅脑 CT 未见颅内出血及占位。诊断:滑车神经麻痹(双侧)。给予口服维生素 B$_{12}$ 等营养神经药物。1 个月后随访,患者复视明显减轻。3 个月后随访,患者复视消失。

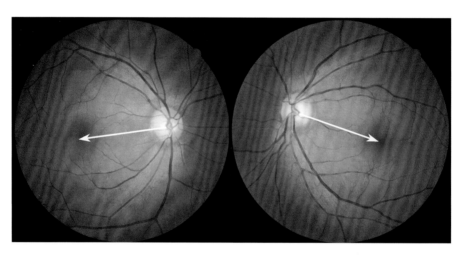

图 3-1-2(1)　双侧滑车神经损害患者眼底像
双眼外旋位(白色箭头示视盘与黄斑之间的连线)

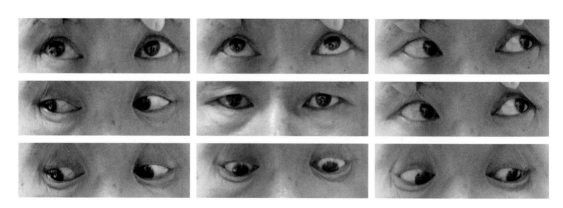

图 3-1-2(2)　双侧滑车神经损害患者眼位图
向双侧下方注视时对侧眼位高

【病例 3-1-3】

男性,28岁,脑外伤后双眼视物成双2个月。患者驾驶机动车与前车追尾,前额部受伤。BCVA:双眼1.0。双侧瞳孔等大等圆,对光反射灵敏。眼底:双侧视盘边界清,色红,双眼外旋。患者右侧倾头位,眼球运动:左眼向右下方注视时欠充分,余眼球运动正常[图3-1-3(1)]及视频3-1-3。其余脑神经检查无异常。马氏杆检查:LHT(左眼高于左眼位)约1~5个棱镜度,外斜视15个棱镜度。LHT在右下方最大;在右侧倾头位时最小。颅脑CT未见颅内出血及占位,仅见左侧滑车神经蛛网膜下腔段显影欠清晰,疑似损伤[图3-1-3(2)]。诊断:滑车神经损伤(左侧)。给予口服维生素 B_{12} 等营养神经药物。1个月后随访,患者复视无明显变化。6个月后复诊,患者仍有复视主诉,建议斜视手术评估。

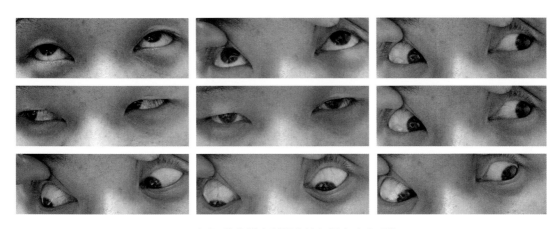

图3-1-3(1) 外伤性左侧滑车神经损害患者眼位图
向右下方注视时左眼高位

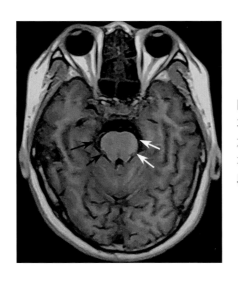

图3-1-3(2) 外伤性左侧滑车神经损伤患者颅脑MRI
左侧滑车神经纤维(白箭)与右侧(黑箭)相比蛛网膜下腔段显影欠清晰,可疑受损

【病例 3-1-4】

男性,49 岁,骑电瓶车摔倒后双眼复视 3 个月。BCVA:双眼 1.0。双侧瞳孔等大等圆,对光反射灵敏。眼底:双侧视盘边界清,色红,右眼外旋位。眼球运动:右眼向左下方注视时高位,余眼球运动正常[图 3-1-4(1)]。其余脑神经检查无异常。马氏杆检查示:RHT(左眼高于左眼位)约 10 个棱镜度,向左下方注视增加到 15 个棱镜度。颅脑 CT 见右侧脑桥附近脑组织挫裂伤,累及右侧滑车神经蛛网膜下腔段[图 3-1-4(2)]。诊断:滑车神经损伤(右侧)。给予口服维生素 B_{12} 等营养神经药物。2 个月后随访,患者复视明显改善。

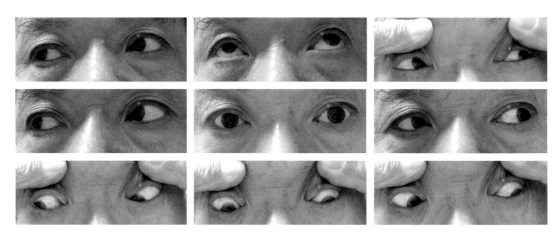

图 3-1-4(1)　外伤性右侧滑车神经损害患者眼位图
向左下方注视时右眼高位明显

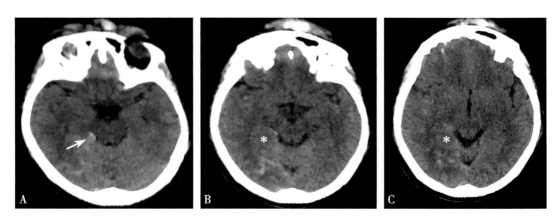

图 3-1-4(2)　外伤性右侧滑车神经损害患者颅脑 CT
右侧颞叶脑挫裂伤(*),影响到右侧脑桥滑车神经蛛网膜下腔段(箭头)

第二节　缺　血　性

【概述】

年龄大于 50 岁患者,具有高血压、糖尿病及高脂血症的血管病风险因素,急性出现的双眼垂直复视,除外脑干梗死,需要考虑滑车神经外周性缺血的可能。缺血性滑车神经麻痹预后佳,患者多在 3 个月内痊愈。

【病例 3-2-1】

男性,71 岁,双眼视物模糊 20 天。既往 2 型糖尿病,口服降糖药物,血糖控制欠佳。否认高血压病史。神经眼科检查:神清,言语流利。BCVA:双眼 0.7。双侧瞳孔等大等圆,对光反射灵敏。眼底:双侧视盘边界清,色红。左眼外旋位[图 3-2-1(1)]。患者右侧倾头位,眼球运动:左眼向右下方注视时欠充分,余眼球运动正常[图 3-2-1(2)]。其余脑神经检查无异常。马氏杆检查示:LHT(左眼高于左眼位)约 3-6 个棱镜度,外斜视 4 个棱镜度。LHT 在右下方最大;在右侧倾头位时最小。其余脑神经检查无异常。四肢感觉运动正常。颅脑 MRI未见明显颅内病变。诊断:滑车神经缺血(左侧)。治疗:内分泌科会诊,积极控制血糖。给予营养神经及改善微循环药物治疗。2 个月后复查,患者主诉复视基本消失。

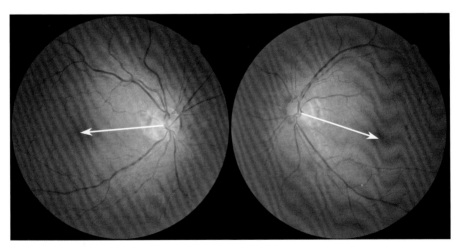

图 3-2-1(1)　左侧滑车神经麻痹患者眼底像
左眼外旋位(白色箭头示视盘与黄斑之间的连线)

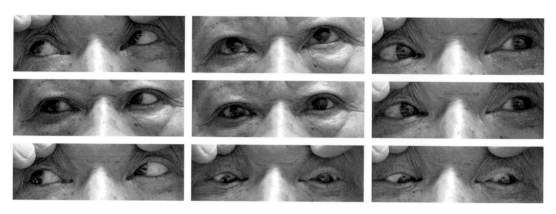

图 3-2-1(2)　左侧滑车神经缺血患者眼位图
第一眼位右侧倾头代偿,左眼向右下方注视欠充分,余眼球运动正常

【病例 3-2-2】

男性,55 岁,双眼视物成双 20 天。复视像上下叠影,头部倾斜向右侧时复视减轻。既往高血压及 2 型糖尿病。神经眼科检查:神清,言语流利。BCVA:双眼 1.0。双侧瞳孔等大等圆,对光反射灵敏。眼底:双侧视盘边界清,色红。患者右侧倾头位,眼球运动:左眼向右下方注视时欠充分,余眼球运动正常[图 3-2-2(1)]。其余脑神经检查无异常。马氏杆检查示:LHT(左眼高于左眼位)约 1~6 个棱镜度,外斜视 10 个棱镜度。LHT 在右下方最大;在右侧倾头位时最小。颅脑 MRI 见大脑半卵圆区点状缺血灶,脑干未见异常[图 3-2-2(2)]。诊断:滑车神经缺血(左侧),高血压,糖尿病。给予活血化瘀及营养神经类药物。3 个月后随访,患者复视消失。

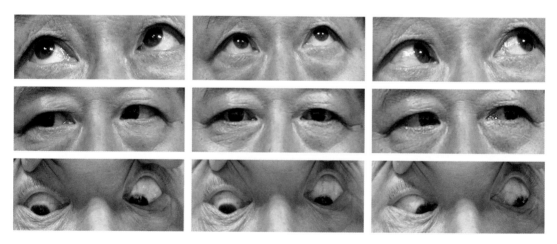

图 3-2-2(1)　左侧滑车神经缺血患者眼位图
左眼向右下方注视欠充分,余眼球运动正常

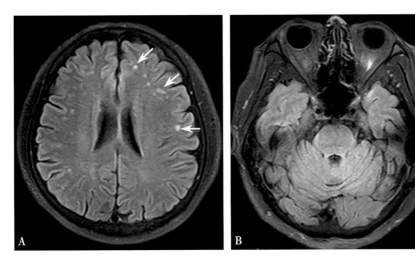

图 3-2-2(2)　颅脑 T2flair
A.半卵圆区多发点状缺血灶(箭头);B.脑干滑车神经核团附近未见病变

第三节　先　天　性

【概述】

患者病程较长,早先用头位代偿解决垂直复视的症状,随着时间推移,最初间歇性的复视发展为失代偿性的持续性。患者及家属可观察到较大角度的上斜视。浏览患者家庭相册可发现患者自幼出现的代偿头位。查体时可见同侧下斜肌功能亢进及大角度的垂直融合。

【病例 3-3-1】

男性,75 岁,双眼视物重影 3 年。重影最初间歇性出现,劳累后加重,且下楼梯时明显。近半年复视持续。既往高血压,否认糖尿病。神经眼科检查:神清,言语流利。BCVA:双眼 0.8。双侧瞳孔等大等圆,对光反射灵敏。眼底:双侧视盘边界清,色红。患者右侧倾头位,眼球运动:左眼向右下方注视时欠充分,余眼球运动正常。Parks 三部分检查示向左侧倾头左眼高位度数增加,向右侧倾头左眼高位度数减小[图 3-3-1]。融合试验 6 个棱镜度。其余脑神经检查无异常。颅脑 MRI 未见颅内占位。诊断:滑车神经麻痹(失代偿性)。建议斜视手术评估。

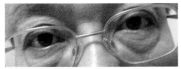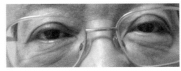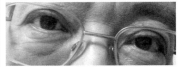

图 3-3-1　左侧滑车神经失代偿患者 Parks 三步法
向左侧倾头 LHT 增加(9 个棱镜度);向右侧倾头 LHT 减小(3 个棱镜度)

参考文献

1. Biousse V, Newman NJ. Neuro-Ophthalmology illustrated. 1st Edition. Diplopia. New York: Thieme Medical Publishers Inc, 2009: 365-428.
2. 田国红. 复视的诊断——Dr.Randy Kardon 在神经眼科学习班的教程纲要. 中国眼耳鼻喉科杂志, 2015, 15(3): 219-223.

第四章

展神经麻痹

【概述】

展神经(abducens nerve)也称为第六对脑神经(Sixth cranial nerve,6th CN),支配同侧外直肌,受损后患者可表现为双眼水平复视,且向患侧方向注视与注视远处时复视加剧。展神经麻痹是造成眼肌麻痹及复视的常见病因。临床常见外伤、缺血、炎症以及肿瘤压迫等。临床除孤立性展神经麻痹外,还可见到合并其他多脑神经损害的眼肌麻痹及复视;一些系统性疾病如重症肌无力和甲状腺相关眼病可造成貌似展神经麻痹的体征;颅内压增高的患者展神经受损可表现为假性展神经麻痹的定位体征,需要注意鉴别。

【解剖通路】

展神经的解剖通路对定位诊断及诠释患者的不同临床表现具有重要意义[1]。

(1)核性:展神经其神经核团位于脑干桥延交接平面的背内侧,靠近面神经(第七对脑神经,7th CN)膝部。运动纤维从核团发出后向前走行,汇成神经簇,离开脑桥时组成展神经。展神经在蛛网膜下腔中位于脑干的腹侧,上行;经过岩骨床突韧带下方;进入海绵窦,位于颈内动脉外侧,该处与交感纤维紧邻;经眶上裂进入眼眶,支配同侧的外直肌(图 4-0-1)。因此脑干部位核性损害常导致展神经麻

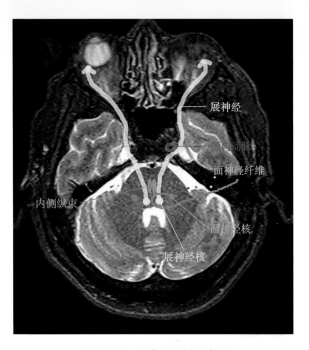

图 4-0-1　展神经解剖通路图

展神经核位于脑桥背内侧,与面神经膝紧邻;向前方走行,离开脑干进入蛛网膜下腔上行、进入海绵窦位于颈内动脉外侧、经眶上裂入眼眶支配同侧外直肌

77

痪伴同侧周围性面瘫。

（2）核间性：展神经核中除上述运动纤维外，尚包括一些中间神经元（interneuron），交叉，上行，加入对侧的内侧纵束（medial longitudinal fasciculus，MLF）[2]。当双眼需要向同侧注视时，同侧的展神经核发出的冲动一方面使同侧的展神经收缩；一方面到达中间神经元，经过MLF 上行至对侧的动眼神经核，使内直肌同时收缩，完成同向侧视的动作（图 4-0-2）。该部位损害可导致核间性眼肌麻痹。

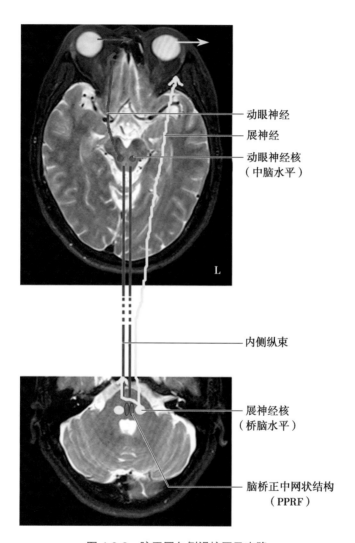

图 4-0-2　脑干同向侧视核团及束路

向左侧侧视时，左侧的展神经核（脑桥水平）发出冲动，一方面支配
左眼的外直肌，另一方面交叉至右侧，进入内侧纵束，上行至动眼神
经核（中脑水平），支配右侧的内直肌，共同作用完成向左侧视

（3）核上性：大脑前额叶为双眼同向运动中枢，其发出兴奋冲动使双眼向对侧方向注视。该部位的刺激病变（癫痫）可使患者表现为向病变对侧的凝视痉挛；而毁损病变表现为向病灶对侧注视麻痹。在脑桥紧邻展神经核，为脑桥正中网状结构（paramedian pontine reticular formation，PPRF），为脑桥侧视中枢。来自大脑皮层的兴奋冲动到达对侧的 PPRF，随后至同侧的展神经核，完成双眼水平扫视运动（saccades）。

【临床表现】

展神经麻痹可引起同侧外直肌功能减退从而造成双眼水平复视，且患者向病侧注视时复视加剧。依据损害部位不同及病变的性质，具体临床表现有所不同，详见下表。

表 4-0-1　展神经核团及周围神经损害出现的临床表现及主要病因

部位	症状	病因
神经核 （脑桥）	同侧水平注视麻痹 同侧面神经麻痹	梗死 出血（海绵状血管瘤） 肿瘤 先天性
神经束 （脑桥）	同侧单眼展神经麻痹 伴以下神经系统症状： 对侧肢体瘫痪（Raymond 综合征） 同侧面瘫 + 对侧偏瘫（Millard-Gubler 综合征）	梗死 出血 肿瘤 脱髓鞘
蛛网膜下腔	孤立性展神经麻痹 可伴头痛及视盘水肿	外伤、缺血、炎症、感染 脑干肿瘤 颅内压增高 Chiari 颅底畸形
海绵窦	伴动眼神经 滑车神经 三叉神经障碍	炎症 肿瘤 动脉瘤、颈内动脉海绵窦瘘 血栓形成
眶尖	伴动眼神经 滑车神经 三叉神经 视神经受累	炎症 感染 肿瘤

【鉴别诊断】

（1）重症肌无力：眼肌型重症肌无力患者可以出现任何类型的眼外肌麻痹，包括外直肌无力。该病为神经肌肉接头处病变，而非脑神经麻痹。鉴别诊断中注意是否存在疲劳性与波动性。既往病史中不治而愈或一过性复视、眼睑下垂对诊断有重要帮助。新斯的明试验及电生理检查可以帮助明确诊断。

（2）甲状腺相关眼病：该病为内直肌肥厚造成的限制性外展受限而非真正的展神经麻痹。当突眼及球结膜充血并不明显时，遮盖去遮盖检查及马氏杆检查发现轻度的外展受限，牵拉试验有助于鉴别。眼眶影像学检查可帮助确诊（图 4-0-3）。

（3）进行性肌营养不良：慢性进行性眼外肌麻痹属于线粒体肌病。患者多从幼年开始出

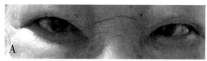
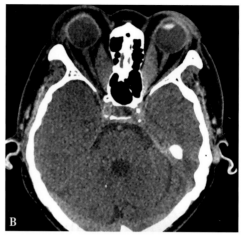

图 4-0-3 甲状腺相关眼病患者假性外展麻痹征

A. 患者双眼内斜、眼睑水肿,查体双眼外展受限;B. 眼眶 CT 示双眼内直肌明显增粗、肥厚

现上睑下垂,伴眼球各个方向运动受限,但可无复视的主诉。病史及肌肉活检可确诊。

(4)会聚痉挛:常误诊为展神经麻痹。患者眼球内聚,瞳孔缩小,无法外展。嘱其注视远处或遮盖单眼后外展不受限(图 4-0-4)。

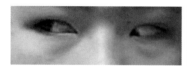
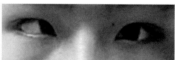
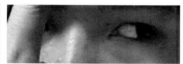

图 4-0-4 会聚痉挛患者第一眼位图

双眼内斜视,双眼外展欠充分;但单眼分别检查时外展正常

第一节 外 伤 性

【概述】

由于展神经从脑干发出后行走在蛛网膜下腔中走行的路径较长,且多游离于脑脊液中,加之紧邻岩骨床突韧带。颅脑直接伤或震荡伤均可导致单侧或双侧展神经麻痹。

【临床特征】

轻症患者仅有双眼水平复视的主诉,查体外展受限,可伴有其他脑神经麻痹的体征。眼眶 CT 及 MRI 可见骨质及软组织肿胀、出血。注意内直肌的嵌顿与血肿占位效应,查体可类似展神经麻痹,需要手术处理。部分轻症患者康复数月后复视及展神经麻痹可自行恢复。

【治疗】

合并颅脑外伤及眼眶骨折的患者首先进行手术评估。患者病情稳定后可给予营养神经药物如维生素 B_{12} 注射液、神经生长因子等治疗。病情稳定病程 6 个月后仍残存明显斜视可进行斜视手术评估。

【预后】

大部分患者治疗后 3 个月外展麻痹可部分恢复。如果 6 个月后仍存在严重复视可行斜视手术矫正。

【病例 4-1-1】

女性,73 岁,外伤后双眼视物重影、内斜 10 个月。患者 10 个月前被机动车撞伤后意识障碍、昏迷 10 天。醒后发现双眼视物成双。经过数月康复后肢体运动明显好转,但复视无改善而来诊。神经眼科检查:神清,言语流利。BCVA:双眼 0.8。双侧瞳孔等大等圆,对光反射灵敏。眼底:双侧视盘边界清,色红[图 4-1-1(1)]。眼球运动:双眼内斜位,双眼外展明显障碍,双眼其余运动均正常[图 4-1-1(2)]。其余脑神经检查无异常。眼眶 MRI 仅见双侧内直肌增粗、外直肌菲薄[图 4-1-1(3)]。诊断:外伤性展神经麻痹(双侧)。给予口服胞磷胆碱及辅酶 Q 等药物。建议斜视手术评估。

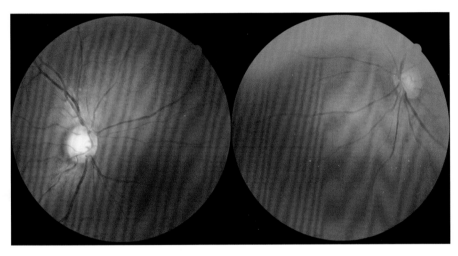

图 4-1-1(1)　双侧展神经麻痹患者眼底
双侧眼位偏斜、双侧视盘边界清、色红、视网膜及黄斑未见明显异常

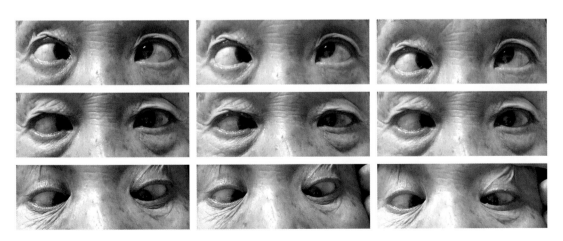

图 4-1-1(2)　双侧展神经麻痹患者眼位图
第一眼位双眼内斜;双眼球外转障碍、上转及下转基本正常

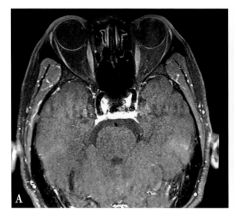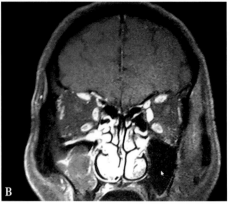

图 4-1-1(3)　双侧展神经麻痹患者眼眶 MRI
双侧内直肌增粗、外直肌菲薄，为废用性变化

【病例 4-1-2】

女性，55 岁，骑电动车摔倒后双眼视物重影 1 个月。右侧头部着地，无意识丧失。神经眼科检查：神清，言语流利。BCVA：双眼 1.0。双侧瞳孔等大等圆，对光反射灵敏。眼底：双侧视盘边界清，色红。眼球运动：双眼内斜位，双眼外展明显障碍，双眼其余运动均正常［图 4-1-2(1)］。其余脑神经检查无异常。颅脑 CT 仅见双侧内直肌增粗、外直肌菲薄。双侧眼眶内侧壁骨质不连续［图 4-1-2(2)］。诊断：外伤性展神经麻痹（双侧）。给予神经营养药物弥可保 0.5mg 肌肉注射共 2 周，口服胞磷胆碱及辅酶 Q 等药物。3 个月后复查，双眼展神经麻痹明显好转。

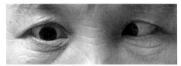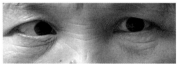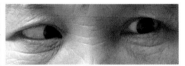

图 4-1-2(1)　外伤性双眼展神经麻痹患者眼位图
第一眼双眼内斜，右眼显著；双眼球外转均障碍，余眼球运动正常

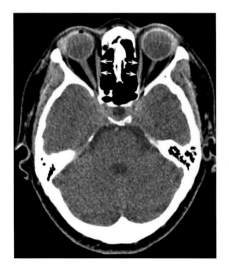

图 4-1-2(2)　外伤性双眼展
神经麻痹患者颅脑 CT
双侧眼眶内侧壁骨质不连续
（箭头）

【病例 4-1-3】

男性,35 岁,外伤后视物重影,口角歪斜 2 个月。患者骑摩托车与机动车追尾后意识丧失,昏迷。重症监护室抢救 20 天后意识恢复。主诉双眼视物成双。神经眼科检查:神清,言语流利。BCVA:双眼 1.0。双侧瞳孔等大等圆,对光反射灵敏。眼底:双侧视盘边界清,色红。眼球运动:左眼内斜位,左眼球外转障碍,余眼球运动正常[图 4-1-3(1)]。其余脑神经检查左侧周围性面瘫[图 4-1-3(2)]。颅脑及眼眶 CT 示颅内蛛网膜下腔血肿,颞骨岩部骨折[图 4-1-3(3)]。诊断:外伤性展神经麻痹(左侧);外伤性面神经麻痹(左侧)。给予神经营养药物,建议康复及针灸治疗。3 个月后复查,患者左眼外展及周围性面瘫如故。

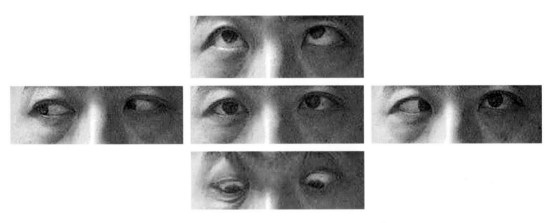

图 4-1-3(1) 外伤后左侧展神经麻痹患者眼位图
第一眼位左眼内斜位;左眼外转障碍,其余眼球运动正常

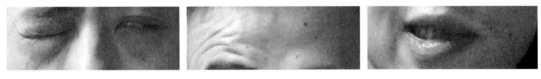

图 4-1-3(2) 外伤后左侧面神经损伤患者
闭眼左侧露白(左图);左侧额纹消失(中图);左侧鼻唇沟消失,且示齿时口角右偏(右图)

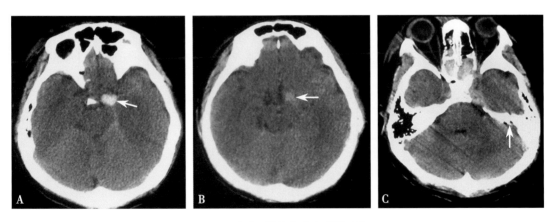

图 4-1-3(3) 脑外伤患者颅脑 CT
A、B.左侧桥臂附近血肿(箭头),压迫展神经脑池段;C.左侧岩骨骨折导致面神经麻痹

第二节　缺　血　性

【概述】

年龄大于 50 岁患者,具有高血压、糖尿病及高脂血症的血管病风险因素,急性出现的双眼水平复视,查体单侧展神经麻痹的患者,如不伴有明显的疼痛、瞳孔异常及其他脑神经损害,可按照缺血性展神经麻痹给予改善微循环治疗。如复视随时间变化逐渐减轻,并且在 3 个月内完全恢复,可暂不进一步检查。如果随访期间,患者病情加重、出现其他症状或 3 个月未恢复的患者,需要进一步行颅脑 MRI 及血液学检查,明确病因[3]。

【临床特征】

患者急性起病,病前可有劳累、血压波动及精神紧张等诱发因素。急性出现双眼视物成双,复视像为左右分离,视远处时复视明显加重,向患侧注视时复视加重。患者多无眼眶及头痛伴随症状,无肢体运动障碍。眼球运动仅有单眼或双眼的外转障碍,其他眼球运动正常。影像学检查无脑梗死及占位、炎症表现。随着病程增加,患者复视症状逐渐减轻。对于年龄小于 50 岁患者且无心脑血管病风险因素的患者,需要进行影像学检查,排除颅内占位。缺血性展神经麻痹患者多在 3 个月内痊愈,如果症状持续加重,需要尽快查找风险因素。

【治疗】

积极控制心脑血管病风险因素,给予改善微循环及营养神经药物治疗。

【预后】

缺血性展神经麻痹患者多在 3 个月后逐渐好转或痊愈。如果复查时发现复视程度增加或出现其他眼肌麻痹的情况,需要尽快重新评估,进行影像学检查,排除占位及其他风险疾病。

【病例 4-2-1】

男性,57 岁,双眼视物成双 10 天。不伴头痛及眼眶周围不适。既往 2 型糖尿病,口服降糖药物,血糖控制欠佳。否认高血压病史。神经眼科检查:神清,言语流利。BCVA:双眼 1.0。双侧瞳孔等大等圆,对光反射灵敏。眼底:双侧视盘边界清,色红。双侧眼睑无下垂。眼球运动:左眼外展露白约 2mm,余眼球运动正常[图 4-2-1(1)]。其余脑神经检查无异常。四肢感觉运动正常。颅脑 MRI 未见明显颅内病变。治疗:内分泌科会诊,积极控制血糖。给予营养神经及改善微循环药物治疗。1 个月后复查,患者主诉复视基本消失,左眼外展正常[图 4-2-1(2)]。

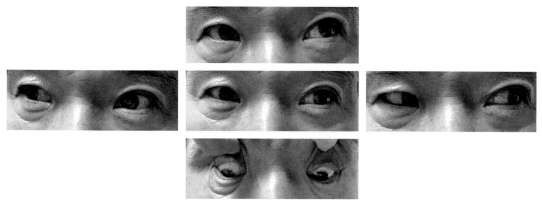

图 4-2-1(1) 展神经缺血患者眼位图

患者向右侧转头位,代偿复视体位。左眼外展欠充分,余眼球运动正常

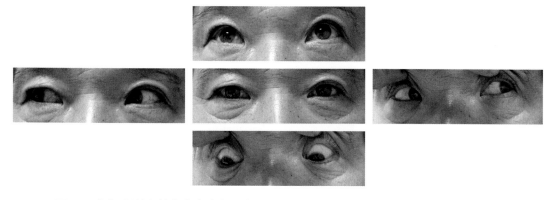

图 4-2-1(2) 展神经缺血患者治疗 1 个月后,左眼球外转完全正常,无露白;代偿头位消失

第三节 炎 症

【概述】

儿童及青年患者,病前有发热、感染的前驱病因。出现的急性展神经麻痹。可单侧或双侧。海绵窦非特异炎症,即 Tolosa-Hunt 综合征患者可表现为孤立性展神经麻痹。疱疹病毒感染后亦可出现同侧的展神经麻痹,发病机制除外病毒直接侵袭外尚有炎性脱髓鞘机制参与。

【临床特征】

患者多为急性发病,病前有感冒、劳累及精神紧张的诱因。急性出现的水平视物成双,注视远处及向患侧注视时明显加重。查体可见患侧眼球外展障碍,其余眼球运动正常。影像学检查少见展神经的强化,部分患者为海绵窦增宽及异常强化。激素治疗效果佳。注意海绵窦非特异炎症需要与脑膜瘤、淋巴瘤以及全身其他系统转移瘤鉴别。完善血液学相关检查,必要时活检明确诊断。

【治疗】

急性期排除特异性感染及肿瘤后可给予口服泼尼松治疗。随后激素逐渐减量。海绵窦非特异炎症可予以甲泼尼龙冲击治疗。注意副作用。频繁复发及激素无法耐受患者可考虑免疫抑制剂的使用。

【预后】

预后良好,大多数患者3个月后可痊愈。治疗效果差的患者6个月后可进行斜视手术评估。

【病例4-3-1】

男性,44岁,双眼视物成双1个月。发病初期右侧额部不适。既往否认高血压及糖尿病。神经眼科检查:神清,言语流利。BCVA:双眼1.0。双侧瞳孔等大等圆,对光反射灵敏。眼底:双侧视盘边界清,色红。双侧眼睑无下垂。眼球运动:右眼外转障碍,余眼球运动正常[图4-3-1(1)]。其余脑神经检查无异常。四肢感觉运动正常。眼眶MRI增强后示右侧海绵窦增宽、强化[图4-3-1(2)]。治疗:甲泼尼龙500mg静脉注射3天后,口服泼尼松60mg/天。逐渐递减。1周后复查,右眼外展明显好转。治疗1个月后右眼外展正常,复视消失。

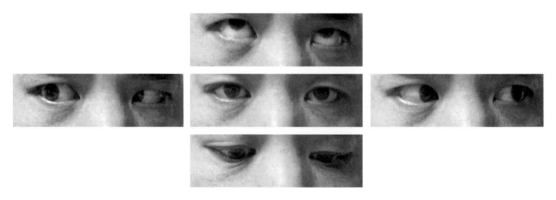

图4-3-1(1) 非特异性炎症患者位图

患者向右侧注视时右眼外展欠充分,余眼球运动正常

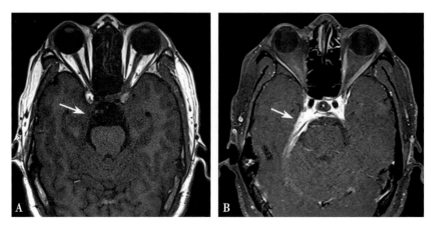

图4-3-1(2) 非特异性炎症导致右侧展神经麻痹患者眼眶MRI

A. T1WI未见右侧海绵窦病变(箭头);B. T1WI增强后右侧海绵窦明显增宽及强化(箭头)

【病例 4-3-2】

男性,72 岁,双眼视物成双 1 个月。发病前有发热,右侧额部带状疱疹恢复后。既往否认高血压及糖尿病史。神经眼科检查:神清,言语流利。BCVA:双眼 1.0。双侧瞳孔等大等圆,对光反射灵敏。眼底:双侧视盘边界清,色红。双侧眼睑无下垂。眼球运动:右眼外展露白约 3mm,余眼球运动正常[图 4-3-2(1)]。其余脑神经检查无异常。四肢感觉运动正常。颅脑 MRI 未见明显颅内病变。治疗:给予营养神经及改善微循环药物治疗。1 个月后复查,患者主诉复视消失,右眼外展正常[图 4-3-2(2)]。

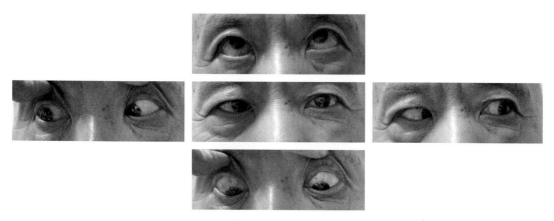

图 4-3-2(1)　疱疹病毒感染后外展麻痹患者眼位图
患者第一眼位右眼内斜位;右眼除外转露白外,其余眼球运动正常

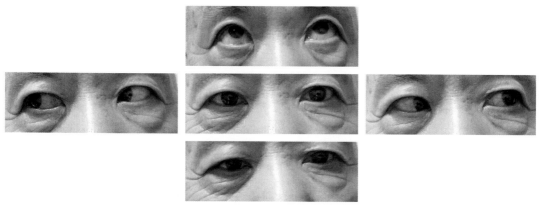

图 4-3-2(2)　疱疹病毒感染后外展麻痹患者治疗 1 个月后眼位图
患者第一眼位右眼内斜消失;右眼运动基本正常

【病例 4-3-3】

男性,50 岁,左眼眶疼痛伴视物成双 2 周。患者病前有劳累病史。既往否认高血压及糖尿病史。神经眼科检查:神清,言语流利。BCVA:双眼 1.0。双侧瞳孔等大等圆,对光反射灵敏。眼底:双侧视盘边界清,色红。双侧眼睑无下垂。眼球运动:左眼外展障碍,余眼球运动正常[图 4-3-3(1)]。左侧三叉神经第一支痛觉略减退,其余脑神经检查无异常。四肢感觉运动正常。眼眶 MRI 示左侧海绵窦明显强化、增宽[图 4-3-3(2)]。治疗:给予甲泼尼龙 500mg 静脉注射 3 天,减量至 250mg 共 5 天。随后给予口服泼尼松 60mg/d,缓慢减量。2 周后复查,左侧眼眶疼痛消失,左眼外展较前好转。1 个月后复查复视消失,左眼外展正常[图 4-3-3(3)]。5 个月后复查眼眶 MRI 病灶较前明显好转[图 4-3-3(4)]。停用激素。

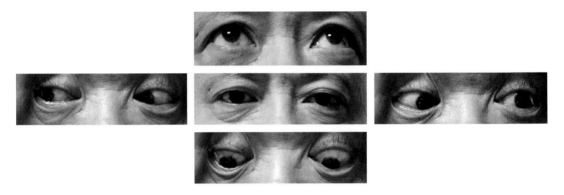

图 4-3-3(1) 海绵窦炎症导致外展麻痹患者眼位图
患者左眼外展欠充分,余眼球运动正常

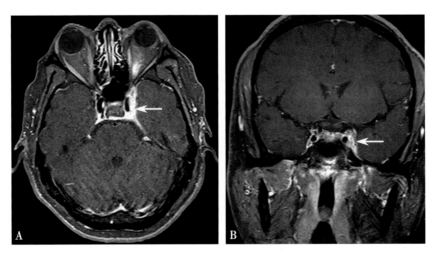

图 4-3-3(2) 海绵窦炎症导致外展麻痹患者眼眶 MRI
A.轴位 T1WI 增强后左侧海绵窦强化、增宽(箭头);B.冠状位 T1WI 增强后左侧海绵窦明显增宽及强化(箭头)

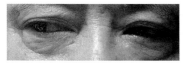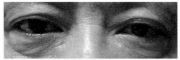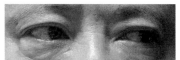

图 4-3-3(3) 海绵窦炎症导致展神经麻痹患者治疗 1 个月后左眼外展正常

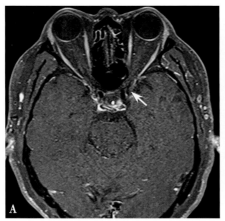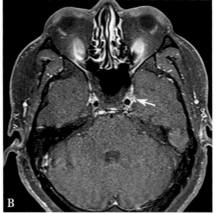

图 4-3-3(4) 海绵窦炎症导致展神经麻痹患者治疗 5 个月后复查眼眶 MRI
左侧海绵窦病变明显消退（A）和（B）均为轴位 T1WI 增强后（箭头示原有病变处）

第四节 肿 瘤

【概述】

很多肿瘤可以侵犯海绵窦：脑膜瘤、听神经瘤、脊索瘤、鼻咽癌、淋巴瘤、垂体腺瘤以及转移瘤。约 20% 鼻咽癌可以出现海绵窦症状。转移瘤中肺癌、乳腺癌和前列腺癌最常见。如果患者眼肌麻痹及海绵窦 MRI 异常对激素治疗反应不佳，需要进行全身仔细检查。

【临床特征】

慢性进行性加重的复视为肿瘤压迫的通常表现。患者主诉最初远处物像水平分离，逐渐发展为视近物亦有重影，表明患侧展神经障碍逐渐加重。查体可发现患侧眼外展欠充分或露白，严重者眼球运动不过中线。病变隐匿患者交替遮盖或马氏杆检查可提示内斜视。影像学检查注意需要完成增强扫描，否则容易漏诊。怀疑全身转移瘤患者可行 PET 检查，查找原发病灶。垂体瘤卒中患者可表现为急性复视，为肿瘤出血破入海绵窦压迫展神经导致。

【治疗】

根据具体病因处理。良性占位效应肿瘤需要手术切除。微小及无法手术的患者可采用放射治疗。

【预后】

依据肿瘤具体情况而异。待病情稳定后如果仍有严重复视，可行斜视评估。

【病例 4-4-1】

　　男性,44 岁,左眼向左侧注视时重影 3 年,逐渐加重。否认眼部及左侧额部疼痛。既往体健,否认高血压及糖尿病史。在当地医院行颅脑 MRI 检查未见异常。来我院希望明确诊断。神经眼科检查:神清,言语流利。BCVA:双眼 1.0。双侧瞳孔等大等圆,对光反射灵敏。眼底:双侧视盘边界清,色红。双侧眼睑无下垂。眼球运动:左眼外展欠充分,余眼球运动正常[图 4-4-1(1)]。其他脑神经检查无异常。四肢感觉运动正常。马氏杆检查第一眼位内斜12°,向左侧注视时内斜增大为 15°。无垂直复视。眼眶 MRI 示左侧鞍旁及迈克尔腔区类圆形软组织肿块,增强扫描后明显强化[图 4-4-1(2)]。转诊神经外科,术后病理证实为三叉神经鞘瘤。术后患者复视明显改善。

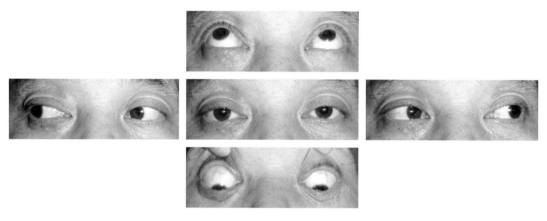

图 4-4-1(1)　海绵窦肿瘤导致展神经麻痹患者眼位图
患者左眼外展欠充分,余眼球运动正常

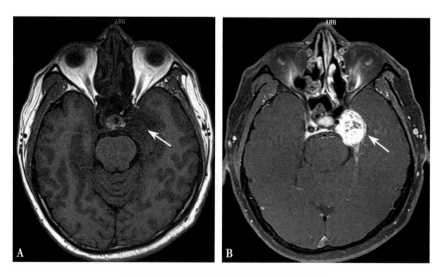

图 4-4-1(2)　海绵窦肿瘤患者眼眶 MRI
A. T1WI 左侧鞍旁低信号影(箭头),B. 增强后为类圆形软组织肿块(箭头)

【病例 4-4-2】

男性,70 岁,双眼视物成双 3 个月,逐渐加重。无明显头痛。既往高血压,服药控制可。否认糖尿病史。病前无感冒及发热。神经眼科检查:神清,言语流利。BCVA:双眼 0.8。双侧瞳孔等大等圆,对光反射灵敏。眼底:双侧视盘边界清,色红。右侧转头位,双侧睑裂等大,双眼内斜位,右眼外转不过中线,余眼球运动正常[图 4-4-2(1)]。眼眶 MRI 扫描见右侧鼻咽部病变侵犯右侧海绵窦,右侧海绵窦明显强化、增宽[图 4-4-2(1)]。转诊耳鼻喉科,鼻咽部窥镜下组织活检证实为鳞癌。诊断:鼻咽癌,展神经麻痹(右)。建议放射治疗。

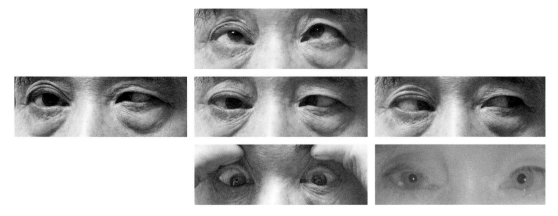

图 4-4-2(1) 鼻咽癌导致展神经麻痹患者眼位图

第一眼位双眼内斜;右眼外展不过中线;余眼球运动正常;双侧瞳孔等大(右下图)

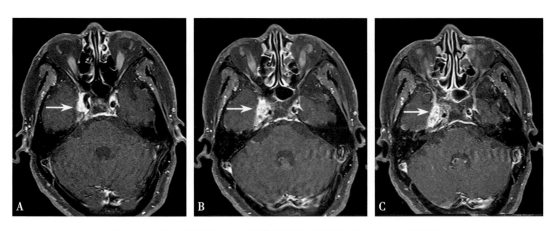

图 4-4-2(2) 鼻咽癌导致展神经麻痹患者眼眶 MRI 示 T1WI 增强后

A. 右侧海绵窦强化、增宽;B、C. 从眼眶至颅底扫描发现病灶为鼻咽部肿瘤侵犯(箭头示病灶)

【病例 4-4-3】

女性,56 岁,双眼视物成双半年,加重 1 个月。无明显头痛及眼眶周围不适。既往否认高血压及糖尿病史。神经眼科检查:神清,言语流利。BCVA:双眼 1.0。双侧瞳孔等大等圆,对光反射灵敏。眼底:双侧视盘边界清,色红。双侧睑裂等大,左眼外转欠充分,余眼球运动正常[图 4-4-3(1)]。遮盖去遮盖检查显示内斜视。马氏杆检查第一眼位水平内斜 10 度。向左侧注视时增大为 12 度。眼眶 MRI 扫描示左侧上颌窦异常信号突入左侧眶底。蝶窦、海绵窦及翼腭窝广泛异常信号[图 4-4-3(2)]。转诊耳鼻喉科进一步检查。确诊为:鼻咽癌,展神经麻痹(左)。放射治疗并定期随访。

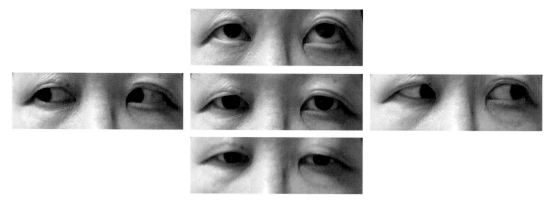

图 4-4-3(1) 鼻咽癌导致展神经麻痹患者眼位图
第一眼位双眼未见斜视;左眼外转欠充分;余眼球运动正常

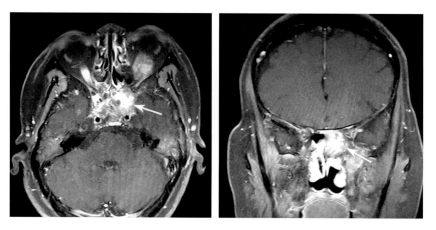

图 4-4-3(2) 鼻咽癌导致展神经麻痹患者眼眶 MRI 示 T1WI 增强后左侧筛窦异常信号向眶底突入,蝶窦、海绵窦及翼腭窝弥漫性异常强化(箭头)

【病例 4-4-4】

男性,48 岁,双眼视物成双 3 个月,复视像左右分离,逐渐加重。病程有左侧头部不适。既往体健,否认高血压及糖尿病史。神经眼科检查:神清,言语流利。BCVA:双眼 1.0。双侧瞳孔等大等圆,对光反射灵敏。眼底:双侧视盘边界清,色红。向右侧转头体位,双侧睑裂等大,左眼外转欠充分,余眼球运动正常[图 4-4-4(1)]。眼眶 MRI 扫描示左侧海绵窦区类圆形肿块、增强后明显强化[图 4-4-4(2)]。印象:肿瘤转移病变。全身 PET 扫描提示双侧甲状腺代谢增高,周围淋巴结转移、肾脏转移。经过甲状腺穿刺检查确诊为甲状腺腺泡癌。建议化疗及随访。诊断:甲状腺癌,展神经麻痹(左)。

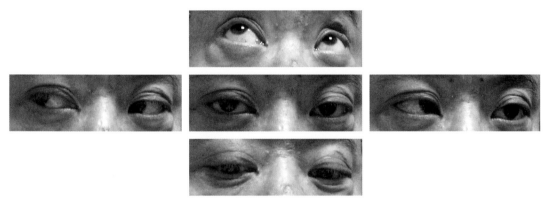

图 4-4-4(1) 甲状腺癌转移导致展神经麻痹患者眼位图
患者右侧转头位,第一眼位左眼内斜;左眼外转障碍;余眼球运动正常

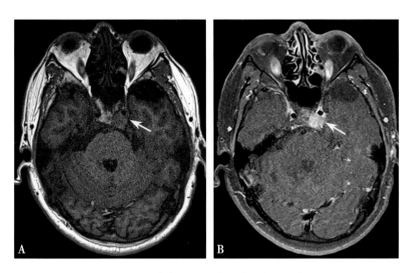

图 4-4-4(2) 甲状腺癌转移导致展神经麻痹患者眼眶 MRI
A.T1WI 左侧海绵窦区未见明显肿块;B.增强扫描后见左侧海绵窦区类圆形占位,明显强化(箭头)

【病例 4-4-5】

女性,17岁,头痛、双眼视物成双1周。伴左侧额头部疼痛。近3个月来月经周期欠规律。既往体健。神经眼科检查:神清,言语流利。BCVA:双眼1.0。双侧瞳孔等大等圆,对光反射灵敏。眼底:双侧视盘边界清,色红。双侧睑裂等大,左眼外转障碍,余眼球运动正常[图4-4-5(1)]。外院颅脑MRI示垂体信号异常,MRA可见垂体出血[图4-4-5(2)]。转诊至神经外科。诊断:垂体瘤卒中,展神经麻痹(左)。给予保守治疗,进一步明确垂体瘤性质。1月后随访,左眼外展完全恢复。

点评:垂体卒中可导致急性双眼视力骤降,伴严重头痛。为瘤卒中后压迫视交叉所致。垂体卒中为神经眼科急症,需要紧急处理。该例患者出血进入左侧海绵窦仅导致了展神经海绵窦段压迫,症状较轻。注意:年轻患者急性出现的孤立性展神经麻痹一定需要影像学检查排除占位性病变!

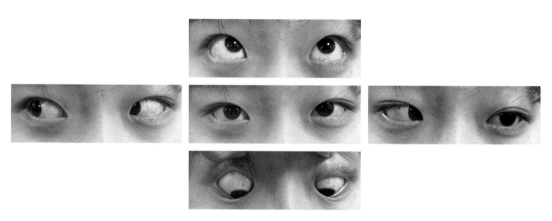

图 4-4-5(1) 垂体瘤卒中患者眼位图
第一眼位左眼内斜;左眼外转障碍;余眼球运动正常

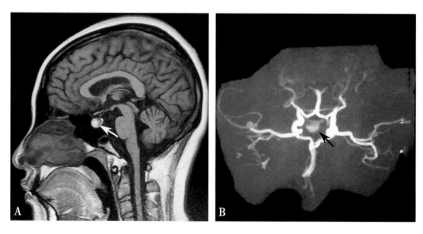

图 4-4-5(2) 垂体瘤卒中患者
A. 颅脑 MRI 矢状位 T1WI 扫描示垂体高信号(箭头);B. 脑血管 MRA 示正常大脑
Willis 环中央垂体出血(箭头)

【病例 4-4-6】

男性,42 岁,双眼视物成双 10 天。无明显头痛及眼眶周围不适。既往体健,否认高血压及糖尿病。神经眼科检查:神清,言语流利。BCVA:双眼 1.0。双侧瞳孔等大等圆,对光反射灵敏。眼底:双侧视盘边界清,色红。双侧睑裂等大,右眼外转不过中线,余眼球运动正常[图 4-4-6(1)]。眼眶 MRI 示垂体信号异常,突出垂体窝,侵入右侧海绵窦[图 4-4-6(2)]。转诊至神经外科评估后建议保守治疗。诊断:垂体瘤,展神经麻痹(右)。给予营养神经治疗。1 个月后复查,右侧外展麻痹基本恢复[图 4-4-6(3)]。

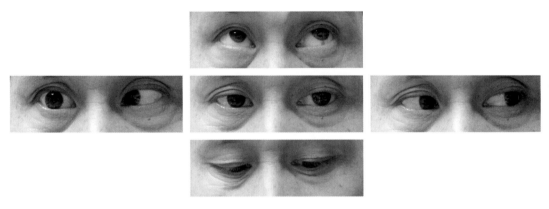

图 4-4-6(1)　垂体瘤导致展神经麻痹患者眼位图
第一眼位右眼内斜;右眼外转不过中线;余眼球运动正常

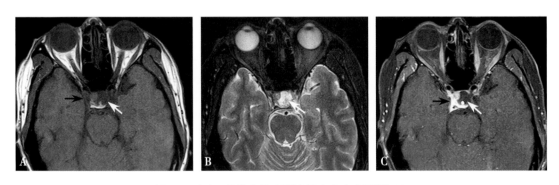

图 4-4-6(2)　垂体瘤导致展神经麻痹患者眼眶 MRI
A. T1WI 示垂体信号混杂(白箭头),海绵窦区未见明显异常(黑箭头);B. T2WI 示垂体信号增高(白箭头);C. T1WI 增强后右侧海绵窦明显强化、增宽(黑箭头),垂体信号异常(白箭头)

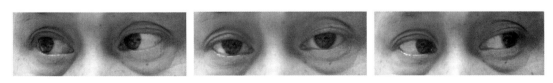

图 4-4-6(3)　垂体瘤导致展神经麻痹患者一个月后右眼外展较前明显好转

第五节　颅内压增高

【概述】

由于展神经在蛛网膜下腔中游离段很长,颅内压增高时尤其是慢性颅内压增高容易导致其受损。患者常主诉间歇性的复视,伴一过性黑矇及耳鸣[3]。查体时展神经麻痹的体征可以不明显。注意展神经麻痹患者,不论单侧或双侧,均应进行眼底检查。如果发现双侧视盘水肿则强烈提示颅内病变导致的颅内压增高!

【临床特征】

间歇性视物重影,看远处时复视明显加重。如果颅内占位持续增大,患者复视主诉可从间歇性发展为持续性。急性颅内压增高可出现剧烈头痛、恶心及呕吐;慢性颅内压增高头痛常为持续性,枕后及颈项部压迫感。追问病史患者多伴有体位性一过性视物模糊和搏动性耳鸣。检查眼底时可见双侧对称性视盘水肿。依据此典型的颅内压增高三联征,结合影像学检查及腰穿,可明确颅内压增高的诊断。

【治疗】

积极查找颅内压增高的病因,包括特发性及继发性两大类。前者需要排除颅内占位及脑静脉系统疾病;后者尽早去除病因。由于部分患者慢性颅内压增高并无定位体征,故出现展神经麻痹的假性定位体征后病情可急骤加重,需要尽早转诊。

【预后】

颅内占位去除后患者复视及展神经麻痹可恢复。特发性颅内压增高患者颅内压降至正常后复视可自行消失。

【病例 4-5-1】

女性,30 岁,双眼视物重影 1 个月,伴头痛。1 周前左眼内斜,复视持续。追问病史:患者体位性黑矇约半年,伴搏动性耳鸣。神经眼科检查:神清,言语流利。BCVA:双眼 0.8。瞳孔双侧等大等圆,约 2.5mm。眼底:双侧视盘边界不清,高度水肿[图 4-5-1(1)]。双侧眼睑

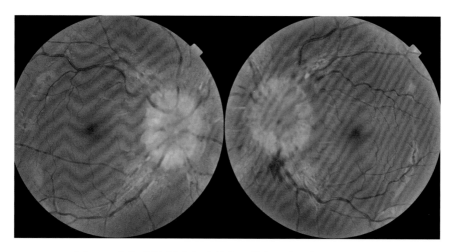

图 4-5-1(1)　颅内肿瘤导致颅内压增高展神经麻痹患者眼底
双侧视盘边界不清、高度水肿、视盘表面血管遮蔽伴左眼视盘下方血管出血

对称,左眼球内上斜,左眼外转欠充分,其余眼球运动正常[图 4-5-1(2)]。其余脑神经检查无异常。颅脑 MRI 扫描示左侧半球巨大肿瘤占位,中线移位[图 4-5-1(3)]。转神经外科急诊,给予脱水降颅压处理,急诊手术。术后病理证实为脑胶质瘤。术后 1 个月眼底视盘水肿消退[图 4-5-1(4)],双眼复视消失[图 4-5-1(5)]。

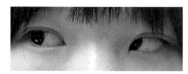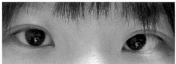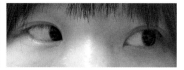

图 4-5-1(2) 颅内肿瘤导致颅内压增高展神经麻痹患者眼位图

患者第一眼位左侧内斜位,左眼外展欠充分;余眼球运动正常

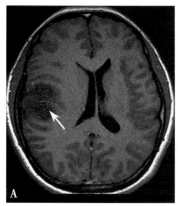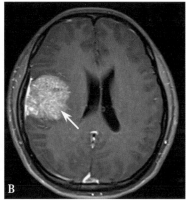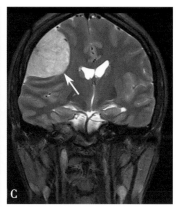

图 4-5-1(3) 颅内肿瘤导致颅内压增高展神经麻痹患者颅脑 MRI

A. T1WI 示右额颞部肿瘤,边界显示不清;B. T1WI 增强后肿瘤边界显示清晰;C. T2WI 冠状位示肿瘤压迫中线向左侧偏移。箭头示肿瘤

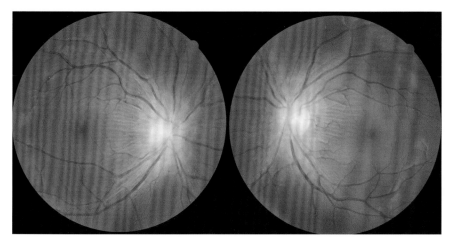

图 4-5-1(4) 颅内肿瘤导致颅内压增高展神经麻痹患者术后 1 个月眼底

双侧视盘水肿较前减轻;视盘周边水肿消退留下痕迹

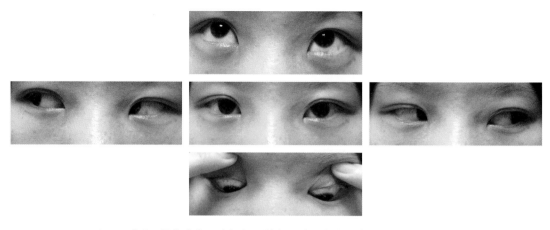

图 4-5-1(5) 颅内肿瘤导致颅内压增高展神经麻痹患者术后 1 个月眼位图

患者第一眼位未见明显斜视;眼球各向运动正常

【病例 4-5-2】

女性,40 岁,双眼视物重影 20 余天,伴耳鸣及体位性黑矇。既往多囊卵巢,月经欠规律。体征近期增加 5kg。神经眼科检查:神清,言语流利。BCVA:双眼 0.8。瞳孔双侧等大等圆,约 2.5mm。眼底:双侧视盘边界不清,高度水肿[图 4-5-2(1)]。双侧眼睑对称,左眼球内外转障碍,余眼球运动正常[图 4-5-2(2)]。其余脑神经检查无异常。颅脑 MRI 及 MRA 未见明显异常。腰穿脑脊液压力大于 330mmH$_2$O。诊断:特发性颅内压增高,展神经麻痹。给予醋甲唑胺 25mg 口服 2 次/天后症状逐渐减轻。1 个月后复查,眼底视盘水肿明显消退[图 4-5-2(3)],眼球运动基本正常[图 4-5-2(4)]。

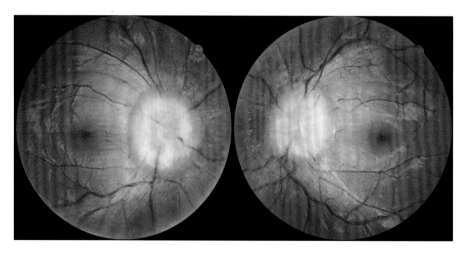

图 4-5-2(1) 特发性颅内压增高导致展神经麻痹患者眼底

双侧视盘边界不清、高度水肿、隆起,周边晕环,视盘表面血管遮蔽

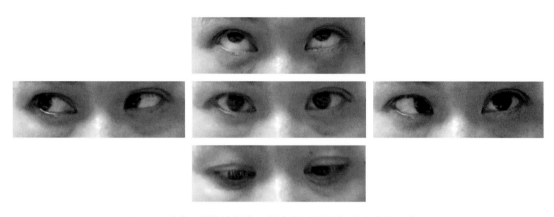

图 4-5-2(2) 特发性颅内压增高导致展神经麻痹患者眼位图

患者第一眼位左眼内斜位,左眼外展欠充分;余眼球运动正常

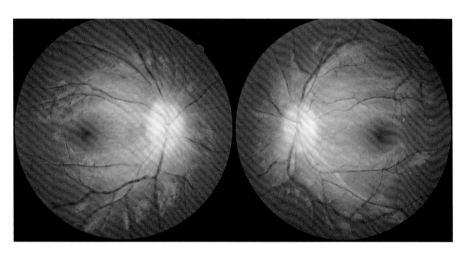

图 4-5-2(3) 特发性颅内压增高导致展神经麻痹患者治疗后 1 个月眼底

双侧视盘水肿明显消退

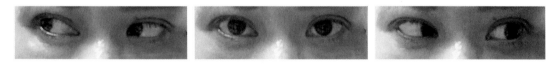

图 4-5-2(4) 特发性颅内压增高导致展神经麻痹患者治疗后 1 个月左眼外展明显好转

第六节 脑 干 病 变

【概述】

　　脑干病变导致展神经麻痹常见病因包括多发性硬化脱髓鞘病变、脑血管病、肿瘤等。除了展神经麻痹外,患者常伴有同侧的周围性面瘫、对侧肢体的运动、感觉障碍及核间性眼肌麻痹。有心脑血管病风险因素的老年人急性出现的展神经麻痹,如伴有面瘫、对侧肢体麻木

或出现核间性眼肌麻痹,首先考虑脑干卒中,按照急性脑血管病流程处理。中青年患者急性展神经麻痹伴眼球震颤、既往有视神经炎病史者,首先考虑多发性硬化脑干脱髓鞘病变。慢性肿瘤压迫卒中时可急性出现症状,影像学检查可帮助确诊。

【临床特征】

由于展神经运动核团起源于脑桥,同时脑桥水平侧视中枢与其紧邻。第七对脑神经面神经核团发出的神经纤维走行时包绕展神经核团。因此脑桥病变可导致多种复杂的临床表现:水平注视障碍、展神经麻痹、面瘫以及对侧肢体运动、感觉障碍。在下述病例中我们将逐一进行定位分析。

【治疗】

脑干肿瘤如有压迫效应应尽早手术,以免导致脑干心脑血管及呼吸中枢功能衰竭。微小肿瘤无法手术者可考虑放射治疗或随访。脱髓鞘疾病治疗后可痊愈,但有反复发作的倾向。严重的复视病情稳定后可行斜视手术评估。

【预后】

脑干病变患者预后欠佳,常遗留明显后遗症及其他神经系统功能缺失。

【病例 4-6-1】

女性,45 岁,双眼视物成双 3 天,无明显头痛及肢体运动障碍。神经眼科检查:神清,言语流利。BCVA:双眼 1.0。瞳孔双侧等大等圆,约 2.5mm。眼底:双侧视盘边界清。双侧眼睑对称,右眼外转欠充分,其余眼球运动正常[图 4-6-1(1)]。其余脑神经检查无异常。眼眶 MRI 扫描示右侧桥小脑角池蛛网膜囊肿,邻近脑桥受压变形[图 4-6-1(2)]。转诊神经外科,手术治疗。

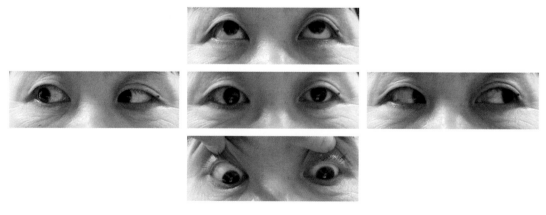

图 4-6-1(1)　脑干病变导致展神经麻痹患者眼位图

患者第一眼位右眼内斜位,右眼外展露白;余眼球运动正常

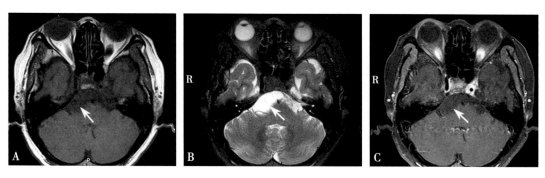

图 4-6-1(2) 脑干蛛网膜囊肿导致展神经麻痹患者 MRI

A. T1WI 示右侧桥小脑角池低信号；B. T2WI 病变为高信号；C. T1WI 增强后病变未见明显强化。箭头示蛛网膜囊肿

【病例 4-6-2】

男性，24 岁，头晕、双眼视物成双 2 年，加重 1 个月。患者近 2 年偶有耳鸣及视物模糊，未就诊。神经眼科检查：神清，言语流利。BCVA：双眼 0.8。瞳孔双侧等大等圆，约 2.5mm。眼底：双侧视盘边界欠清、视盘水肿［图 4-6-2(1)］。双侧眼睑对称，双眼侧视时双侧外展欠充分，伴双眼水平眼球震颤［图 4-6-2(2)］。余脑神经检查无异常。眼眶 MRI 扫描示侧桥小脑角肿瘤占位，压迫脑干，中脑导水管变形［图 4-6-2(3)］。紧急转诊神经外科手术治疗。

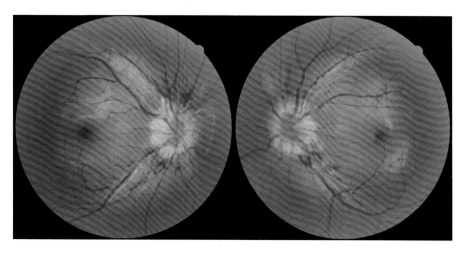

图 4-6-2(1) 桥小脑角肿瘤导致展神经麻痹患者眼底示双侧视盘边界不清、水肿、盘周线状出血

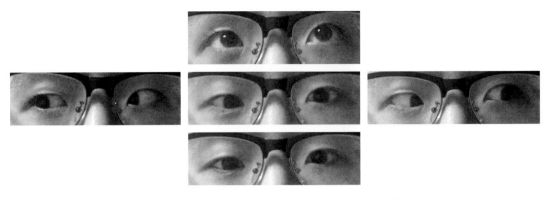

图 4-6-2(2) 桥小脑角肿瘤导致展神经麻痹患者眼位图
患者第一眼位右眼内斜位,双眼外展欠充分;余眼球运动正常

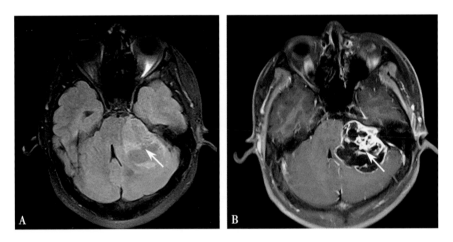

图 4-6-2(3) 桥小脑角肿瘤导致展神经麻痹患者颅脑 MRI
A. T2flair 示左侧桥小脑角占位;B. T1WI 增强后肿瘤呈混杂信号。箭头示肿瘤

【病例 4-6-3】

男性,45 岁,头晕伴视物成双 1 天。病前有劳累病史。询问病史时注意到右侧手臂麻木。既往体健,否认高血压及糖尿病史。神经眼科检查:神清,言语流利。BCVA:双眼 1.0。瞳孔双侧等大等圆,约 2.5mm。眼底:双侧视盘边界清。双侧眼睑对称,左眼外展障碍,余眼球运动正常[图 4-6-3(1)]。余脑神经检查无异常。右侧肢体肌力五级减,痛觉略减退,余神经系统无定位体征。眼眶 MRI 扫描示左侧脑桥异常信号,可疑海绵状血管瘤破裂出血[图 4-6-3(2)]。诊断:脑桥海绵状血管瘤,Raymond 综合征(同侧展神经麻痹及对称肢体无力)。转诊神经内科,建议保守治疗。1 个月后患者眼肌麻痹无明显恢复。

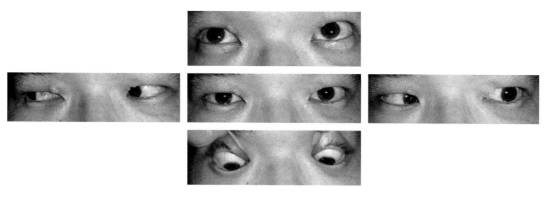

图 4-6-3(1) 脑桥海绵状血管瘤导致展神经麻痹患者眼位图

患者第一眼位左眼内斜位,左眼外展障碍;余眼球运动正常

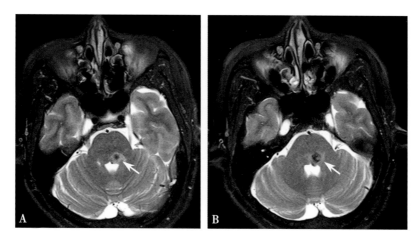

图 4-6-3(2) 脑桥海绵状血管瘤导致展神经麻痹患者颅脑 MRI

A、B.脑桥平面左侧展神经核团附近混杂信号,为海绵状血管瘤出血。箭头示肿瘤

【病例 4-6-4】

女性,45 岁,头晕、右侧听力下降伴视物成双 2 个月,逐渐加重。就诊耳科,诊断为听神经瘤,术后视物成双无改善,且出现口角歪斜。神经眼科检查:神清,言语流利。BCVA:双眼1.0。瞳孔双侧等大等圆,约 2.5mm。眼底:双侧视盘边界清。右侧睑裂略增大,右眼外展欠充分,向右侧注视时双眼水平眼球震颤;余眼球运动正常[图 4-6-4(1)]及(视频 4-6-4)。右侧周围性面瘫[图 4-6-4(2)]。余脑神经检查无异常。眼眶 MRI 扫描示右侧脑桥异常信号,听神经瘤术后[图 4-6-4(3)]。诊断:听神经瘤,脑桥病变、展神经麻痹、周围性面瘫。建议营养神经等康复治疗。3 个月后患者眼肌麻痹及面瘫无明显恢复。

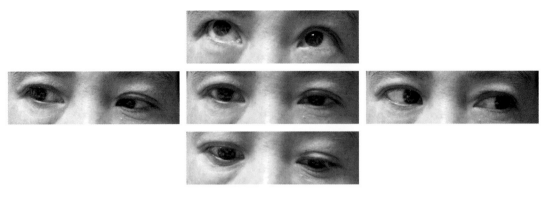

图 4-6-4(1) 脑桥听神经瘤患者眼位图

患者右眼外展欠充分,向右侧注视时双眼水平眼球震颤;余眼球运动正常

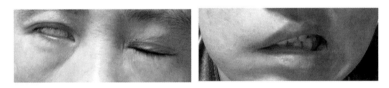

图 4-6-4(2) 脑桥听神经瘤患者面瘫

闭眼右侧 Bell 征阳性;右侧鼻唇沟消失;口角左偏

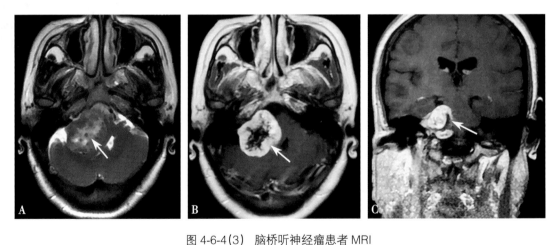

图 4-6-4(3) 脑桥听神经瘤患者 MRI

A. T2WI 加权右侧桥小脑角占位;B. T1WI 增强后病灶明显强化;C. 冠状位示右侧病变压迫脑干致脑桥变形。
(箭头示肿瘤)

点评:由于展神经核团位于脑桥平面,桥小脑角肿瘤占位常导致核性展神经麻痹伴同侧周围性面瘫。核性展神经麻痹的特征:同侧水平注视麻痹及同侧周围性面瘫。

【病例 4-6-5】

女性,36 岁,头晕伴视物成双 3 个月,逐渐加重。神经眼科检查:神清,言语流利。BCVA:双眼 1.0。瞳孔双侧等大等圆,约 2.5mm。眼底:双侧视盘边界清。右侧睑裂略增大,所有眼球水平运动除左眼外转正常外,余眼球运动均障碍。向左侧注视时左眼水平眼球震颤[图 4-6-5(1)]及(视频 4-6-5)。

右侧周围性面瘫[图 4-6-5(2)]。余脑神经检查无异常。颅脑 MRI 扫描示侧右侧桥占位[图 4-6-5(3)]。诊断:脑桥肿瘤、核间性眼肌麻痹(双侧)、周围性面瘫。建议神经外科手术治疗及术后康复(该病例由闫焱医师提供)。

点评:该病例由于肿瘤侵犯右侧的展神经核、内侧纵束及面神经,故导致核间性眼肌麻痹的一个半综合征:向右侧注视时双眼运动障碍(右眼不能外转及左眼内转障碍);向左侧注视时右眼不能内转及左眼水平眼球震颤。即水平眼球运动仅残留左侧外展运动,右眼固定。加之第七脑神经即面神经损害,故称为八个半综合征。

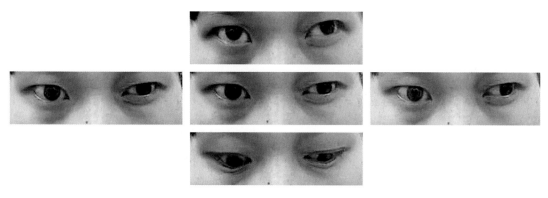

图 4-6-5(1) 脑桥肿瘤患者眼位图
患者水平眼球运动除外左眼外展正常外,其余眼球水平运动均障碍;眼球垂直运动基本正常

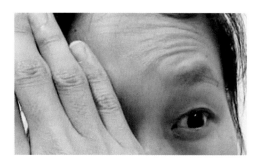

图 4-6-5(2) 脑桥肿瘤患者:右侧额纹消失,为右侧周围性面瘫

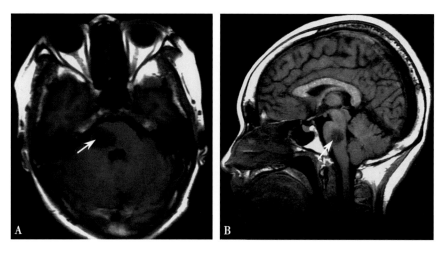

图 4-6-5(3)　脑桥肿瘤患者颅脑 MRI

A. T1WI 加权轴位见右侧脑桥低信号病灶（箭头）；B. T1WI 加权矢状位

【病例 4-6-6】

男性，50 岁，头晕伴视物成双 3 天。既往高血压及糖尿病史。吸烟 2 包 / 日。神经眼科检查：神清，言语略含糊。BCVA：双眼 1.0。瞳孔双侧等大等圆，约 2.5mm。眼底：双侧视盘

边界清。双侧睑裂等大。眼球运动：向右侧注视时左眼内收障碍，右眼水平眼球震颤。余眼球运动无障碍［图 4-6-6(1)］及（视频 4-6-6）。余脑神经检查无异常。颅脑 MRI 扫描示左侧脑桥梗死灶［图 4-6-6(2)］。诊断：脑桥梗死、核间性眼肌麻痹（左侧）。神经科给予阿司匹林抗血小板治疗及其他活血化瘀治疗。戒烟，加强康复。1 个月后随访，眼

肌麻痹无明显改善。

点评：该病例为典型左侧核间性眼肌麻痹患者：由于病灶影响左侧内侧纵束，故向右侧注视时左眼内收运动障碍，仅右眼外展。同时由于脑干侧视中枢核团持续发放侧视冲动，故出现右眼的水平眼球震颤。

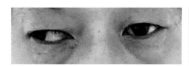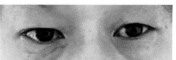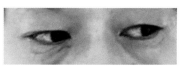

图 4-6-6(1)　脑桥梗死致左侧核间性眼肌麻痹患者

向右侧注视时左眼内转障碍，伴右眼水平眼球震颤；双眼向左侧注视时正常

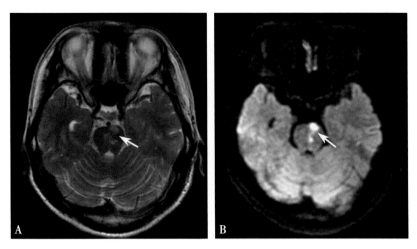

图 4-6-6(2)　脑桥梗死患者颅脑 MRI

A. T2WI 加权轴位见左侧脑桥高信号病灶(箭头);B. 弥散加权 DWI 序列可见左侧脑桥靠近中线信号异常增高,为急性梗死病变

【病例 4-6-7】

男性,50 岁,头晕伴视物成双 3 天。既往高血压病史,病前劳累。神经眼科检查:神清,言语流利。BCVA:双眼 1.0。瞳孔双侧等大等圆,约 2.5mm。眼底:双侧视盘边界清。双侧睑裂等大。眼球运动:向左侧注视时右眼内转欠充分;向右侧注视时左眼内转欠充分。眼球垂直运动正常[图 4-6-7(1)]及(视

频 4-6-7)。余脑神经检查无异常。颅脑 MRI 扫描示脑干中央出血,海绵状血管瘤可能性大[图 4-6-7(2)]。诊断:脑桥病变、核间性眼肌麻痹(双侧)。建议随访观察,避免剧烈运动。

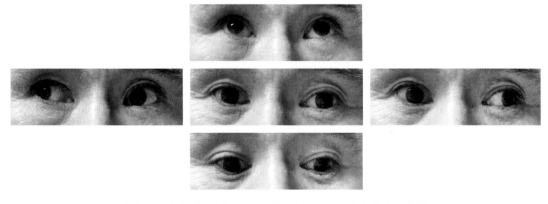

图 4-6-7(1)　脑干病变导致双侧核间性眼肌麻痹患者眼位图

向左侧注视时右眼内转障碍,伴左眼水平眼球震颤;向右侧注视时左眼内转障碍,伴右眼水平眼球震颤;双眼垂直运动正常

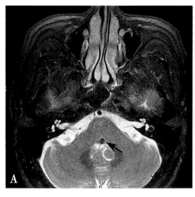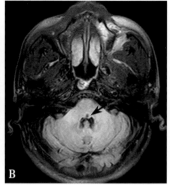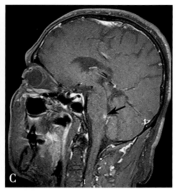

图 4-6-7(2) 脑干病变导致双侧核间性眼肌麻痹患者颅脑 MRI

A. T2WI 加权轴位见桥延交界平面中脑导水管附近病变(箭头);B. T2flair 加权显示病灶为低信号;C. 矢状位 T1WI 增强后可见点状异常高信号(箭头示病灶)

第七节　先天发育性

【概述】

儿童先天性展神经麻痹最常见为 Duane 后退综合征:先天性外展障碍伴部分内收受限。Mobius 综合征较少见,可合并其他多脑神经麻痹。先天性孤立性展神经麻痹亦有发生。

【临床特征】

Duane 后退综合征临床可分为三型:内转时同侧睑裂缩小和眼球后退是该综合征的共性。Ⅰ型:最为常见,表现为外转受累,但内转正常或轻度受累。患者第一眼位可无复视主诉。其发病机制研究报道为展神经核团发育不良,外直肌由动眼神经核团下支发出神经进行支配。Ⅱ型:外转正常但内转障碍。外直肌功能在外展时正常,但内转时肌肉异常收缩导致眼球运动异常及后缩。Ⅲ型:外展及内转均受累。

【治疗】

大多数 Duane 后退综合征第一眼位无明显复视及头位异常,故无需手术。斜视手术仅针对第一眼位有复视的患者。

【预后】

依据不同类型有所不同。

【病例 4-7-1】

男性,17 岁,眼球运动异常,要求检查。自幼发现左眼无法看向左侧。但无明显复视及歪头等症状。神经眼科检查:神清,言语流利。BCVA:双眼 1.0。瞳孔双侧等大等圆,约 2.5mm。眼底:双侧视盘边界清。眼球运动:向左侧注视时左眼外展障碍,右眼运动正常;向右侧注视时右眼外展正常,但左眼出现睑裂缩小和眼球后缩的现象。双眼垂直运动正常[图 4-7-1]及[视频 4-7-1(1)和视频 4-7-1(2)]。余脑神经检查无异常。颅脑 MRI 扫描未见异常。诊断:Duane 后退综合征(Ⅰ型)。由于患者的无复视主诉,建议随访观察。

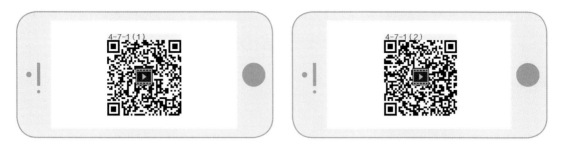

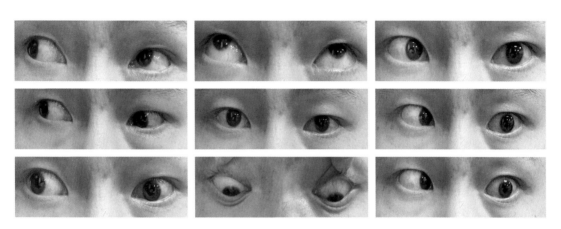

图 4-7-1 Duane 后退综合征患者眼位图

第一眼位无明显斜视;向左侧注视时左眼外展障碍;向右侧注视时右眼外展正常,伴左眼睑裂缩小及眼球后退;眼球垂直运动正常

【病例 4-7-2】

男性,27 岁,自幼眼球运动异常,要求检查。自幼发现左眼无法看向左侧。但无明显复视及歪头等症状。神经眼科检查:神清,言语流利。BCVA:双眼 1.0。瞳孔双侧等大等圆,约 2.5mm。眼底:双侧视盘边界清。眼球运动:向左侧注视时左眼外展障碍,右眼睑裂缩小,眼球退缩;向右侧注视时,右眼外展基本正常,但左眼睑裂缩小[图 4-7-2]及(视频4-7-2)。余脑神经检查无异常。颅脑 MRI 扫描未见异常。诊断:Duane 后退综合征(I型)。由于患者的无复视主诉,建议随访观察。

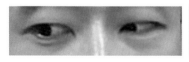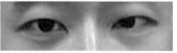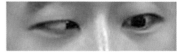

图 4-7-2 Duane 后退综合征患者向左侧注视时左眼外展障碍伴右眼睑裂缩小;患者向右侧注视时右眼外展基本正常,但左眼睑裂缩小

第八节 放 射 性

【概述】

临床鞍区及鼻咽部肿瘤放疗后导致的展神经麻痹常见,偶有多脑神经受累。放射治疗与脑神经麻痹出现存在时间上的延滞,故诊断需要排除其他导致脑神经麻痹的常见病因[4]。病史信息及放疗部位、总剂量较为关键,诊断需要结合影像学排除肿瘤复发。放射性展神经麻痹发病机制同样涉及放射后血管内皮细胞损伤,故与缺血性症状类似,但预后差。

【临床特征】

患者均有脑部、鞍区及鼻咽部肿瘤放射治疗的病史。表现为急性双眼复视,展神经麻痹不伴有头痛及面部疼痛。由于鞍区与鼻咽部肿瘤本身可导致展神经海绵窦段内的受累,故诊断需要排除肿瘤本身复发及增大造成的改变。

【治疗】

改善微循环类药物及营养神经类药物治疗。高压氧有助于损伤的恢复。肝素类抗凝药物文献报道可用于放射性损伤的治疗,但效果不详,且有出血风险。目前放射性脑神经损伤并无特效治疗,高压氧可供选择[5-6]。

【预后】

预后不佳。

【病例 4-8-1】

女性,49岁,双眼视物成双2周。2年前诊断鼻咽癌,行放射治疗后病情稳定。患者否认疼痛。神经眼科检查:神清,言语略含糊。BCVA:双眼0.8。双侧瞳孔等大等圆,对光反射灵敏。眼底:双侧视盘边界清,色红。双侧眼睑无下垂。眼球运动:双眼呈内斜位,外展功能均障碍。余眼球运动正常[图4-8-1(1)]。其余脑神经检查无异常。四肢感觉运动正常。颅脑MRI示鼻咽癌放疗后改变,未见复发[图4-8-1(2)]。诊断:放射性展神经麻痹(双侧)。建议高压氧及营养神经、改善微循环药物治疗。1个月后复查,患者症状无明显改善。

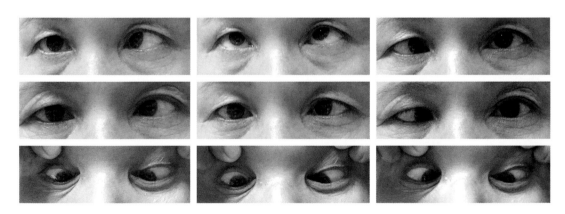

图 4-8-1(1) 放射性展神经麻痹患者眼位图

第一眼位双眼内斜;双眼外展均障碍;余眼球运动正常

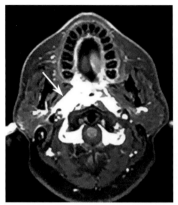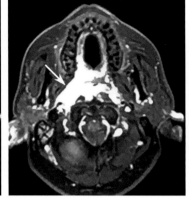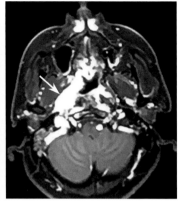

图 4-8-1(2) 放射性展神经麻痹患者颅脑 MRI

右侧鼻咽部软组织及淋巴结异常强化(箭头),侵及左侧鼻咽

【病例 4-8-2】

男性,38 岁,双眼视物成双 1 个月。6 个月前诊断鼻咽癌,行放射治疗后 1 个月。神经眼科检查:神清,语利。BCVA:右眼 1.0,左眼 0.1。左侧 RAPD 阳性。左侧球结膜充血;角膜轻度水肿。眼底:左侧视网膜水肿、少量棉绒斑,为放疗后反应[图 4-8-2(1)]。双侧眼睑无下垂。眼球运动:左眼外展障碍,余眼球运动基本正常[图 4-8-2(2)]。其余脑神经检查无异常。四肢感觉运动正常。颅脑 MRI 示鼻咽癌放疗后改变[图 4-8-2(3)]。诊断:放射性展神经麻痹(左侧);放射性视网膜病变。建议高压氧及营养神经、改善微循环药物治疗。患者 1 个月后复查,左眼球结膜充血消退,视网膜水肿消退,但外展无明显改善。

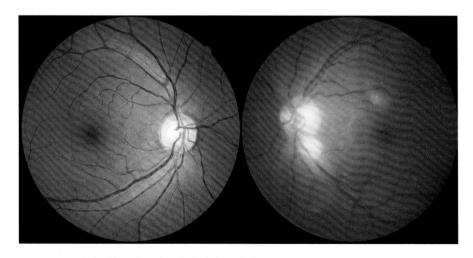

图 4-8-2(1) 放射性展神经麻痹患者眼底像示左眼视盘下方视网膜渗出、棉绒斑

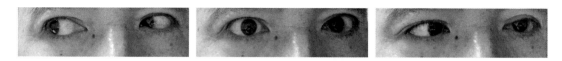

图 4-8-2(2) 放射性展神经麻痹患者左眼球结膜下出血；左眼外展障碍

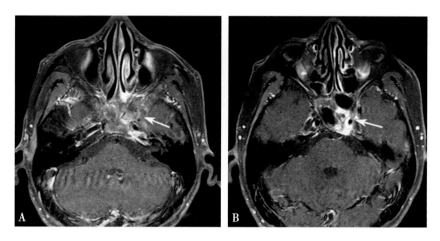

图 4-8-2(3) A、B. 放射性展神经麻痹患者颅脑 MRI 示鼻咽癌放疗后改变（箭头）

第九节 其 他

【概述】

由于展神经在海绵窦中紧邻颈内动脉，颈内动脉海绵窦瘘（carotid-cavernous fistulas，CCF）可导致孤立性展神经麻痹，患者表现为眼肌麻痹内斜视。尤其是低流量 CCF，患者突眼、球结膜充血并不明显，仅表现内斜视。影像学检查 MR 血管造影及介入导管脑血管 DSA 有助于确诊且行栓塞手术。

随着肉毒素在医用及美容行业运用的普及，一些非专业美容机构注射肉毒素导致的眼肌麻痹日益增多。

【病例 4-9-1】

女性，70 岁。双眼视物重影 1 个月。既往否认高血压及糖尿病史。1 年前被机动车撞伤致脑外伤。神经眼科检查：神清，言语流利。BCVA：双眼 1.0。瞳孔双侧等大等圆，约 2.5mm。双眼球结膜充血。眼底：双侧视盘边界清。眼球运动：双眼内斜位，左眼外展障碍，眼球垂直运动正常［图 4-9-1（1）］。余脑神经检查无异常。眼眶 MRI 示双侧眼上静脉增粗，海绵窦异常信号，海绵窦动静脉瘘可能［图 4-9-1（2）］。转诊血管神经外科，行 DSA 确诊为颈内动脉海绵窦瘘［图 4-9-1（3）］。治疗后患者复视症状明显消失。术后 3 个月随访，复视基本消失。

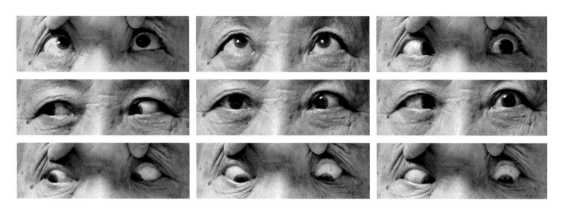

图 4-9-1(1)　海绵窦动静脉瘘患者眼位图
第一眼位双眼内斜位,左眼上睑退缩;左眼外展障碍,余眼球各向运动基本正常

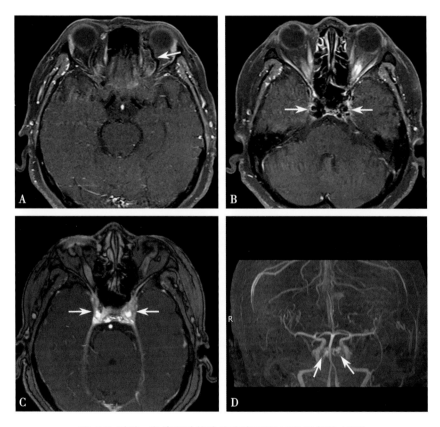

图 4-9-1(2)　海绵窦动静脉瘘患者眼眶 MRI 及颅脑 MRA
A. T1WI 增强后左侧眼上静脉明显增粗(箭头);B. 双侧海绵窦流空效应;C. 双侧海
绵窦明显增宽;D. MRA 示双侧海绵窦异常血管影(箭头)

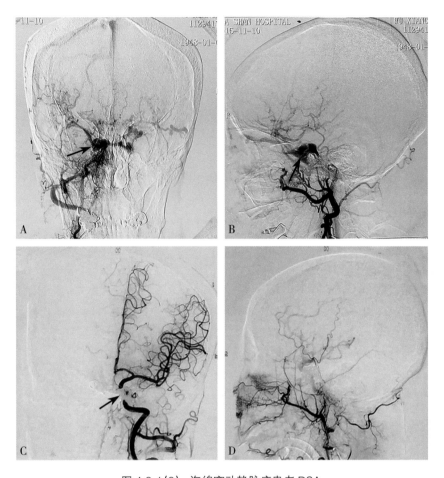

图 4-9-1(3) 海绵窦动静脉瘘患者 DSA

A. 后前位示右侧海绵窦异常血管网(箭头);B. 侧位海绵窦区血管畸形(箭头);C. 栓塞治疗后海绵窦区异常血管网消失(箭头)(后前位);D. 治疗后海绵窦区异常血管网消失(侧位)

【病例 4-9-2】

女性,35 岁,幼儿教师。急性双眼视物模糊、视物重影 7 天。患者主诉注视远处时发现物像左右分离,且向右侧注视时分离幅度增加。不伴随头痛及眼眶周围不适。病前否认发热及上呼吸道感染。既往身体健康。否特殊用药史。裸眼视力:右眼 0.4;左眼 0.5;最佳矫正视力双眼均 1.0。双侧瞳孔等大等圆,室内光线下约 4mm,对光反射存在。眼底双侧视盘边界清,色红;双眼视网膜及黄斑未见明显异常。双侧眼睑无下垂,眼球各向运动正常[图 4-9-2(1)]。交替遮盖检查:双眼内斜视。马氏杆检查见[图 4-9-2(2)]。颅脑及眼眶 MRI 未见颅内占位,双侧视神经信号正常,无强化,双侧眼外肌未见明显异常[图 4-9-2(3)]。给予营养神经及改善微循环药物,1 周后复视症状好转。追问病史:发病前 12 天在当地县城美容诊所行玻尿酸填充双侧面颊部及颞部,注射玻尿酸中加入肉毒素,具体剂量不详。最后诊断:肉毒素中毒、眼肌麻痹。给予解释后随访。

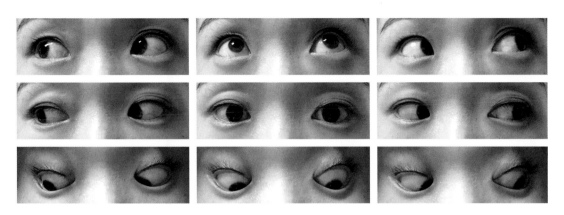

图 4-9-2(1)　肉毒素注射美容后复视患者眼位图
第一眼位双眼内斜位,眼球各向运动基本正常

+11 L/R1	⊖	+9 R/L2
⊖	+12 R/L2	⊖
+9	⊖	+7

图 4-9-2(2)　肉毒素注射美容后复视患者马氏杆检查
第一眼位内斜视及轻度垂直斜视,其他个方向均为内
斜,向左右上方注视时有垂直斜视

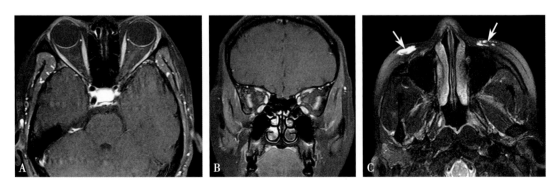

图 4-9-2(3)　肉毒素注射美容后复视患者眼眶 MR 扫描
A. T1WI 增强后双侧眼眶及眼外肌未见明显异常;B. 冠状位;C. 面颊部玻尿酸填充物(箭头)

【病例 4-9-3】

女性,53 岁,发现左侧颅底脑膜瘤 3 年,在 2017 年 2 月至 4 月间在质子重离子中心共放疗 27 次。近 1 年出现发作性眼球不能转动,发作期间视物重影。每日发作 40~50 次不等。光线刺激、写字绘画及眼球转动时均可诱发。BCVA:右眼 1.0;左眼 0.3。双侧瞳孔等大等圆,对光反射灵敏,左眼 RAPD 阳性。眼底左侧视盘边界清,色略淡,视网膜皱褶。左侧睑裂较右侧略增大,间歇期双眼球运动正常;发作期左眼不能内转,基本固定[图 4-9-3(1)]。发作

持续数分钟后可完全缓解(视频 4-9-3)。颅脑 MRI 示左侧颅底、海绵窦及周围组织信号异常,为脑膜瘤放疗后改变[图 4-9-3(2)]。诊断:脑膜瘤,展神经肌强直。给予卡马西平 50mg,2 次 / 天,逐渐加量至 0.1,2 次 / 天。患者主诉发作频率较前显著降低。因头晕、嗜睡的副作用,将剂量调整为:早 50mg,晚 100mg 维持。

点评:神经肌强直(neuromyotonia)是由于神经兴奋性增高导致所支配肌肉持续收缩产生的症状。神经性眼肌强直(ocular neuromyotonia,ONM)表现为发作性复视、斜视及眼外肌功能障碍的非自主性神经肌肉强直。ONM 多发生于动眼神经、滑车神经及展神经支配的眼外肌。常见病因为放射性治疗的迟发反应及先天性等[7]。

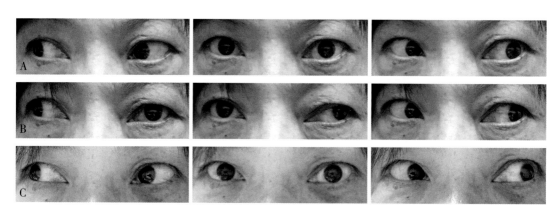

图 4-9-3(1) 展神经肌强直患者

A. 发作间期眼位示双眼第一眼位眼球位置居中;向左侧注视及向右侧注视时左眼运动正常;B. 肌强直发作期左眼外斜位;左眼内转不过中线;左眼外展正常;C. 卡马西平治疗后左眼运动正常

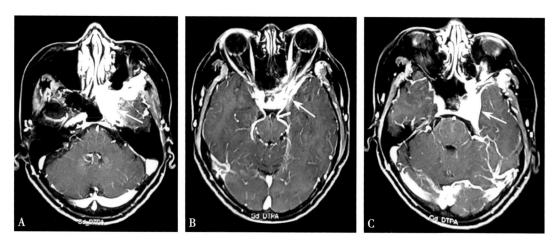

图 4-9-3(2) 展神经肌强直患者眼眶 MRI 扫描 T1WI 序列增强扫描后可见左侧颅底(A)、眼眶(B)及海绵窦(C)异常信号及强化,为脑膜瘤改变(箭头)

参考文献

1. Biousse V, Newman NJ. Neuro-Ophthalmology illustrated. 1st Edition. Diplopia. New York: Thieme Medical Publishers Inc, 2009: 365-428.

2. Frohman TC, Galetta S, Fox R, Solomon D, Straumann D, Filippi M, Zee D, Frohman EM. Pearls & Oy-sters: The medial longitudinal fasciculus in ocular motor physiology. Neurology, 2008, 70(17): e57-67.

3. 田国红. 特发性颅内压增高的诊疗流程. 中国眼耳鼻喉科杂志, 2015, 15(6): 445-448.

4. Kjellberg RN, Shintani A, Frantz AG, et al. Proton-beam therapy in acromegaly. N Engl J Med, 1968, 278: 689-695.

5. Price J, Wei WC, Chong CY. Cranial nerve damage in patients after alpha(heavy)-particle radiation to the pituitary. Ophthalmology, 1979, 86: 1161-1172.

6. Vaphiades MS, Spencer SA, Riley K, et al. Radiation-induced ocular motor cranial nervepalsies in patients with pituitary tumor. J Neuroophthalmol, 2011, 31: 210-213.

7. Sychev YV, McInnis CP. Abducens ocular neuromyotonia as a delayed complication of oropharyngeal carcinoma treated with radiation. Head Neck, 2016, 38: E2428-2431.

第五章

多脑神经麻痹

【概述】

患者出现动眼神经（cranial nerve Ⅲ，CN Ⅲ）、滑车神经（CN Ⅳ）、展神经（CN Ⅵ），以及面神经（CN Ⅶ）、听神经（CN Ⅷ）、舌咽神经（CN Ⅺ）、舌下神经（CN Ⅻ）等多个脑神经麻痹。常见损害部位为：脑干、蛛网膜下隙、颅底、海绵窦及眶尖、眶上裂[1-2]。大部分患者依据病史及病程发展可明确诊断；部分患者影像学检查非常必要。临床中多脑神经麻痹的病因很多，涉及领域广，给诊断及鉴别诊断带来了困难。依据神经系统异常体征的定位诊断是确诊的关键。本章主要列举神经眼科门诊常见的多脑神经麻痹。海绵窦及眶尖、眶上裂病变将在第六章中详细讲述。

第一节　感　染　性

【病例 5-1-1】

男性，32 岁，右眼上睑下垂伴视物重影，逐渐加重 3 年。既往曾有右侧"周围性面瘫"，治疗后好转。既往否认高血压及糖尿病史。神经眼科检查：神清，言语流利。BCVA：右眼 0.5；左眼 1.0。眼底：右侧视盘苍白。右眼睑完全下垂。右眼球基本固定。瞳孔右侧约 4mm，左侧 2.5mm［图 5-1-1(1)］。右侧鼻唇沟变浅，伸舌右偏。颅脑 MRI 示右侧动眼神经脑池段明显增粗、强化，右侧视神经萎缩［图 5-1-1(2)］。血清梅毒特异性抗体阳性，RPR 1∶32 阳性。诊断：梅毒感染；多脑神经麻痹（动眼神经、展神经及面神经麻痹）；视神经萎缩。转诊皮肤性病科行腰穿及驱梅治疗。患者治疗后病情稳定，无进展。

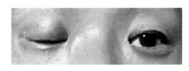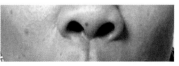

图 5-1-1(1)　梅毒感染多脑神经损害患者右侧上睑下垂、眼球固定、右侧鼻唇沟浅

点评：梅毒感染为万能模仿者，不但可导致各种程度的视力下降、视神经萎缩，尚可引起脑神经功能障碍，造成眼肌麻痹、复视以及多脑神经麻痹。临床诊疗过程中注意筛查一些病因不明、症状不典型的脑神经麻痹患者血清感染指标。

【病例 5-1-2】

男性，66 岁，双眼视力下降伴左眼无法睁开 2 年，逐渐加重。否认眼痛及头痛。既往否高血压及糖尿病。神经眼科检查：神清，语利。BCVA：双眼 0.05。眼底双侧视盘苍白、视神经萎缩[图 5-1-2(1)]。双侧瞳孔不等大：右侧 2.5mm，左侧 4mm。左侧瞳孔对光反射消失。左眼睑完全下垂，左眼球外斜位，左眼内转、上转及下转均障碍。向右侧注视时左眼内转障碍伴右眼水平眼球震颤[图 5-1-2(2)及视频 5-1-2]。其余脑神经检查无异常。四肢感觉运动正常。

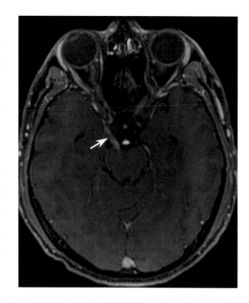

图 5-1-1(2) 梅毒感染多脑神经损害患头颅 MRI 扫描 T1WI 增强后
右侧动眼神经蛛网膜下隙段明显增粗、强化（箭头）

颅脑 MRI 未见颅内占位，仅示双侧视神经细，轻度脑萎缩。血清梅毒特异性抗体阳性，RPR 1∶64 阳性。诊断：梅毒感染；动眼神经麻痹（左侧）；核间性眼肌麻痹（左侧）；视神经萎缩（双侧）。处理：转诊皮肤性病科行腰穿及驱梅治疗。患者治疗后病情稳定，无进展。

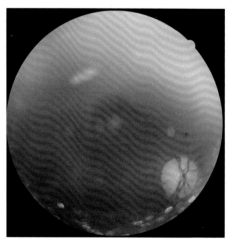

图 5-1-2(1) 梅毒感染多脑神经损害患者右眼眼底
视盘苍白、萎缩；视网膜灰黄色（左眼大角度外斜位无法拍摄）

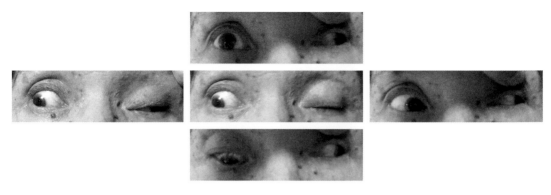

图 5-1-2(2)　梅毒感染多脑神经损害患者主要眼位图

左眼上睑完全下垂、左侧眼球外斜位、内转、上转及下转障碍;右眼上转欠充分

第二节　非特异炎症

【病例 5-2-1】

女性,39 岁,右侧口角歪斜 50 余天,右眼视力下降,眼球转动痛 2 周。50 天前发热、感冒后出现右侧眼睑闭合不全、口角歪斜。当地医院诊断"面神经炎",给予激素治疗后症状稳定。既往体健,否认风湿及糖尿病史。神经眼科检查:神清,言语流利。BCVA:右眼 0.2;左眼 1.0。右侧 RAPD 阳性。眼底:双侧视盘边界清,色红,右眼 C/D 约 0.4,左眼 C/D 约 0.3;后极部视网膜及黄斑未见异常[图 5-2-1(1)]。右侧睑裂略增大,眼睑闭合较左侧力弱[图 5-2-1(2)]。眼球各向运动基本正常。右侧鼻唇沟变浅,伸舌居中。眼眶 MRI 示右侧眶尖软组织增宽,强化,右侧眶尖、海绵窦、小脑幕及面神经明显强化,炎症可能性大[图 5-2-1(3)]。给予甲泼尼龙 500mg 静脉冲击治疗 3 天后患者右眼视力显著提高。甲泼尼龙逐渐减量,至泼尼松 30mg/d 口服维持。4 周后复查右眼 BCVA1.0。诊断:脑膜炎;多脑神经炎(视神经及面神经)。患者密切随访中,如病情反复建议加用免疫抑制剂。

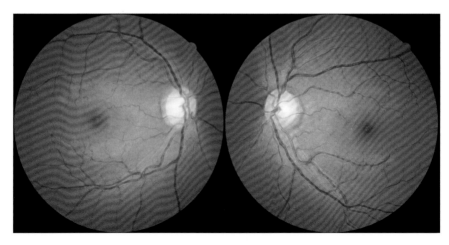

图 5-2-1(1)　脑膜炎患者眼底

双侧视盘边界清,色红,右眼 C/D 约 0.4,左侧 C/D 约 0.3,双侧黄斑及视网膜未见异常

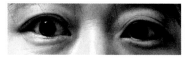 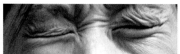 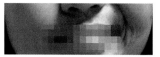

图 5-2-1(2) 脑膜炎患者右侧睑裂略增大;右眼睑闭合力弱,右侧鼻唇沟较左侧浅,提示右侧周围性面瘫

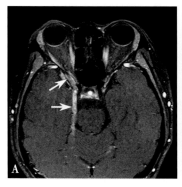 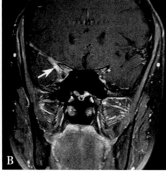 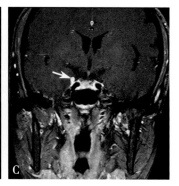

图 5-2-1(3) 脑膜炎患者眼眶磁共振 T1WI 增强扫描
A.轴位扫描示右侧眶尖、海绵窦及小脑幕强化(箭头);B.冠状位可见右侧眶尖周围软组织强化(箭头);
C.冠状位见右侧面神经明显强化(箭头)

【病例 5-2-2】

男性,36 岁,双眼视物成双伴头痛 2 周。病前有劳累、感冒病史。既往体健,否认高血压及糖尿病。神经眼科检查:神清,言语流利。BCVA:双眼 1.0。眼底:双侧视盘边界清,色红。双侧睑裂等大;右眼内转及上转欠充分;右眼外展明显障碍;左眼球各向运动正常[图 5-2-2(1)]。额部痛觉减退。余脑神经检查未见异常。眼眶 MRI 示右侧眶尖、眶上裂、前床突及海绵窦区异常强化病变,涉及右侧颞叶脑膜,炎症可能性大[图 5-2-2(2)]。给予甲泼尼龙 500mg 静脉冲击治疗 3 天后患者头痛症状消失,复视明显改善。甲泼尼龙逐渐减量,改用泼尼松 30mg/d 口服。4 周后复查复视消失。诊断:脑膜炎;多脑神经炎(动眼神经、展神经、三叉神经第一支)。患者口服激素逐渐递减,治疗疗程 6 个月。

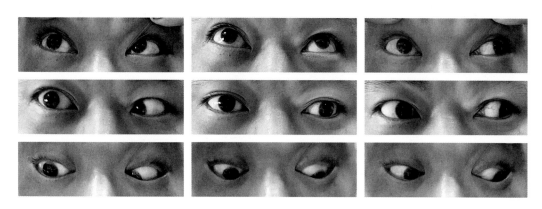

图 5-2-2(1) 脑膜炎多脑神经麻痹患者眼位图
双侧睑裂等大,右眼球内转及上转欠充分;外转明显障碍;左眼球运动正常

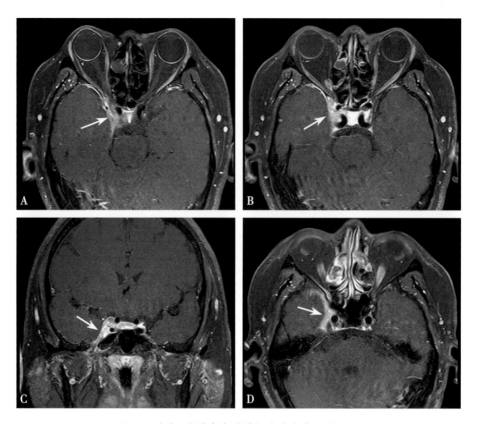

图 5-2-2(2)　脑膜炎多脑神经麻痹患者眼眶 MRI

A、B. 轴位 T1WI 增强后右侧海绵窦明显增宽、强化(箭头);C.冠状位;D.右侧颞叶脑膜强
化(箭头)

【病例 5-2-3】

男性,52 岁,左眼睁不开伴疼痛 10 天,逐渐加重。既往体健,否认高血压及糖尿病。神
经眼科检查:神清,言语流利。BCVA:右眼 1.0,左眼 0.3。眼底:双侧视盘边界清,色红[图
5-2-3(1)]。左侧眼睑完全下垂;左眼球固定,左侧瞳孔约 5mm,直接及间接对光反射消失。
右眼球运动正常[图 5-2-3(2)]。余脑神经检查未见异常。眼眶 MRI 示左侧眶尖及海绵窦
增宽、强化[图 5-2-3(3)]。给予口服泼尼松 30mg/d,2 周后患者症状明显好转。泼尼松逐渐
减量,加用甲氨蝶呤。1 个月后患者上睑下垂明显改善,左眼视力无明显提高。诊断:左侧
眶尖综合征(视神经、动眼神经、展神经、滑车神经)。

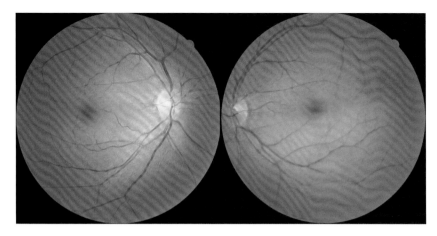

图 5-2-3(1) 眶尖综合征患者眼底

双侧视盘边界清,色红,右眼 C/D 约 0.4,左侧 C/D 约 0.3,双侧黄斑及视网膜未见异常

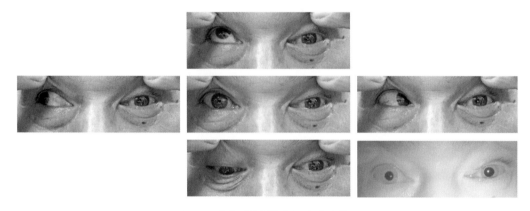

图 5-2-3(2) 眶尖综合征患者眼位图

左侧上睑下垂;左眼球基本固定,左侧瞳孔扩大,对光反射消失

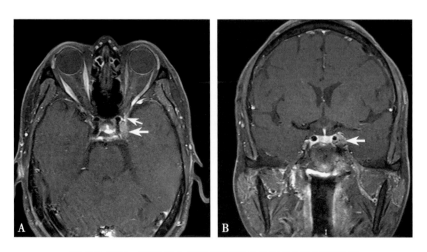

图 5-2-3(3) 眶尖综合征患者眼眶磁共振 T1WI 增强扫描

A. 轴位扫描示左侧眶尖(细箭)、海绵窦增宽及强化(粗箭);B. 冠状位

第三节 Miller-Fisher 综合征

【概述】

Miller-Fisher 综合征（MFS）为急性、免疫相关脑神经脱髓鞘性疾病。Fisher1956 年首次报道了 3 例眼外肌麻痹伴共济失调、腱反射消失的患者，并将其归入吉兰 - 巴雷综合征（Guillain-Barre syndrome）的变异型，即脑神经受累为主的急性脱髓鞘性免疫疾病[3]。

【临床特征】

MFS 患者以眼肌麻痹、共济失调和腱反射消失为经典的三联征表现，常伴有血 GQ1B 抗体增高[4]。眼内肌在该综合征中亦可受累，因此除外复视、共济失调、行走不稳等症状，部分患者可伴有强直性瞳孔或瞳孔散大固定，畏光、视近物模糊的主诉。以眼内肌麻痹为首发症状或主要症状的患者，往往就诊眼科而非神经内科。

【治疗】

急性期大剂量激素冲击治疗合并静脉注射丙种球蛋白治疗效果好。眼球运动完全恢复需要数月以上。

【预后】

不伴有脑干损伤的 MFS 患者一般预后较好，数月后眼球运动基本可恢复正常，复视消失。重症 MFS 伴有脑干脑炎者预后差。

【病例 5-3-1】

男性，35 岁，头晕伴复视 1 周。病前有腹泻病史。既往体健。神经眼科检查：神清，言语流利。BCVA：双眼 1.0。双侧瞳孔 4mm，对光反射消失、近反射消失［图 5-3-1（1）］。眼底：双侧视盘边界清，色红。双侧上睑无明显下垂，睑裂对称。双眼球基本固定，各向运动障碍［图 5-3-1（2）］。四肢腱反射消失，下肢跟膝胫试验欠稳准，直线行走不能，闭目难立征阳性。颅脑 MRI 及增强未见颅内及眶内病变，脑干信号无异常。腰穿脑脊液蛋白增高而细胞数正常。血清 GQ1B 抗体阳性。诊断：Miller-Fisher 综合征；眼肌麻痹（眼外肌及眼内肌）。给予静脉注射甲泼尼龙 500mg/d，共 3 天。随后给予静脉丙种球蛋白注射（0.4mg/kg/d）共 5 天。2 周后患者眼球运动较前略好转，但主诉复视明显加重。1 个月后眼球运动基本正常，但仍有复视［图 5-3-1（3）］。口服激素逐渐减停。3 个月后随访，眼球运动正常，复视消失。

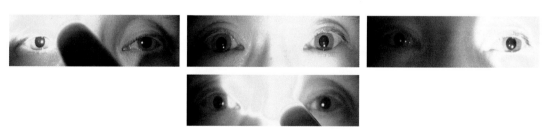

图 5-3-1(1) Miller-Fisher 综合征患者

双侧瞳孔扩大，约 4mm，直接及间接光反射消失；近反射消失

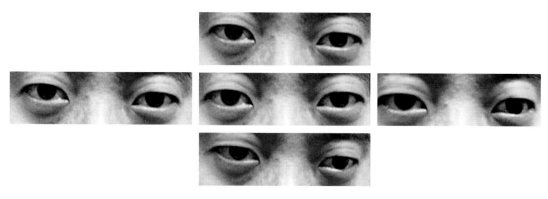

图 5-3-1(2)　Miller-Fisher 综合征患者眼位图
双侧睑裂等大,无上睑下垂;双眼球各向运动消失,眼球固定

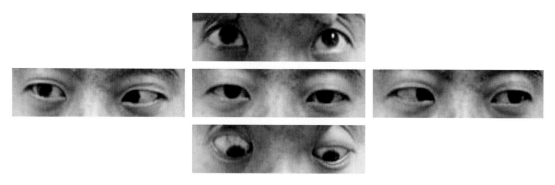

图 5-3-1(3)　Miller-Fisher 综合征患者治疗 1 个月后眼位图
双侧眼球运动基本正常,仅双侧外展欠充分

点评:本例患者 MFS 累及了瞳孔括约肌,故瞳孔对光反射消失。我们曾报道了 2 例瞳孔受累的 MFS 患者,均有畏光及视近物模糊的主诉[5]。因此瞳孔检查对于眼肌麻痹的患者非常关键。

【病例 5-3-2】

男性,35 岁,头晕伴复视 2 周。病前有感冒史。既往体健。神经眼科检查:神清,言语流利。BCVA:双眼 1.0。双侧瞳孔 4mm,对光反射存在、近反射存在。眼底:双侧视盘边界清,色红。双侧上睑无明显下垂,睑裂对称。双眼球外转欠充分,双眼上转明显障碍;双眼下转基本正常[图 5-3-2(1)]。四肢腱反射消失,双上肢指鼻试验欠稳准,下肢跟膝胫试验欠稳准,直线行走不能,闭目难立征阳性。颅脑及眼眶 MRI 未见明显病变[图 5-3-2(2)]。腰穿脑脊液蛋白 758mg/L(正常 150~450)增高,细胞数正常。血清 GQ1B 抗体阳性。诊断:Miller-Fisher 综合征;眼肌麻痹(眼外肌)。给予静脉注射甲泼尼龙 1 000mg/d,共 3 天。随后给予静脉丙种球蛋白注射(0.4mg/kg/d)共 5 天。2 周后患者眼球运动较前略好转,但左眼外展欠充分,患者向左侧注视时仍主诉复视[图 5-3-2(3)]。1 个月后双眼外展基本正常,复视消失[图 5-3-2(4)]。口服激素逐渐减停。

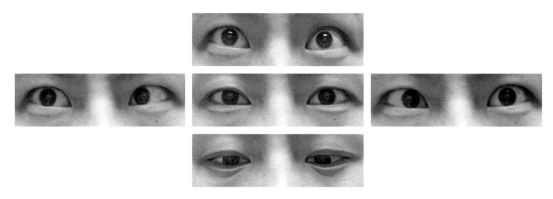

图 5-3-2(1)　Miller-Fisher 综合征患者眼位图

双侧睑裂等大，双眼水平运动障碍（外转及内转）；双眼上视障碍；双眼下视基本正常

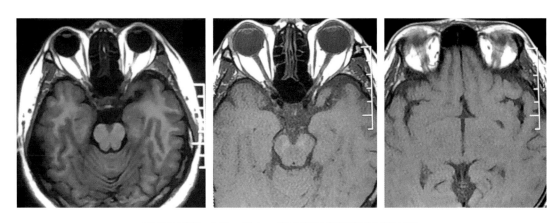

图 5-3-2(2)　Miller-Fisher 综合征患者颅脑及眼眶 MRI

双侧眼眶无占位；中脑结构正常

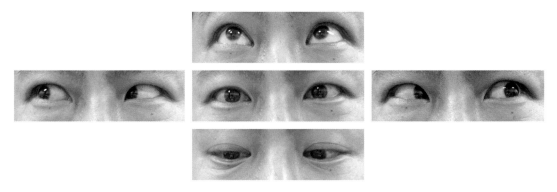

图 5-3-2(3)　Miller-Fisher 综合征患者治疗 2 周后眼球水平运动明显好转，仅左眼外转欠充分

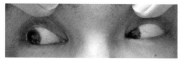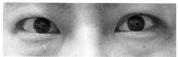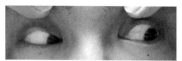

图 5-3-2(4)　Miller-Fisher 综合征患者治疗 1 个月后左眼外转基本正常

【病例 5-3-3】

女性,56 岁,双眼无法睁开伴头晕 1 个月。既往否高血压及糖尿病史。神经眼科检查:神清,言语含糊。BCVA:双眼 1.0。双侧瞳孔扩大,约 4mm,对光反射消失[图 5-3-3(1)]。眼底:双侧视盘边界清,色红。双侧眼睑轻度下垂,遮盖瞳孔上缘 1/2。双眼水平运动障碍,双眼上视不能,双眼下视欠充分[图 5-3-3(2)]。四肢腱反射消失,双上肢指鼻试验欠稳准,下肢跟膝胫试验欠稳准,直线行走不能[视频 5-3-3]。颅脑及眼眶 MRI 仅见双侧大脑半卵圆区微小缺血灶。腰穿脑脊液蛋 625mg/L(正常 150~450)增高,细胞数正常。血清 GQ1B 抗体阴性。诊断:Miller-Fisher 综合征。建议给予静脉丙种球蛋白注射(0.4mg/kg/d)共 5 天。治疗后患者症状好转。

图 5-3-3(1)　Miller-Fisher 综合征患者瞳孔直接及间接光反射消失
A. 暗光下双侧瞳孔扩大,约 4mm;B. 光照下双侧瞳孔无收缩

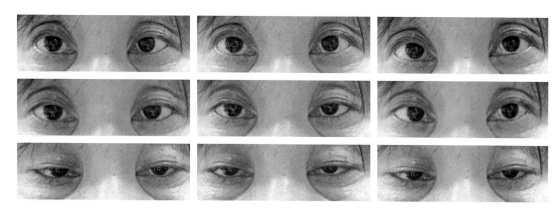

图 5-3-3(2)　Miller-Fisher 综合征患者眼位图
双侧上睑轻度下垂;双眼水平运动及垂直运动均障碍

127

第四节　肿　瘤

【病例 5-4-1】

男性,48 岁,双眼水平视物重影,左侧面部歪斜 2 年。当时诊断:左展神经麻痹、左侧面瘫。按照炎症治疗,效果不明显。逐渐出现左侧面部麻木不适。1 年后出现双眼视物垂直分离,且水平分离加重。就诊后诊断为"动眼神经麻痹"。同时自觉左侧头面部疼痛。给予甲泼尼龙冲击治疗后症状略好转,随后口服激素减量。为进一步明确诊断,转诊神经眼科评估。既往体健,否认高血压及糖尿病。神经眼科检查:神清,言语流利。BCVA:右眼 1.0,左眼 0.6。双侧瞳孔不等大,右侧 3mm,左侧 4mm,左侧瞳孔对光反射消失。眼底:双侧视盘边界清,左侧视盘充血[图 5-4-1(1)]。左侧上睑下垂,睑裂缩小;右眼基本固定,各方向运动障碍[图 5-4-1(2)]。左侧三叉神经第一支及第二支痛觉减退。左侧周围性面瘫[图 5-4-1(3)]。其余脑神经检查无异常。四肢感觉运动正常。眼眶 MRI 增强后示左侧海绵窦及眶尖异常信号,强化[图 5-4-1(4)]。经眼眶左侧内直肌活检,病理报告:低分化腺癌[图 5-4-1(5)]。诊断:腺癌海绵窦转移,动眼神经、滑车神经及展神经、三叉神经、面神经麻痹。全身 PET-CT 检查除外眶尖及海绵窦外全身未见高代谢区。经过重离子放射治疗后复查颅脑 MRI 见左侧海绵窦病变明显消退[图 5-4-1(6)]。患者眼球运动无明显改善。

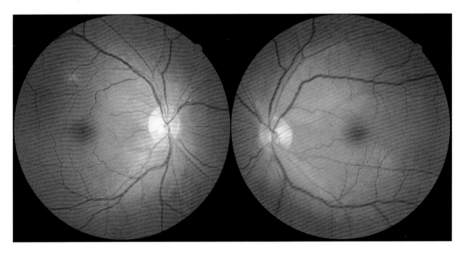

图 5-4-1(1)　肿瘤致多脑神经麻痹患者眼底
双侧视盘边界清,左侧略充血

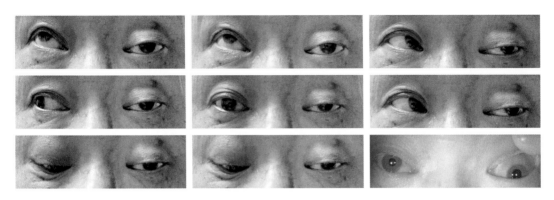

图 5-4-1(2) 肿瘤致多脑神经麻痹患者眼位图

左上睑下垂;左眼球固定,各向运动障碍;左侧瞳孔较右侧大,对光反射迟钝

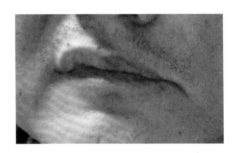

图 5-4-1(3) 肿瘤致多脑神经麻痹患者左
侧周围性面瘫;左侧鼻唇沟消失

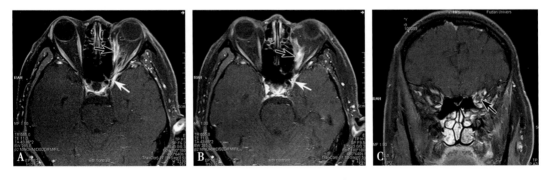

图 5-4-1(4) 肿瘤致多脑神经麻痹患者眼眶 MRI

A、B. T1WI 增强后左侧海绵窦及眶尖(白箭头)强化、左侧眶内侧软组织信号异常,强化(黑箭头);C. 冠状位
示左侧视神经鞘膜强化

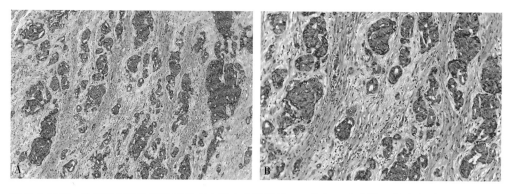

图 5-4-1(5)　肿瘤致多脑神经麻痹患者左侧内直肌活检 HE 染色示上皮性恶性肿瘤,考虑低分化腺癌,侵犯纤维脂肪组织及肌肉

A. HE 染色 ×40;B. HE 染色 ×100

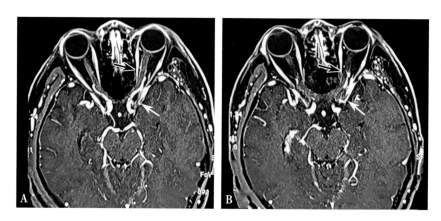

图 5-4-1(6)　肿瘤致多脑神经麻痹患者放射治疗后左侧海绵窦病变明显消退
A、B. T1WI 增强后左侧海绵窦强化较前明显减轻(白箭头),内直肌强化减轻(黑箭头)

【病例 5-4-2】

男性,53 岁,双眼水平复视 1 个月。既往患"下颌上皮源性肿瘤"经放射治疗。神经眼科检查:神清,言语含糊。BCVA:双眼 1.0。双侧瞳孔不等大,右侧 3mm,左侧 2mm,双侧瞳孔对光反射正常。左侧睑裂缩小,左眼球外转障碍,余眼球运动基本正常[图 5-4-2(1)]。左侧三叉神经第一支痛觉减退。伸舌偏左侧[图 5-4-2(2)]。其余脑神经检查无异常。四肢感觉运动正常。眼眶 MRI 增强后示左侧下颌、海绵窦异常信号,轻度强化。诊断:下颌上皮肿瘤,多脑神经麻痹(展神经、三叉神经、舌下神经及 Horner 征)。考虑展神经麻痹为放射性损伤,给予改善微循环药物治疗。1 个月后复查,患者水平复视略好转。

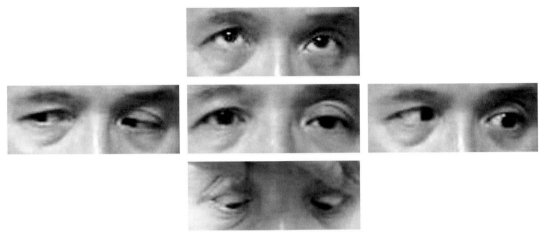

图 5-4-2(1) 下颌部位肿瘤致多脑神经麻痹患者眼位图
左侧睑裂较右侧略小,左眼外转障碍;余眼球运动基本正常

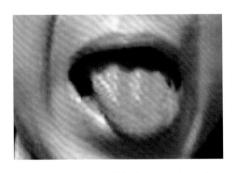

图 5-4-2(2) 下颌肿瘤致多脑神经麻痹患
者左侧舌肌萎缩,伸舌偏左侧

【病例 5-4-3】

男性,36 岁,右眼内斜 1 年,伴右侧头痛、面部麻木。近期咽部不适,体重略减轻。外院按照"多脑神经炎"给予激素及营养神经药物治疗,效果不佳,双眼斜视加重。神经眼科检查:神清,语利。BCVA:双眼 1.0。双侧瞳孔等大等圆,对光反射存在。右眼球结膜充血。双侧睑裂等大,右眼内斜位,双眼外展明显障碍。余眼球运动正常[图 5-4-3(1)]。右侧三叉神经第一支痛觉明显减退。双侧闭目有力,示齿口角无偏斜;舌偏左侧[图 5-4-3(2)]。四肢感觉运动正常。眼眶 MRI 增强后示双侧海绵窦明显增宽、强化[图 5-4-3(3)]。腰穿脑脊液未见肿瘤细胞。建议放射治疗。放疗后患者双侧海绵窦强化明显好转。诊断:海绵窦肿瘤浸润,多脑神经麻痹(双侧展神经、三叉神经、舌下神经)。建议密切随访。

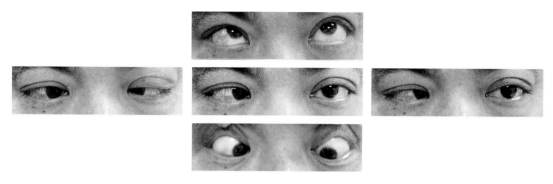

图 5-4-3(1) 海绵窦肿瘤患者眼位图

右眼球结膜充血;右眼内斜位;双眼外转明显障碍;双侧眼球垂直运动基本正常

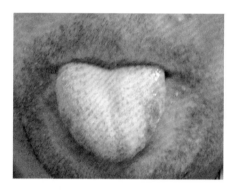

图 5-4-3(2) 海绵窦肿瘤患者伸舌偏左侧,
左侧舌肌萎缩

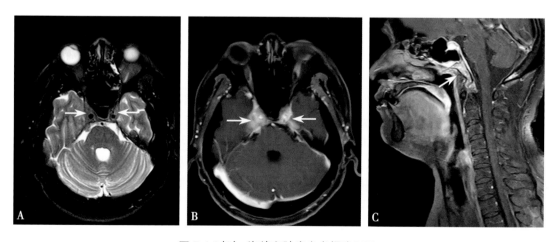

图 5-4-3(3) 海绵窦肿瘤患者颅脑 MRI

A. T2WI 示双侧海绵窦增宽(箭头);B. T1WI 增强后双侧海绵窦明显强化(箭头);C. 矢状位示颅底斜坡(箭头)
明显强化

【病例 5-4-4】

男性,48 岁,双眼视物成双,眼睑闭合不能半年,逐渐加重伴口角下垂。3 年前诊断为肺腺癌,化疗后。神经眼科检查:神清,言语含糊。BCVA:双眼 0.8。双侧瞳孔等大等圆,对光反射存在。眼底:双侧视盘边界清,色红。双侧眼睑下垂;双眼核间性眼肌麻痹(内转不能,伴侧视轻度眼球震颤)[图 5-4-4(1)]。双眼闭合露白(Bell 征阳性),双侧鼻唇沟消失[图 5-4-4(2)]。双侧舌肌萎缩。其余脑神经检查无异常。四肢感觉运动正常。眼眶 MRI 增强后未见明显占位及强化。血液学副肿瘤抗体阴性。诊断:肺癌,多脑神经麻痹(动眼神经、面神经、舌下神经)。考虑肿瘤远隔效应导致的周围神经病变。建议免疫吸附及丙球治疗。

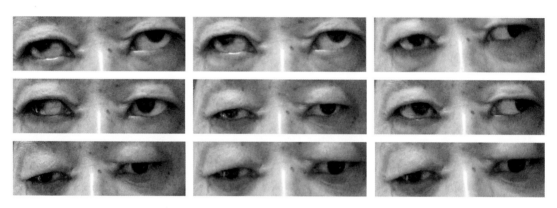

图 5-4-4(1) 肺癌多脑神经麻痹患者眼位图
双侧眼睑下垂;双眼内转障碍;双眼上转及下转欠充分

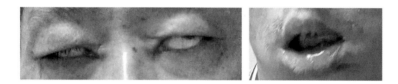

图 5-4-4(2) 肺癌多脑神经麻痹患者双侧闭目眼睑露白(Bell 征阳性);
双侧口角下垂,鼻唇沟消失

【病例 5-4-5】

女性,31 岁,复视,右侧面肌萎缩 10 余年。曾诊断"半侧面肌萎缩"。神经眼科检查:神清,语利。BCVA:双眼 1.0。右侧瞳孔约 4mm,左侧 2mm,右侧瞳孔对光反射消失。眼底:双侧视盘边界清,色红。右侧睑裂略小,右眼球外展障碍,右眼球上视及下视欠充分。左眼球运动基本正常[图 5-4-5(1)]。右侧三叉神经第一支分布区痛觉减退,右侧面部咀嚼肌萎缩。其余脑神经检查无异常。四肢感觉运动正常。眼眶 MRI 增强后见右侧海绵窦区占位[图 5-4-5(2)]。诊断:海绵窦占位,多脑神经麻痹(右侧动眼神经、三叉神经第一支及第二支、展神经)。建议神经外科手术治疗。术后病理证实为神经鞘瘤。术后患者右眼外展无明显改善。

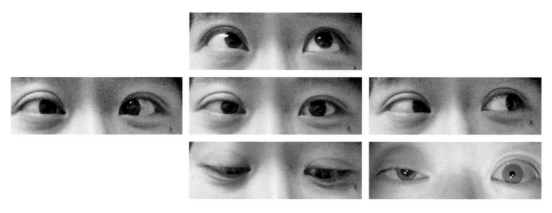

图 5-4-5(1) 海绵窦神经鞘瘤致多脑神经麻痹患者眼位图
右侧睑裂缩小；右眼上转及下转障碍；右眼外转障碍；右侧瞳孔散大，对光反射消失

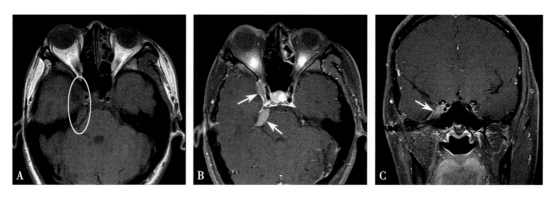

图 5-4-5(2) 海绵窦神经鞘瘤患者眼眶 MRI
A.T1WI 平扫见右侧海绵窦略增宽（椭圆形区域内）；B.增强后可见右侧海绵窦占位（箭头）；C.冠状位

第五节 先 天 性

【病例 5-5-1】

男童，4 岁，双眼间距大，面部畸形来诊。患儿早产 1 个月，生长发育略迟滞。神经眼科检查：神清，语利。BCVA：双眼 0.4。双侧瞳孔等大等圆，对光反射存在。眼底：双侧视盘边界清，色红［图 5-5-1(1)］。双眼间距宽，双眼水平运动障碍；双眼垂直运动欠充分［视频 5-5-1］；双眼睑闭合力弱；双侧面纹消失［图5-5-1(2)］。颅脑CT未见明显颅内占位。诊断：Möbuis 综合征，多脑神经麻痹（动眼神经、展神经、面神经）。无特殊处理，建议观察。

5-5-1

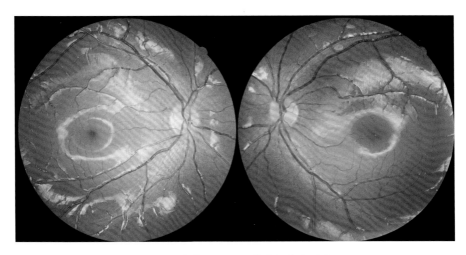

图 5-5-1(1)　Möbuis 综合征患者眼底
双侧视盘边界清,色红

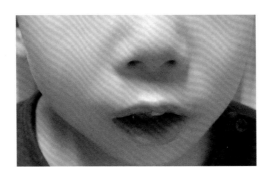

图 5-5-1(2)　Möbuis 综合征患者双侧对称性面肌瘫痪

第六节　医　源　性

【病例 5-6-1】

男性,25 岁,鼻窦囊肿内镜治疗后左眼失明,眼肌麻痹。神经眼科检查:神清,语利。BCVA:右眼 1.0,左眼 NLP。左侧瞳孔散大,约 4mm,对光反射消失。眼底:左侧视盘边界清,色淡,左眼黄斑樱桃红点[图 5-6-1(1)]。双侧上睑下垂,右侧明显;右眼内转明显障碍,上转及下转正常;左眼内转、上转及下转均障碍[视频 5-6-1]。眼眶 MRI 增强后示双侧筛窦及蝶窦内软组织影,眶尖海绵窦混杂信号,系出血[图 5-6-1(2)]。诊断:视网膜中央动脉阻塞(左);动眼神经麻痹(双侧)。建议保守治疗,给予营养神经治疗。1 个月后随访,患者左眼视力无改善,眼球运动略好转。

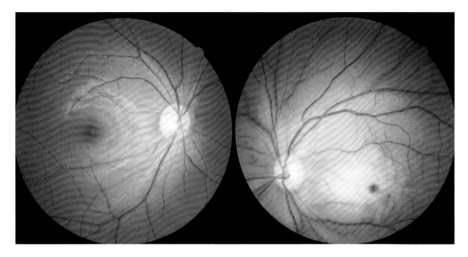

图 5-6-1(1)　医源性多脑神经损伤患者眼底
左侧视盘边界清,色淡,左眼黄斑樱桃红点

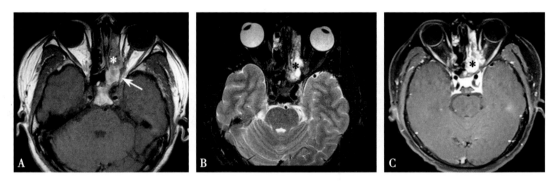

图 5-6-1(2)　医源性多脑神经损伤患者颅脑 MRI
A. 左侧筛窦(＊)及蝶窦软组织异常信号,左侧眶尖结构紊乱(箭头),B. T2WI 加权;C. T1WI 增强后见筛窦内
炎性组织伴出血(＊)突破眼眶内侧壁压迫视神经

【病例 5-6-2】

女性,29 岁,右侧翼腭窝占位,经鼻窦镜手术后出现右眼上睑下垂、眼球固定。患者右眼无明显视力下降。神经眼科检查:神清,语利。BCVA:双眼 1.0。右侧瞳孔散大,约 5mm,对光反射消失。眼底:双侧视盘边界清,色红。右侧上睑完全下垂,右侧眼球固定,各方向运动消失[图 5-6-2(1)]。术后眼眶 MRI 示右侧翼腭窝区软组织肿块术后改变、海绵窦、眶尖组织水肿、出血[图 5-6-2(2)]。术后病理学报告:神经鞘瘤。诊断:眶上裂综合征(医源性);神经鞘瘤术后。给予营养神经治疗后 1 个月随访,患者右侧上睑下垂明显好转,右眼球除外转障碍外基本正常[图 5-6-2(3)]。

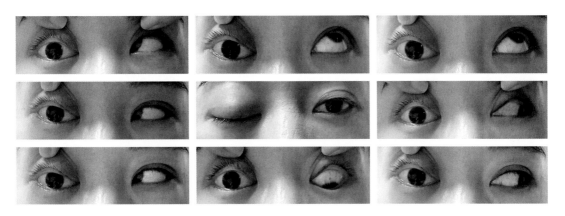

图 5-6-2(1) 眶上裂综合征患者眼位图

右眼上睑下垂,右眼球固定,各方向运动障碍

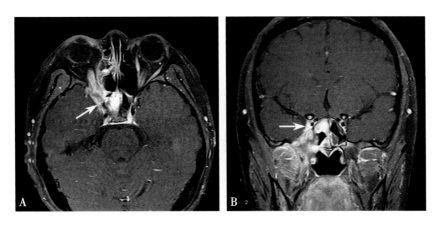

图 5-6-2(2) 眶上裂综合征患者 MRI

右侧翼腭窝区软组织肿块术后改变,海绵窦、眶尖组织水肿、出血(箭头);A.轴位;B.冠状位

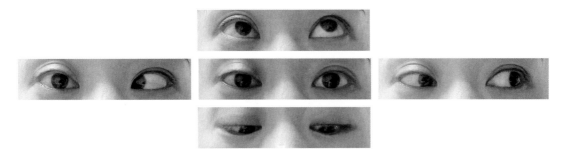

图 5-6-2(3) 眶上裂综合征患者治疗后 1 个月右眼睑下垂明显改善,右眼球除外展仍障碍外,余眼球运动基本正常

参考文献

1. Carroll CG, Campbell WW. Multiple cranial neuropathies. Semin Neurol, 2009, 29 (1): 53-65.

2. Weidauer S, Hofmann C, Wagner M, et al. Neuroradiological and clinical features in ophthalmoplegia. Neuroradiology, 2019, 61 (4): 365-387.

3. Fisher M. An unusual variant of acute idiopathic polyneuritis (syndrome of ophthalmoplegia, ataxia and areflexia). N Engl J Med, 1956, 255: 57-65.

4. Lo YL. Clinical and immunological spectrum of the Miller Fisher syndrome. Muscle Nerve, 2007, 36: 615-627.

5. 田国红, 王敏, 冯超逸. 瞳孔受累的 Miller-Fisher 综合征二例. 中华眼科杂志, 2016, 52 (2): 134-135.

第六章

海绵窦病变

【概述】

海绵窦为垂体和蝶鞍两侧由硬脑膜及骨膜组成的充满血管、神经及软组织的血窦结构。该部位病变常引起支配眼球运动的多条脑神经麻痹、眼眶血液回流障碍及明显疼痛的症状。其常见病变包括非特异炎症、感染、血管源性疾病、肿瘤转移及医源性损伤[1]。了解海绵窦常见病变的临床特征有助于眼肌麻痹患者的诊疗。

【解剖结构】

海绵窦前方止于眶上裂,向后至鞍背;可分为蝶鞍旁和蝶窦旁两个部分,这两部分并不连续。海绵窦的外侧壁由两层硬膜组成,两层硬膜间从上向下依次排列着动眼神经、滑车神经、三叉神经第一支(眼神经)和三叉神经第二支(上颌神经)[2]。展神经位于内侧颈内动脉旁,颈交感神经纤维缠绕于颈内动脉,因此海绵窦该部位的损害可导致展神经麻痹与Horner征(图6-0-1)。海绵窦前部近眶上裂部位,动眼神经分为上、下两支:上支支配提上睑肌和上直肌;下支支配下直肌、下斜肌、内直肌和瞳孔括约肌。依据损害部位及损害神经、血管的程度不同,临床又可将该部位病变分为:

(1) 眶尖综合征:累及视神经(Ⅱ)、动眼神经(Ⅲ)、滑车神经(Ⅳ)、展神经(Ⅵ)、三叉神经第一支(V_1)。

(2) 眶上裂综合征:紧邻眶尖前部的结构,除进入眼眶的多支眼球运动神经外,尚有Zinn总腱环及眼外肌的起始部,但视神经并不从此结构中经过[2]。

(3) 海绵窦综合征:眶尖综合征的所有症状及三叉神经上颌支(V_2)和眼交感纤维损害。

除外穿经海绵窦的多脑神经,海绵窦尚具有引流眼眶静脉回流的功能。两侧海绵窦通过中间结构交通。每侧海绵窦汇集了眼眶静脉回流(眼上静脉、眼下静脉)及视网膜中央静脉的血流,通过岩上静脉和岩下静脉回流至乙状窦,进而至颈内静脉丛。面部静脉与眼眶静脉之间有非常丰富的交通支,解释了颜面部感染容易导致眼眶蜂窝织炎及海绵窦静脉血栓的原因[3]。颈内动脉在海绵窦中呈"S"状走行,其分支小动脉为垂体及眼球运动神经提供血运。

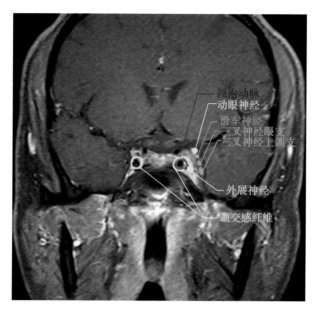

图 6-0-1　海绵窦解剖结构模式图

海绵窦位于蝶鞍两侧,呈三角形的血窦,其外侧壁从上至下依次排列着动眼神经、滑车神经、三叉神经第一支和第二支。颈内动脉与展神经位于内侧,颈交感神经纤维缠绕于颈内动脉壁

【临床表现】

海绵窦病变患者常主诉双眼复视、瞳孔异常、面部麻木或头痛。疼痛可放射至眶上或前额部,主要为三叉神经第一支分布区。由于海绵窦、眶尖及眶上裂结构在解剖学上是连续且相通的,因此该部位的病变常常有着共同的来源。眶上裂综合征患者随着疾病的发展可以出现眶尖及全海绵窦症状[4-5]。

(1)脑神经麻痹:可出现单根脑神经或多脑神经损害,动眼神经或展神经单根受累较常见。多脑神经损害患者可表现上睑下垂、眼球固定及瞳孔异常。脑神经麻痹急性病程常见,有反复发作情况,但慢性进展病变不常见。

(2)交替性瞳孔异常:由于海绵窦中动眼神经支配瞳孔的副交感括约肌及颈交感神经支配的瞳孔开大肌均可受累,故在明亮光线下受累侧瞳孔散大;暗光下则受累侧瞳孔缩小,为交感功能障碍导致。

(3)动眼神经分支受累:由于在海绵窦前部,即眶上裂部位动眼神经分出上支和下支,故该部位病变可出现部分动眼神经分支损害的表现。

(4)动眼神经错生:海绵窦部位的脑膜瘤、动脉瘤长期慢性压迫可导致动眼神经错生的症状(图 6-0-2)。

(5)同侧 Horner 征和展神经麻痹:海绵窦病变可以导致该两个症状共存。

(6)眼眶病变体征:突眼、眼压升高、眶周肿胀、球结膜充血、水肿。由于眼眶静脉回流障碍导致(图 6-0-3)。眼部高频 B 超可探及扩张的眼上静脉以及静脉回流血液中混杂的动脉血流信号(图 6-0-4)。

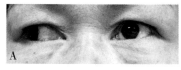
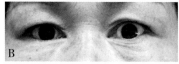
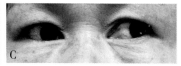

图 6-0-2 海绵窦脑膜瘤患者表现为左侧动眼神经麻痹及错生现象：B. 第一眼位左侧上睑退缩而不是上睑下垂；A. 向右侧注视时，左眼内收障碍，但左眼上睑抬起；C. 左眼外展正常

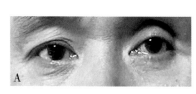
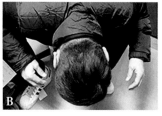
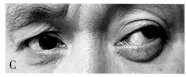

图 6-0-3 海绵窦血管病变患者主诉体位性视物成双
A. 直立体位时双眼无复视；B. 低头位数分钟；C. 左眼球结膜明显充血、眼球运动障碍

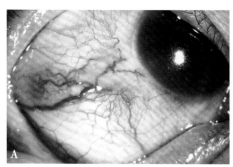
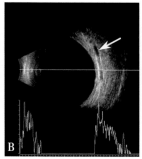
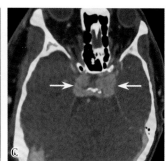

图 6-0-4 颈内动脉海绵窦瘘患者
A. 眼部球结膜血管扩张、迂曲，呈动脉化；B. 高频 B 超可探及扩张的眼上静脉（箭头）；C. 颅脑 CT 见双侧海绵窦明显扩张、强化（箭头）

（7）视力下降：为视神经病变导致。视力下降及痛性眼肌麻痹为眶尖综合征的核心症状。患者常因视力下降、复视、上睑下垂伴有明显的疼痛而首诊眼科。病变同时伴有动眼神经麻痹，即瞳孔传出障碍时，反向的瞳孔 RAPD 检查可以帮助识别是否同时存在视神经的受损（图 6-0-5，视频 6-0-1）。

（8）疼痛：最常集中在前额部、眼眶周围，即三叉神经第一支分布区，部分可放射至上颌部位。少数患者并无疼痛，但查体可发现该部位痛觉减退。

【鉴别诊断】

（1）重症肌无力：眼肌型重症肌无力患者可以出现任何类型的眼外肌麻痹，包括多条肌肉神经受累的表现。注意瞳孔不受累以及无明显疼痛为重要的鉴别诊断要点。诊断中注意是否存在疲劳性与波动性。既往病史中不治而愈或一过性复视、眼睑下垂对诊断有重要帮助。新斯的明试验及电生理检查可以帮助明确诊断[6]。

141

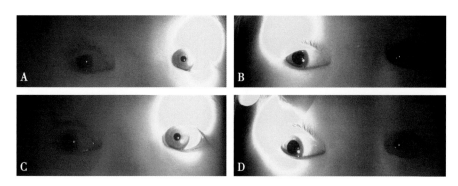

图 6-0-5　外伤致眶尖部位损伤患者左眼反向 RAPD 检查

患者右侧动眼神经麻痹,瞳孔散大,对光反射消失。A. 光线照射左眼,左侧瞳孔收缩;
B. 光照移到右眼,左侧瞳孔散大;C. 光照再次移到左眼,左侧瞳孔收缩;D. 光照再次移
到右眼,左侧瞳孔散大

（2）眼眶炎性假瘤:由于眼眶内炎症导致提上睑肌、上直肌或其他眼外肌的肿胀及功能障碍,可出现上睑下垂、眼球垂直运动障碍等表现。眼眶 MRI 中可以清晰显示眼外肌病变。注意该病发病机制与 Tolosa-Hunt 综合征可能有共同之处。

（3）Miller-Fisher 综合征:为吉兰 - 巴雷综合征的脑神经型,即脑神经脱髓鞘疾病。患者病前多有上呼吸道或胃肠道感染。表现为急性支配眼球运动的脑神经:动眼神经、滑车神经及展神经同时或不同程度受累,严重者出现眼球固定。除外眼部症状,患者尚有四肢腱反射降低、共济失调等神经系统表现。

海绵窦病变的常见病因详见表 6-0-1。

表 6-0-1　海绵窦病变的常见病因

诊断	
感染性	嗜酸性肉芽肿性多血管炎
细菌(金黄色葡萄球菌,链球菌,革兰氏阴性杆菌,分枝杆菌,苍白密螺旋体)	巨细胞动脉炎
	结节病
真菌(毛霉菌,曲霉菌,隐球菌)	IgG4 相关疾病
病毒(带状疱疹)	系统性红斑狼疮
寄生虫(蠕虫)	韦格肉芽肿
血管性	眼眶炎性假瘤
颈动脉 - 海绵窦瘘	**肿瘤性**
无菌性海绵窦血栓形成	神经纤维瘤,神经鞘瘤
海绵窦颈动脉瘤	恶性周围神经鞘瘤,垂体瘤,胶质瘤,脑膜瘤
镰状细胞贫血	窦癌,淋巴瘤
炎性(Inflammatory)	转移瘤(横纹肌肉瘤)
非特异炎症(Tolosa-Hunt 综合征)	**外伤 / 医源性**
结节性多动脉炎	

第一节 感 染 性

【概述】

海绵窦感染性病变包括细菌性(金黄色葡萄球菌,链球菌,革兰氏阴性杆菌,分枝杆菌,苍白密螺旋体)、真菌性(毛霉菌,曲霉菌,隐球菌)、病毒性及寄生虫。毛霉菌及曲霉菌能迅速由感染原发部位扩散至海绵窦及眼眶,尤其是免疫缺陷患者:糖尿病、老年人、长期服用免疫抑制剂患者等。真菌极易随血流播散,可从一侧海绵窦、眼眶迅速扩散到另一侧。MRI检查有助于明确病变部位及累及组织的范围。组织活检及坏死分泌物的培养有助于确诊。由于该疾病预后不佳且较凶险,故积极的全身抗真菌治疗和手术开窗引流非常重要[7]。

【临床特征】

患者多为急性起病,头痛、复视、眼球运动障碍及突眼、眼部充血、水肿。严重者高热、昏迷、意识障碍。影像学检查可以帮助明确病因。神经系统腰穿脑脊液涂片及针对病原菌的化验检查对于疾病的诊断非常关键。

【治疗】

积极有针对性地抗感染治疗合并抗凝治疗,减少病原菌进入中枢神经系统导致的严重并发症及继发性血栓性疾病的出现。在明确病原菌感染之前避免大剂量激素的冲击治疗。

【预后】

大部分患者治疗后生命体征平稳,将遗留部分并发症。

【病例 6-1-1】

男性,80岁,右侧头痛、眼睑下垂、眼球不能转动3天。病前有发热、鼻窦炎病史。既往2-DM,血糖控制不佳。神经眼科检查:神清,言语流利。BCVA:右眼0.5;左眼0.8。眼底:双侧视盘边界清,色红。血管动脉硬化,糖尿病眼底病变。右眼睑完全下垂,右眼睑及周围软组织红肿,球结膜明显充血。右眼球基本固定。瞳孔右侧约4mm,左侧2.5mm[图6-1-1(1)]。右侧额部三叉神经支配区痛觉减退。其余脑神经检查无异常。四肢感觉运动正常。颅脑MRI示右侧眼眶内软组织充血、肿胀、眶尖及海绵窦区增宽,可疑血栓形成[图6-1-1(2)]。血液学检查 WBC 19.12×10^9/L,中性粒细胞比例88.9%,血沉25mm/h,糖化血红蛋白9.8%。诊断:海绵窦急性感染性病变。处理:紧急转诊神经内科行腰穿脑脊液检查,结果示真菌感染。给予积极抗真菌治疗后患者生命体征平稳,头痛消失。上睑下垂及眼球运动好转。

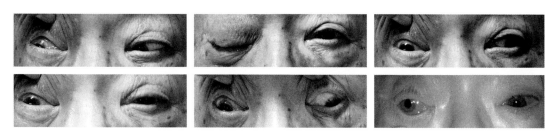

图 6-1-1(1) 海绵窦急性感染患者眼位图

第一眼位右侧上睑完全下垂,右侧球结膜充血、水肿、眼球突出;眼球各向运动障碍;右侧瞳孔散大

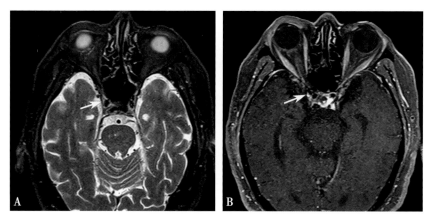

图 6-1-1(2) 海绵窦急性感染患者眼眶 MRI

A. T2WI 序列显示右侧眼外肌增粗、海绵窦流空信号异常(箭头);B. T1WI 增强后右眼眶尖及海绵窦内信号混杂,强化(箭头)

【病例 6-1-2】

女性,50 岁,右侧面部麻木不适,伴头痛、复视 2 周,右眼失明 3 天。急诊科血液检查发现糖尿病、酮症。神经眼科检查:神清,烦躁。BCVA:右眼 NLP;左眼 1.0。右眼睑完全下垂,右眼角膜水肿、球结膜充血明显、眼球突出、右侧眼球固定[图 6-1-2(1)]。眼底右眼窥视不清。右侧额部三叉神经支配区痛觉减退。其余脑神经检查无异常。四肢感觉运动正常。颅脑 MRI 示右侧眼眶内软组织肿胀、视神经强化、右侧海绵窦增宽、右侧眼上静脉增粗,海绵窦炎症可能[图 6-1-2(2)]。诊断:海绵窦感染合并血栓形成。处理:建议积极控制感染、抗血栓治疗。患者虽然经过积极治疗,但右眼视力仍无光感。

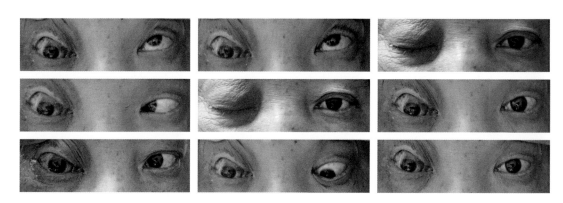

图 6-1-2(1) 海绵窦感染合并血栓形成患者眼位图

第一眼位右上睑完全下垂,右眼球结膜充血、水肿、角膜水肿、眼球突出;眼球各向运动障碍;右侧瞳孔散大

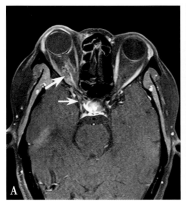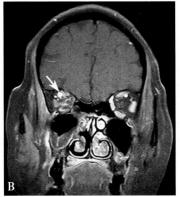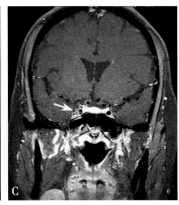

图 6-1-2(2)　海绵窦感染合并血栓形成眼眶 MRI

A. T1WI 序列增强后示右侧眼球突出、眼眶内软组织强化、视神经鞘膜强化(粗箭头);眶尖软组织强化(细箭头);B. 冠状位 T1WI 序列增强后示右侧眼上静脉明显增粗(箭头)、眼眶内软组织及肌肉强化;C. 冠状位 T1WI 序列增强后右侧海绵窦明显增宽、右侧颈内动脉血管壁增厚,可能血栓形成(箭头)

【病例 6-1-3】

男性,33 岁,左侧眼球运动障碍 2 周,左耳间断性流脓半年。患者半年前因左耳听力下降、流脓在耳科就诊时诊断为中耳炎。治疗后好转。近期感冒后左耳流脓症状加重,同时出现左眼球不能外转。既往否认高血压及糖尿病。

神经眼科检查:神清,言语流利。BCVA:双眼 1.0。双侧瞳孔等大等圆,对光反射灵敏。眼底:双侧视盘边界清,色红。眼球运动:双眼外展欠充分,左眼明显。余眼球运动正常[图 6-1-3(1)]。左侧面部痛觉较右侧减退。其余脑神经检查无异常。颅脑及眼眶 MRI 见左侧眶尖、海绵窦及鞍区前床突旁见不规则软组织增厚影,左侧海绵窦增宽、强化;左侧中耳乳突亦见软组织增厚影,炎性病变[图 6-1-3(2)]。诊断:海绵窦炎症,耳源性。建议耳科积极治疗原发病及手术清除病灶。

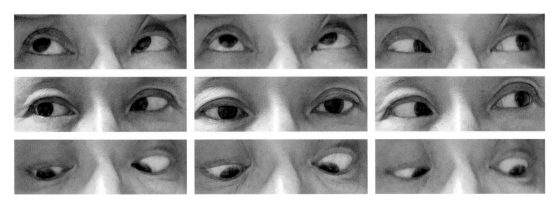

图 6-1-3(1)　海绵窦耳源性感染患者眼位图

第一眼位示双眼轻度内斜视;双眼外展均欠充分,左眼明显

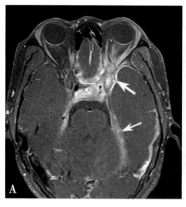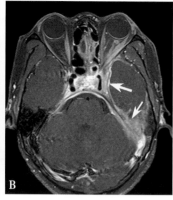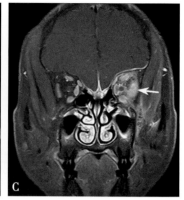

图 6-1-3(2)　海绵窦耳源性感染患者眼眶磁共振 T1WI 增强扫描

A. 轴位扫描示左侧眼眶、眶尖、海绵窦(粗箭头)及中颅窝可见强化(细箭头),右侧海绵窦亦受累;B. 炎症来源于左侧中耳乳突(细箭头);C. 冠状位见左侧眼眶内眼外肌明显增粗、强化(箭头),视神经鞘膜强化

【病例 6-1-4】

男性,50 岁,右眼疼痛不适伴右眼变小 1 个半月。既往否认高血压及糖尿病史。吸烟 1 包/日。神经眼科检查:神清,言语流利。BCVA:双眼 1.0。眼底双侧视盘边界清晰,色红,视网膜无明显病变。左侧瞳孔略小,双侧瞳孔对光反射存在。右眼睑裂略小于左眼,右眼下睑上抬[图 6-1-4(1)]。右眼球上转、内转、下转欠充分[图 6-1-4(2)]。右侧面部痛觉略减退。其余脑神经检查无异常。颅脑及眼眶 MRI 报告:右侧眶尖及海绵窦区信号异常,强化,考虑炎症可能[图 6-1-4(3)]。诊断:眼肌麻痹、动眼神经不全麻痹、Horner 征。转诊神经内科行血液及腰穿脑脊液检查。患者血清梅毒螺旋体抗体阳性,RPR 滴度 1∶32 阳性。脑脊液 RPR 滴度 1∶8 阳性。故给予青霉素驱梅治疗。出院后患者复视症状明显好转。

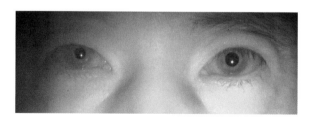

图 6-1-4(1)　海绵窦炎症患者右眼 Horner 征

右侧睑裂较左侧小;左眼上睑略下垂,下眼睑上抬;右眼瞳孔约 2mm,左侧约 3mm,双侧瞳孔对光反射存在

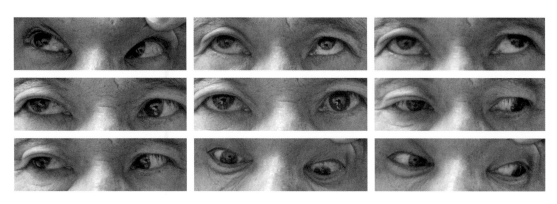

图 6-1-4(2)　海绵窦炎症患者眼位图

患者右侧睑裂略小,右眼下转、内转及上转欠充分

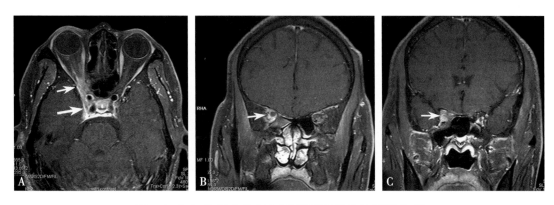

图 6-1-4(3)　海绵窦炎症患者眼眶磁共振 T1WI 增强扫描

A. 轴位扫描示右侧眶尖(细箭头)、海绵窦(粗箭头)明显增宽及强化;B. 冠状位可见眶尖周围组织强化(箭头);C. 冠状位见眶尖(箭头)及颅底脑膜强化

第二节　Tolosa-Hunt 综合征

【概述】

Tolosa-Hunt 综合征:为眶尖、眶上裂或海绵窦非特异性肉芽肿性炎症,急性痛性眼肌麻痹及对激素治疗敏感是该综合征的特征。动眼神经为最常见受累脑神经,其次为外展、三叉及滑车神经。20%~30% 的患者可出现突眼及视力下降[4-5]。有限的研究表明:特发性眼眶炎性病变与海绵窦 Tolosa-Hunt 综合征有着共同的发病机制,因为解剖结构中上述部位相互之间存在交通。由于该综合征为排除诊断,故临床痛性眼肌麻痹患者需要进行仔细的鉴别诊断。影像学 MRI 检查可见海绵窦增宽及异常强化,强化可延续至眶尖部位。虽然影像学有助于显示蝶鞍旁病变的界限及与正常结构的关系,但大多数时候确定病变性质仍显困难。对激素治疗反应迅速也是该病的特征,但激素递减后症状容易反复,因此完全治愈需要数月。注意淋巴瘤、系统性红斑狼疮等对激素同样敏感,必要时活检或血清

学检查。

【临床特征】

急性眼肌麻痹伴有患侧头痛为该病的临床特征。患者病前多有发热及上呼吸道感染的前驱病史。炎症可累及动眼神经、展神经或多个支配眼球运动的神经。由于支配头面部痛觉的三叉神经第一支常常受累，故患者多有患侧头痛，查体痛觉减退。由于动眼神经在眶尖部位分为上支及下支，一些患者动眼神经麻痹表现为部分性。

【治疗】

排除感染后可使用激素治疗。临床常见甲泼尼龙 500mg 静脉冲击治疗，随后逐渐递减至口服泼尼松。高血压及糖尿病患者注意监测血压与血糖。一般患者对激素反应较好，临床症状可迅速改善。但总疗程建议 6 个月以上。因该病容易反复发作。反复发作或激素不能长期耐受患者建议加用免疫抑制剂。

【预后】

大部分患者治疗后症状迅速改善，多数患者能够痊愈。

【病例 6-2-1】

男性，70 岁，头痛伴右侧上睑下垂 1 周来诊。既往高血压，糖尿病。服药控制可。病前感冒后出现头痛、复视。神经眼科检查：神清，言语流利。BCVA：右眼光感；左眼 0.8。右侧瞳孔散大，对光反射迟钝。眼底：双侧视盘边界清，色红。右眼上睑完全下垂，眼球运动：右眼内转、上转及下转均障碍［图 6-2-1（1）］。双眼其余运动均正常。其余脑神经检查无异常。眼眶 MRI 示右侧眶尖及海绵窦强化［图 6-2-1（2）］。诊断：Tolosa-Hunt 综合征，累及眶尖，视神经及动眼神经受累。给予口服泼尼松 50mg/d 口服。1 周后患者头痛消失，上睑下垂好转，但右眼视力仍为光感。口服激素减量至 15mg/d，加用甲氨蝶呤长期维持。患者病前稳定。

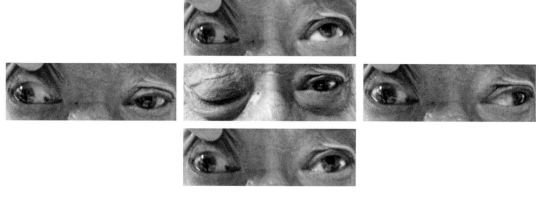

图 6-2-1（1）　Tolosa-Hunt 综合征患者眼位图
右眼上睑下垂，右眼球上转、内转及下转均障碍

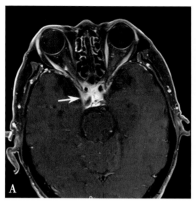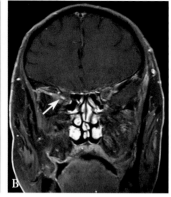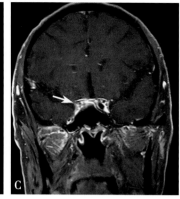

图 6-2-1(2)　Tolosa-Hunt 综合征患者眼眶磁共振 T1WI 增强

A. 轴位扫描示右侧眶尖、海绵窦明显增宽及强化(箭头);B. 冠状位可见眶尖周围组织强化(箭头);C. 冠状位见眶尖及颅底脑膜强化(箭头)

【病例 6-2-2】

男性,58 岁,双眼视物成双 1 个月,伴左眼胀痛不适。既往轻度高血压,服药控制可。神经眼科检查:神清,言语流利。BCVA:双眼 1.0;双侧瞳孔等大等圆,左侧瞳孔光反射略迟钝。眼底:双侧视盘边界清,色红。左侧睑裂缩小,左眼球内转、外转、上转障碍,下转正常[图 6-2-2(1)]。右眼球运动正常。颜面部痛觉无明显减退。其余脑神经检查无异常。眼眶 MRI 示左侧眶尖及海绵窦增宽、强化[图 6-2-2(2)]。血液学常规检查、风湿免疫及感染组套均阴性。诊断:Tolosa-Hunt 综合征。给予甲泼尼龙 500mg/d,静脉注射 3 天,患者复视明显减轻。随后口服泼尼松 60mg/d,缓慢减量。1 个月后复查眼球运动完全正常[图 6-2-2(3)],泼尼松递减至 15mg/ 日,加用甲氨蝶呤维持。

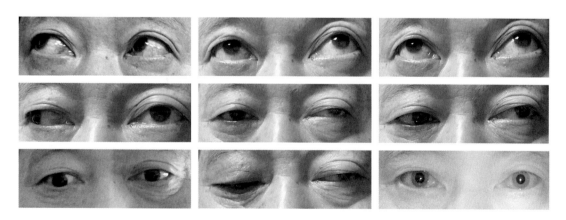

图 6-2-2(1)　Tolosa-Hunt 综合征患者眼位图

左侧睑裂缩小,左眼球内转、外转及上转运动障碍,双眼瞳孔等大

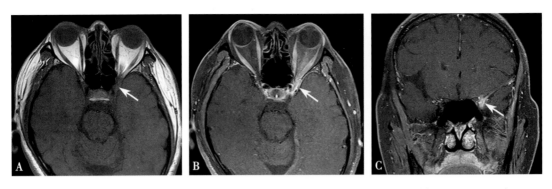

图 6-2-2(2)　Tolosa-Hunt 综合征患者眼眶磁共振 T1WI 扫描

A. 轴位扫描示左侧眶尖软组织增宽(箭头);B. T1WI 轴位增强后可见左侧眼眶内软组织轻度强化,累及眶尖及左侧海绵窦(箭头);C. T1WI 冠状位增强后可见左侧眶尖强化(箭头)

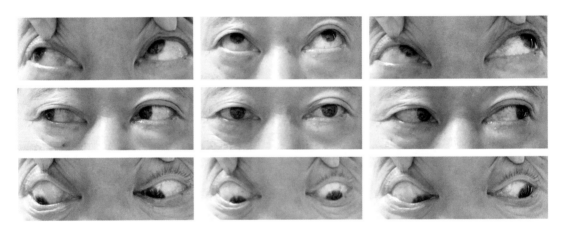

图 6-2-2(3)　治疗后患者眼球运动完全正常

【病例 6-2-3】

男性,56 岁,教师。双眼视物成双 1 个月,伴右眼睁不开,视力下降、头痛。在当地中医治疗,肝功能异常。否认高血压及糖尿病。神经眼科检查:神清,言语流利。BCVA:右眼 0.1,左眼 1.0;双侧瞳孔等大等圆,右侧瞳孔直接光反射迟钝。眼底:右侧视盘边界清,颜色略淡。右侧睑裂缩小,右眼上睑下垂,右眼球内转、上转、下转均障碍,外转欠充分;左眼球运动基本正常[图 6-2-3(1)]。双侧面部痛觉减退。其余脑神经检查无异常。眼眶 MRI 示双侧眶尖及海绵窦增宽、强化[图 6-2-3(2)]。血液学检查除肝功能异常外风湿免疫及感染组套均阴性。诊断:Tolosa-Hunt 综合征。给予甲泼尼龙 250mg/d,静脉注射 3 天,患者疼痛症状明显减轻。随后口服泼尼松 40mg/d,缓慢减量。2 个月后复查眼球运动完全正常[图 6-2-3(3)],但右眼视力无提高。复查眼眶 MRI 示双侧眶尖及海绵窦强化较前明显好转[图 6-2-3(4)]。泼尼松递减至 15mg/d,加用甲氨蝶呤维持。

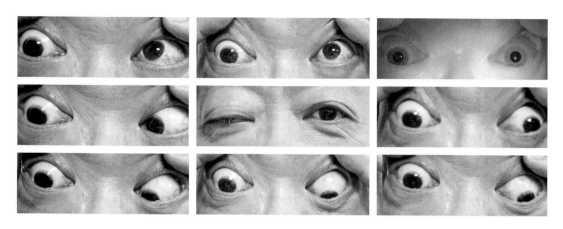

图 6-2-3(1) Tolosa-Hunt 综合征患者眼位图

右眼上睑下垂,睑裂缩小,右眼球上转、下转及内转均障碍,外转略受限;左眼运动基本正常;双侧瞳孔等大

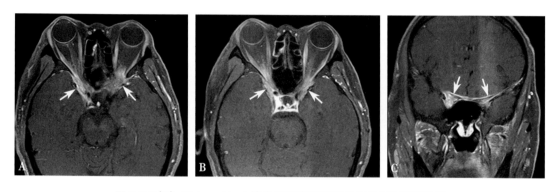

图 6-2-3(2) Tolosa-Hunt 综合征患者眼眶磁共振 T1WI 增强扫描

A、B. 轴位扫描示双侧眶尖及海绵窦区软组织强化(箭头);C. 冠状位可见双侧眶尖软组织强化,右侧明显(箭头);颅底脑膜强化(箭头)

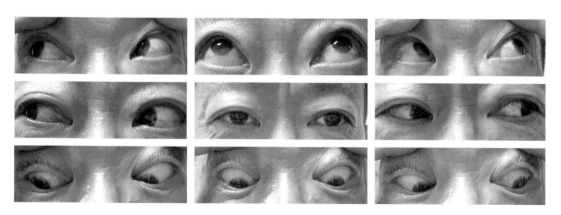

图 6-2-3(3) 激素治疗后患者眼位图

双侧眼球运动正常

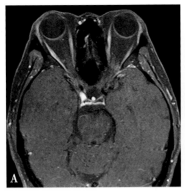
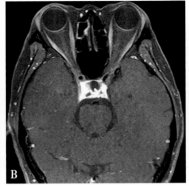
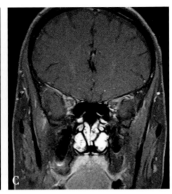

图 6-2-3(4)　复查眼眶磁共振 T1WI 增强扫描

A、B. 轴位扫描示双侧眶尖及海绵窦区强化病灶消失;C. 冠状位双侧眶尖软组织强化消失,颅底脑膜强化消失

第三节　颈内动脉海绵窦瘘

【概述】

颈内动脉海绵窦瘘(carotid-cavernous fistulas,CCF):由于颈内动脉在海绵窦中呈"S"走行,CCF 患者颈内动脉的血流直接汇入海绵窦导致回流负荷增加的眼部体征。CCF 的临床分类依据病因、流量高低及引流血管不同而有所差异。其中常见的为高流量型 CCF,80%直接性 CCF 由外伤导致。高流量直接性 CCF 临床症状突出。低流量型也称为非直接型,颈内动脉的分支或颈外动脉与海绵窦硬脑膜交通导致,故也称为硬脑膜动静脉畸形(dural arteriovenous malformation,DAVMs)。该类患者自发性多见,由于流量较低,故起病隐匿。

【临床特征】

高流量型患者出现明显的突眼、球结膜充血、眼球运动障碍、复视等眼眶静脉回流障碍征象。眼科检查可见突眼、球结膜充血、结膜血管动脉化、眼压升高、眼部血管杂音等。充血肿胀的眼外肌及海绵窦部位累及眼球运动神经可导致患者眼球运动障碍及复视。头部血管杂音表明 CCF 流量较高。脑神经受累可包括:动眼神经、展神经、滑车神经、三叉神经第 1和 2 支,以及面神经。文献报道展神经麻痹最为常见。

低流量 DAVMs 患者眼部症状较隐匿,有些仅有轻微的外展麻痹体征,但有逐渐加重的趋势。如果引流血管向后通过岩下窦回流,则眼部充血、眼上静脉扩张等征象不明显,称为"白眼"引流(white-eyed shunt)。随着病变加重,患者可以出现眼部静脉回流受阻的症状:突眼、球结膜充血、眼睑水肿及眼压增高等。眼部后节症状:视网膜静脉淤滞、出血、视盘水肿等。脑神经亦可受累。

眼眶超声检查、MR 血管造影及介入导管脑血管 DSA 有助于确诊且行栓塞手术。

【治疗】

高流量患者需要积极栓塞治疗,症状轻微或无症状者可对症处理。

【预后】

血管内栓塞治疗后,大多数患者症状消失,但复视可部分残留。需要斜视手术进一步消除重影。

【病例 6-3-1】

男性,50 岁,交通事故半年后双眼复视,左眼睑下垂及眼球红肿。神经眼科检查:神清,言语流利。BCVA:双眼 0.8。右侧瞳孔 2.5mm,左侧瞳孔 4mm,左侧瞳孔直接对光反射消失[图 6-3-1(1)]。眼底:双侧视盘边界清,色红[图 6-3-1(2)]。右眼

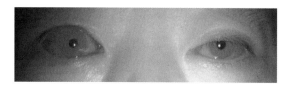

图 6-3-1(1) 颈动脉海绵窦瘘患者左侧瞳孔较右侧大

球结膜血管充血、动脉化[图 6-3-1(3)]。左侧睑裂缩小,左眼球内转、上转及下转障碍[图 6-3-1(4)]。其余脑神经检查无异常。颅脑 CT 示双侧脑室扩大,侧脑室引流术后[图 6-3-1(5)]。颅脑 CTA 示双侧海绵窦异常充盈,颈动脉海绵窦瘘可能[图 6-3-1(6)]。诊断:颈内动脉海绵窦瘘(双侧),动眼神经麻痹(左)。处理:转诊血管外科行脑血管 DSA 检查及栓塞治疗。患者术后球结膜充血明显好转,复视症状减轻。

点评: 高流量的颈动脉海绵窦瘘患者眼部球结膜充血、突眼、眼球运动障碍。结合眼部血管超声及磁共振血管成像诊断并不困难。患者眼球运动障碍可表现为动眼神经、展神经及瞳孔 Horner 征。

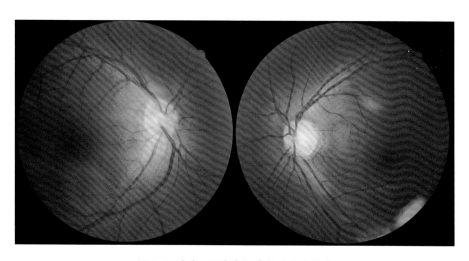

图 6-3-1(2) 颈动脉海绵窦瘘患者眼底
双侧视盘边界清,左侧视盘颞侧略苍白;视网膜血管未见明显迂曲、充血

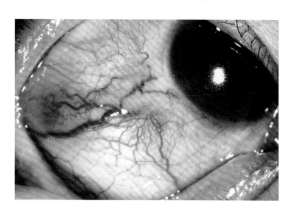

图 6-3-1(3) 颈动脉海绵窦瘘的患者球结膜血管扩张、迂曲、动脉化

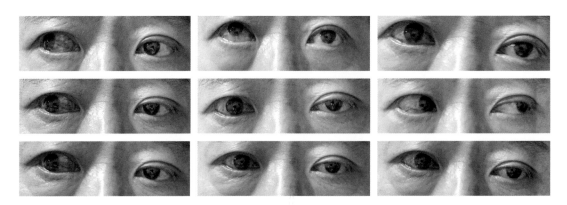

图 6-3-1(4)　颈动脉海绵窦瘘患者眼位图
左侧睑裂缩小、上睑下垂、左眼球上转、下转及内转障碍

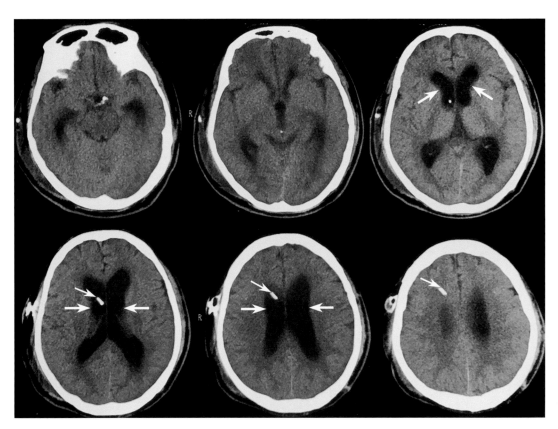

图 6-3-1(5)　颈动脉海绵窦瘘患者颅脑 CT
双侧脑室扩大，右侧侧脑室引流术后；粗箭头示扩大的脑室；细箭头示脑室腹腔引流管

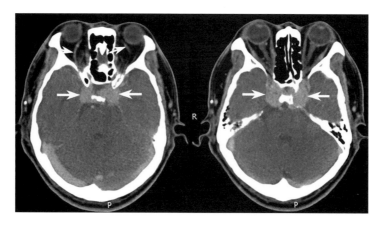

图 6-3-1(6) 颈动脉海绵窦瘘患者颅脑增强 CT
双侧眼上静脉扩张(细箭头)、双侧海绵窦异常血管充盈(粗箭头)

【病例 6-3-2】

女性,55 岁,双眼复视 7 个月,逐渐加重。外院按照"甲状腺眼病"给予保守治疗,症状无改善。既往有头部外伤史,否认高血压及糖尿病史。神经眼科检查:神清,言语流利。BCVA:双眼 1.0。双侧瞳孔等大等圆,对光反射灵敏。眼底:双侧视盘边界清,色红[图 6-3-2(1)]。双眼球结膜血管扩张、动脉化[图 6-3-2(2)]。双侧睑裂等大。眼球运动:双眼球运动未见明显异常[图 6-3-2(3)],遮盖去遮盖示内隐斜。其余脑神经检查无异常。四肢感觉运动正常。眼部高频 B 超示双侧眼上静脉扩张[图 6-3-2(4)]。颅脑 MRI 双侧海绵窦内血管流空信号影,可疑海绵窦动静脉瘘[图 6-3-2(5)]。诊断:颈内动脉海绵窦瘘(双侧),展神经麻痹。处理:转诊血管外科行脑血管 DSA 检查。

点评:该患者的颈动脉海绵窦瘘仅表现为隐斜视而无明显眼球运动障碍,容易漏诊。眼部球结膜充血、血管动脉化的体征,结合眼部超声检查可发现静脉回流障碍的征象,进一步的影像学检查可以帮助明确诊断。

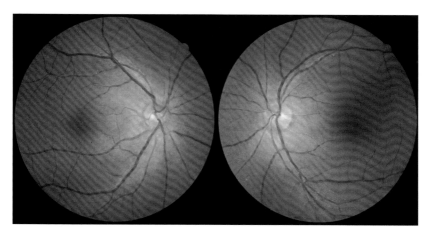

图 6-3-2(1) 颈动脉海绵窦瘘患者眼底
双侧视盘边界清,血管无静脉迂曲及充血

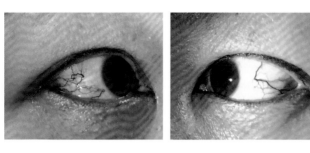

图 6-3-2(2) 颈动脉海绵窦瘘患者双眼球结膜血管扩张、动脉化

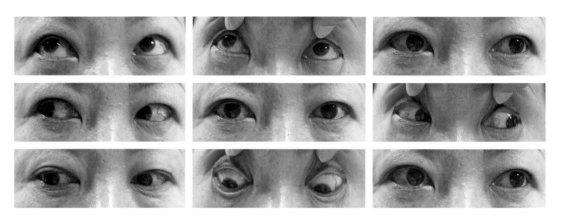

图 6-3-2(3) 颈动脉海绵窦瘘患者眼位图
双侧眼球运动基本正常

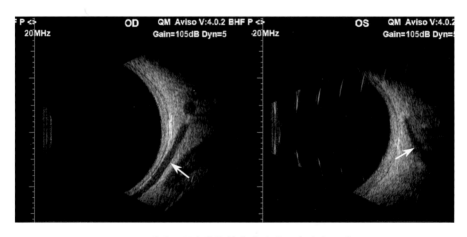

图 6-3-2(4) 颈动脉海绵窦瘘患者眼部高频 B 超
双侧眼上静脉明显增粗、扩张(箭头)

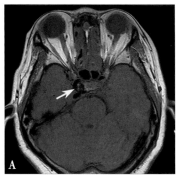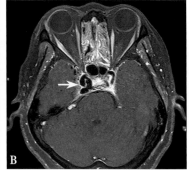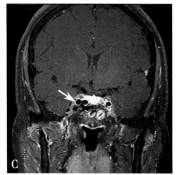

图 6-3-2(5)　颈内动脉海绵窦瘘患者眼眶 MRI

A.T1WI 右侧海绵窦粗大血管流空信号影(箭头);B.T1WI 增强后右侧海绵窦血管流空效应,为畸形血管(箭头);C.冠状位 T1WI 增强后双侧海绵窦增宽,右侧侧明显,提示血管畸形(箭头)

【病例 6-3-3】

女性,67 岁,头晕、双眼复视 2 个月,逐渐加重。外院按照"展神经缺血"治疗,症状加重。既往轻度高血压,否认糖尿病史。4 年前头部摔伤病史。近期出现头部轰鸣,咳嗽后明显加重。神经眼科检查:神清,言语流利。BCVA:双眼 1.0。双侧瞳孔不等大,右侧 3mm,左侧 2mm,对光反射灵敏[图 6-3-3(1)]。眼底:双侧视盘边界清,色红。双眼球结膜未见明显充血[图6-3-3(2)]。双侧睑裂等大。眼球运动:左眼外展障碍,余眼球运动正常[图 6-3-3(3)]。其余脑神经检查无异常。四肢感觉运动正常。眼部血管多普勒示双侧眼上静脉充盈扩张[图 6-3-3(4)]。颅脑 MRI 左侧海绵窦混杂血流信号影,流空效应,可疑海绵窦动静脉瘘[图 6-3-3(5)]。诊断:海绵窦动静脉瘘,展神经麻痹(左);Horner 征(左)。处理:转诊血管外科行脑血管 DSA检查及介入治疗。

点评:该患者首诊时按照老年人常见展神经缺血处理,但病程 2 个月后无明显好转却症状加重,提示其他较为风险的器质性病变。查体时左侧瞳孔缩小、睑裂缩小的 Horner 征及同侧展神经麻痹可明确定位于左侧海绵窦颈内动脉周围,结合影像学检查可迅速确诊。此外,该患者虽然 CCF 流量较高,甚至伴有头鸣,但眼部球结膜无明显充血及毛细血管扩张。为海绵窦岩静脉向后部引流导致,称为"白眼引流"(white-eyed shunt)。

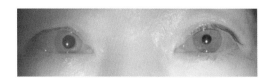

图 6-3-3(1)　海绵窦动静脉瘘的患者左侧瞳孔较右侧小,为 Horner 瞳孔

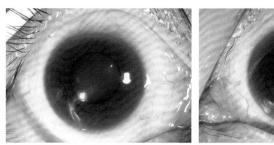
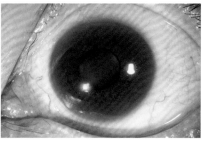

图 6-3-3(2)　海绵窦动静脉瘘的患者后部岩下窦回流眼部无明显球结膜血管
充血、扩张,为"白眼"引流

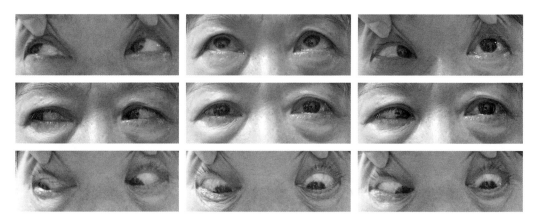

图 6-3-3(3)　海绵窦动静脉瘘患者眼位图
左眼外展明显障碍,余眼球运动基本正常

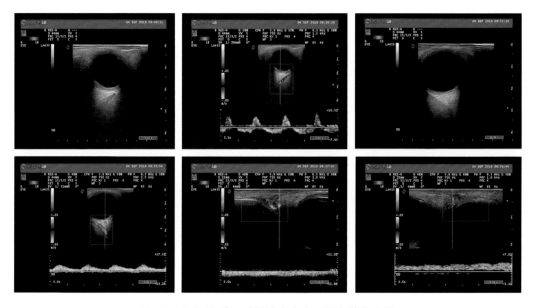

图 6-3-3(4)　海绵窦动静脉瘘患者眼部血管多普勒
双侧眼上静脉充盈扩张

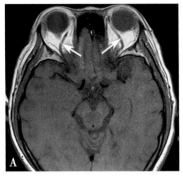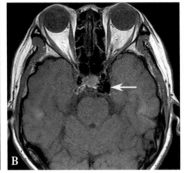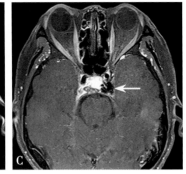

图 6-3-3(5)　海绵窦动静脉瘘患者眼眶 MRI

A. T1WI 双侧眼上静脉迂曲扩张(箭头);B. T1WI 左侧海绵窦大片血管流空影,为畸形血管(箭头);C. T1WI 增强后左侧海绵窦血管流空效应,提示动静脉畸形(箭头)

【病例 6-3-4】

女性,70 岁,头晕、双眼复视 1 个月,逐渐加重。既往高血压及脑梗死。外院按照"动眼神经缺血"治疗,症状无好转。神经眼科检查:神清,言语流利。BCVA:双眼 0.8。双侧瞳孔等大,左眼对光反射迟钝[图 6-3-4(1)]。眼底:双侧视盘边界清,色红。双眼球结膜未见明显充血。左侧睑裂较右侧小。眼球运动:左眼球内转、上转及下转障碍[图 6-3-4(2)];左眼内转时左侧睑裂明显增大[图 6-3-4(3)]。其余脑神经检查无异常。四肢感觉运动正常。颅脑 MRI 左侧海绵窦混杂血流信号影,流空效应,可疑海绵窦动静脉瘘[图 6-3-4(4)]。诊断:海绵窦动静脉瘘,动眼神经麻痹(左)。处理:转诊血管外科行脑血管 DSA 检查及介入治疗[图 6-3-4(5)]。经过动静脉瘘栓堵后,患者复视明显好转,眼球运动较前明显好转。

点评:该患者首诊时表现为左侧动眼神经麻痹,按照老年人常见神经缺血处理症状无好转。仔细查体发现:双侧瞳孔虽然在暗光下等大等圆,但左眼光反射明显迟钝,因此为瞳孔受累的动眼神经麻痹而非缺血性动眼神经麻痹。另外在查体时眼睑有神经错生现象:左侧上睑下垂在左眼内转时明显增大。强烈提示肿瘤、动脉瘤或血管畸形导致而非缺血病因。

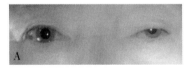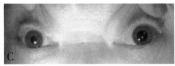

图 6-3-4(1)　海绵窦动静脉瘘的患者瞳孔变化

A、B. 暗光下左侧上睑下垂、双侧瞳孔基本等大;C. 光线照射下右侧瞳孔缩小,左侧瞳孔对光反应迟钝,为左侧动眼神经麻痹瞳孔受累

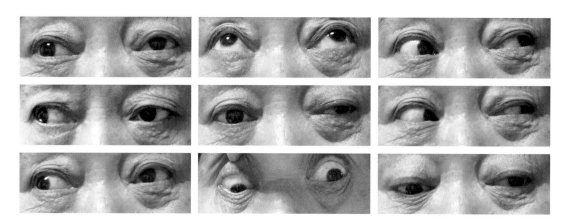

图 6-3-4(2) 海绵窦动静脉瘘患者眼位图
左侧睑裂缩小、左眼球内转、上转及下转均障碍、外展正常

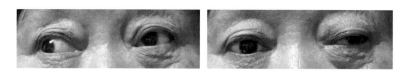

图 6-3-4(3) 海绵窦动静脉瘘患者左侧动眼神经错生现象:左侧睑裂缩小;
左眼内转时睑裂明显增大

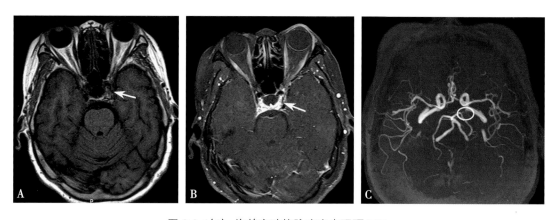

图 6-3-4(4) 海绵窦动静脉瘘患者眼眶 MRI
A. T1WI 左侧海绵窦血管流空信号(箭头);B. T1WI 增强后左侧海绵窦血管流空信号(箭头);C. 颅脑 MRA 示
左侧海绵窦区异常显影的血管,为动静脉瘘(白圈内)

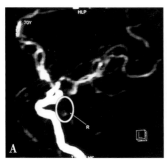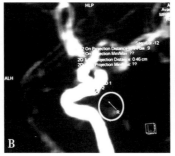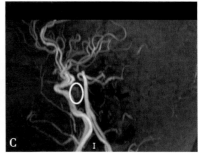

图 6-3-4(5)　海绵窦动静脉瘘患者颅脑 DSA

A、B. 颈内动脉海绵窦段动静脉畸形经过栓塞后(白圈内为原血管畸形部位);C. 介入治疗前 MRA 示海绵窦区异常血管影(白圈内)

【病例 6-3-5】

女性,50 岁,双眼复视 3 个月伴左侧头痛。在当地医院按照炎症给予激素治疗后效果不明显。既往否认高血压及糖尿病史。否认明显外伤史。神经眼科检查:神清,言语流利。BCVA:双眼 1.0。双侧瞳孔等大等圆,对光反射灵敏。眼底:双侧视盘边界清,色红。双眼球结膜未见明显充血。双侧睑裂基本等大。眼球各向运动未见明显异常[图 6-3-5(1)]。遮盖去遮盖可见内隐斜。马氏杆检查双眼内斜视约 15°。其余脑神经检查无异常。四肢感觉运动正常。颅脑 MRI 左侧海绵窦后部可见细小混杂血流信号影,可疑海绵窦动静脉瘘[图 6-3-5(2)]。转诊血管外科行 DSA 检查,确诊:海绵窦动静脉瘘(左侧),展神经麻痹(左)。处理:行栓塞治疗。治疗后患者复视消失[图 6-3-5(3)]。

点评:该患者临床症状轻微,仅表现为内斜视。警惕低流量的颈动脉海绵窦瘘无明显眼部充血、突眼、静脉扩张的体征。由于展神经在海绵窦段内位于颈内动脉旁,出现动静脉瘘时首先受累。

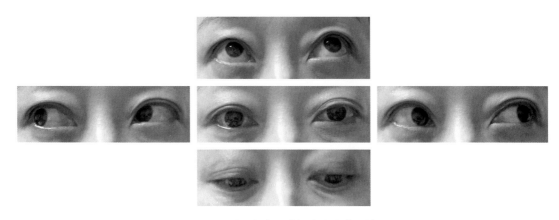

图 6-3-5(1)　海绵窦动静脉瘘患者眼位图

双侧眼球运动基本正常

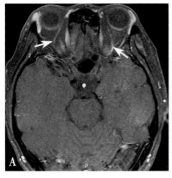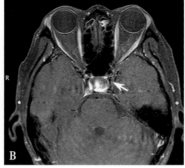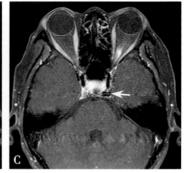

图 6-3-5(2)　海绵窦动静脉瘘患者眼眶 MRI

A.T1WI 增强后双侧眼上静脉扩张(箭头);B.T1WI 增强后左侧海绵窦后部血管流空信号(箭头);C.T1WI 增前后左侧海绵窦流空信号,可疑动静脉瘘(箭头)

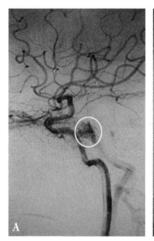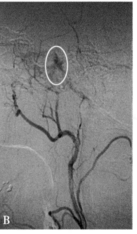

图 6-3-5(3)　海绵窦动静脉瘘患者颅脑 DSA

A. 动脉期海绵窦提前显影(白圈内为异常血管网);B. 静脉期可见海绵窦区异常的血管网(白圈内)

【病例 6-3-6】

　　女性,46 岁,双眼视物成双 5 个月,逐渐加重。否认明显头痛及眼痛。无晨轻暮重。10 年前有头部拳击伤史。在当地医院诊断"动眼神经部分麻痹,原因不明"。神经眼科检查:神清,言语流利。BCVA:双眼 1.0。IOP:OD 20.7mmHg,OS 14.1mmHg。右球结膜充血。眼底:双侧视盘边界清。瞳孔:双侧等大等圆。眼球运动:右眼上视欠充分[图 6-3-6(1)]。其余脑神经检查无异常。四肢感觉运动正常。颅脑 MRI 右侧海绵窦后部可见细小混杂血流信号影,可疑海绵窦动静脉瘘。转诊血管外科行 DSA 检查[图 6-3-6(2)],确诊为海绵窦硬脑膜动静脉瘘(右侧),动眼神经部分麻痹(右)。处理:行栓塞治疗。治疗后患者复视消失。

　　点评:低流量海绵窦动静脉瘘容易漏诊。患者眼部球结膜充血及高眼压的体征均为静脉回流负荷增加导致,结合影像学检查针对性阅片不难诊断。

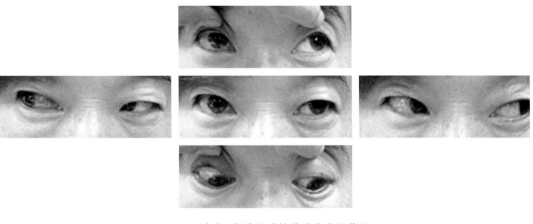

图 6-3-6(1) 海绵窦动静脉瘘患者眼位图

右眼球结膜充血、右眼上转欠充分、余眼球运动基本正常

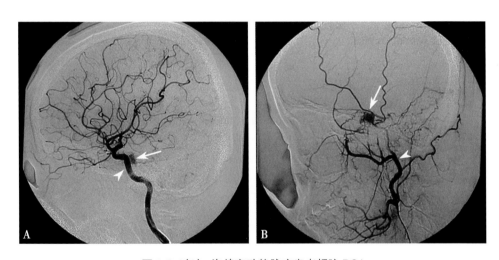

图 6-3-6(2) 海绵窦动静脉瘘患者颅脑 DSA

A. 动脉期海绵窦颈内动脉(箭)旁异常血管影(箭头),为动静脉畸形;B. 静脉期可见异常血管来源于硬脑膜

第四节 肿 瘤 转 移

【概述】

肿瘤转移:很多肿瘤可以侵犯海绵窦:脑膜瘤、听神经瘤、脊索瘤、鼻咽癌、淋巴瘤、垂体腺瘤以及转移瘤。约 20% 鼻咽癌可以出现海绵窦症状。转移瘤中肺癌、乳腺癌和前列腺癌最常见。如果患者眼肌麻痹及海绵窦 MRI 异常对激素治疗反应不佳,需要进行全身仔细检查。

【治疗】

依据不同肿瘤性质而异。良性肿瘤如脑膜瘤可行放疗及伽马刀治疗。恶性肿瘤需要同时治疗原发病灶。全身化疗及靶向药物治疗可供选择。

【病例 6-4-1】

女性,46 岁,双眼视物成双 2 年,逐渐加重。无明显头痛。既往否认高血压及糖尿病。神经眼科检查:神清,言语流利。BCVA:双眼 1.0。双侧瞳孔等大等圆,对光反射灵敏。眼底:双侧视盘边界清,色红。双侧眼睑无下垂。眼球运动:左眼外展障碍,余眼球运动正常[图 6-4-1(1)]。其余脑神经检查无异常。四肢感觉运动正常。眼眶 MRI 增强后示左侧岩尖、海绵窦、蝶骨平板区强化,脑膜瘤可能[图 6-4-1(2)]。诊断:展神经麻痹(左);脑膜瘤。建议伽马刀治疗。

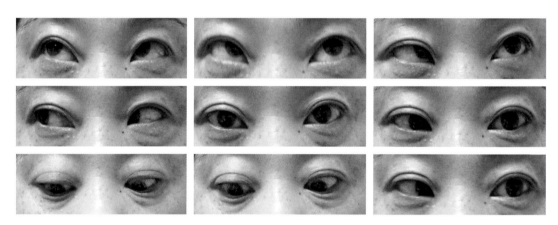

图 6-4-1(1) 海绵窦脑膜瘤患者眼位图
第一眼位双眼轻度内斜视;左眼外展不过中线,余眼球运动正常

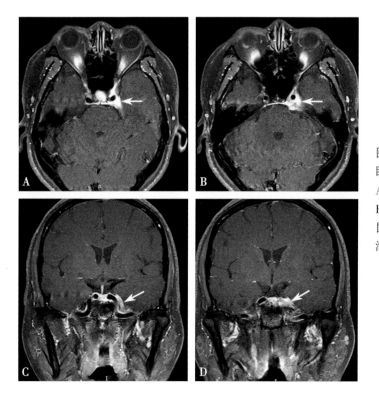

图 6-4-1(2) 海绵窦脑膜瘤患者眼眶 MRI 示 T1WI 增强后
A. 左侧海绵窦增宽、强化(箭头);B. 海绵窦强化累及岩尖,邻近脑膜鼠尾征(箭头);C、D. 冠状位示左侧海绵窦及蝶骨平板区强化(箭头)

【病例 6-4-2】

男性,52 岁,双眼视物成双 1 年,加重 3 个月。无头痛及眼眶疼痛。既往轻度高血压,否认糖尿病史。神经眼科检查:神清,言语流利。BCVA:双眼 1.0。双侧瞳孔等大等圆,对光反射灵敏。眼底:双侧视盘边界清,色红[图 6-4-2(1)]。右侧睑裂略大。眼球运动:右眼外展明显障碍,余眼球运动基本正常[图 6-4-2(2)]。右侧鼻唇沟略浅,右侧眼睑闭合正常。头面部痛觉检查正常。其余脑神经检查无异常。四肢感觉运动正常。眼眶 MRI 增强后左侧海绵窦增宽、强化、涉及右侧桥前池,脑膜瘤可能[图 6-4-2(3)]。转诊神经科行腰穿等各项检查,排除海绵窦炎症。最后诊断:脑膜瘤,展神经麻痹(右),周围性面瘫(右)。经过伽马刀治疗后患者症状无加重。

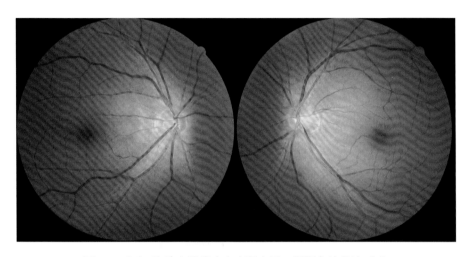

图 6-4-2(1)　海绵窦脑膜瘤患者眼底示双侧视盘边界清、色红

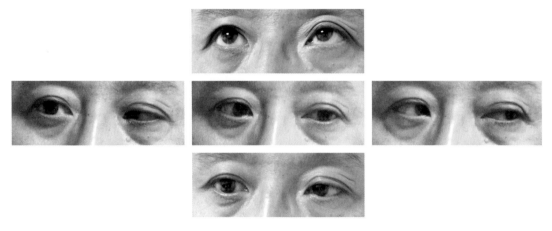

图 6-4-2(2)　海绵窦脑膜瘤患者第一眼位图
右侧睑裂略大,右眼外展障碍,余眼球运动基本正常

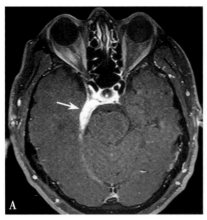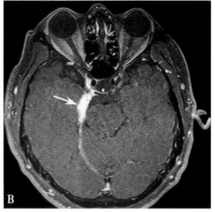

图 6-4-2(3)　海绵窦脑膜瘤患者眼眶 MRI 示 A、B. T1WI 增强后右侧海绵窦明显增宽、强化,病变累及桥前池,箭头示脑膜瘤

【病例 6-4-3】

男性,66 岁,左侧眼眶周围疼痛、视物重影 3 个月。伴左眼视物模糊。既往高血压,否认糖尿病史。神经眼科检查:神清,言语流利。BCVA:右眼 0.8;左眼 0.5。右侧瞳孔约 3mm,左侧瞳孔约 2mm,双侧瞳孔对光反射灵敏[图 6-4-3(1)]。眼底:左侧视盘边界清,色苍白[图6-4-3(2)]。左侧睑裂缩小。眼球运动:左眼外展欠充分,余眼球运动基本正常[图 6-4-3(3)]。

左侧头面部痛觉减退。其余脑神经检查无异常。四肢感觉运动正常。眼眶 MRI 增强示左侧眶尖及海绵窦增宽、强化、转移瘤可能[图 6-4-3(4)]。行全身 PET 检查,提示右肺部高代谢结节。转诊肿瘤科,治疗原发病。最后诊断:肺部肿瘤;海绵窦转移;展神经麻痹(左);Horner 征(左)。

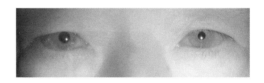

图 6-4-3(1)　海绵窦转移瘤患者右侧瞳孔 3mm;左侧瞳孔约 2mm;左侧睑裂缩小,为左侧 Horner 征

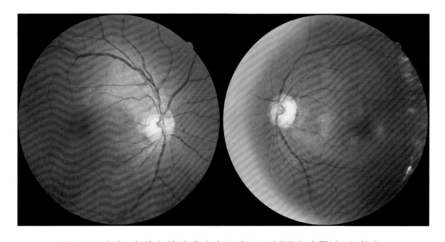

图 6-4-3(2)　海绵窦转移瘤患者眼底示左侧视盘边界清、色苍白

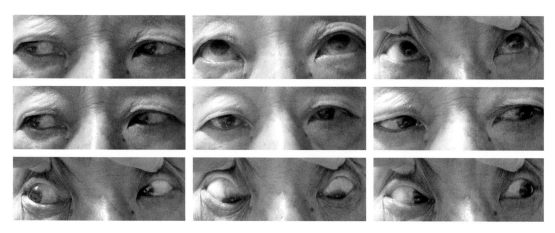

图 6-4-3(3) 海绵窦转移瘤患者眼位图

第一眼位示左眼内斜,左眼外展欠充分,余眼球运动基本正常

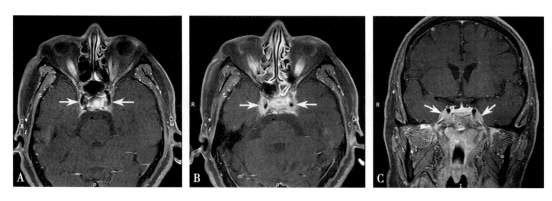

图 6-4-3(4) 海绵窦转移瘤患者眼眶 MRI 增强后

双侧海绵窦增宽、强化,左侧明显(箭头);A、B.轴位;C.冠状位

【病例 6-4-4】

女性,56 岁,左上睑下垂伴复视半年。伴眼眶周围疼痛。4 年前乳腺癌术后、化疗。神经眼科检查:神清,言语流利。BCVA:双眼 0.8。双侧瞳孔等大等圆,左侧瞳孔对光反射迟钝。眼底:左侧视盘边界清,色苍白。左侧睑裂缩小。眼球运动:左眼内转、上转及下转欠充分,左眼外展障碍,右眼球运动基本正常[图 6-4-4(1)]。其余脑神经检查无异常。四肢感觉运动正常。眼眶 MRI 增强示双侧海绵窦明显增宽、强化,斜坡骨质信号异常,考虑转移瘤可能[图 6-4-4(2)]。行全身 PET 检查,提示全身颈部、腋下多发肿大淋巴结、肺部转移病灶。转诊肿瘤科,治疗原发病。最后诊断:乳腺癌海绵窦转移;动眼神经部分麻痹(左);展神经麻痹(左)。

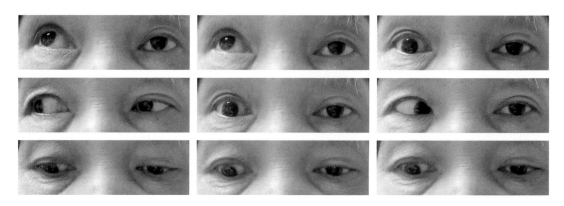

图 6-4-4(1) 乳腺癌海绵窦转移患者眼位图

左侧睑裂缩小;左眼球内转、上转及下转欠充分;左眼外展障碍

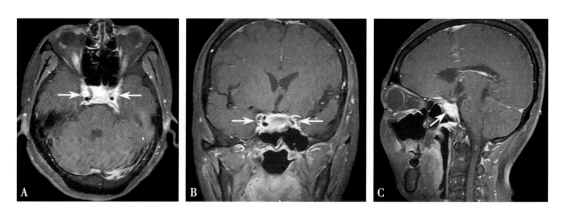

图 6-4-4(2) 乳腺癌海绵窦转移患者眼眶 MRI 增强后

双侧海绵窦增宽、强化,左侧明显(箭头);A. 轴位;B. 冠状位;C. 矢状位

【病例 6-4-5】

男性,63 岁,双眼无法睁开 1 个月。2 年前下咽癌,放疗及化疗后。神经眼科检查:神清,精神差,言语含糊。左侧瞳孔散大,约 4mm,对光反射消失。眼底:双侧视盘边界清,色红。双侧眼睑完全下垂,双侧眼球基本固定[图 6-4-5(1)]。眼眶 MRI 增强示双侧海绵窦明显增宽、强化,斜坡区软组织异常强化影,为下咽部肿瘤转移[图 6-4-5(2)]。转诊肿瘤科,建议尽早放疗。

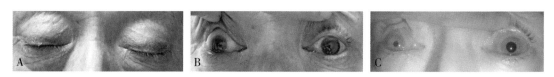

图 6-4-5(1) 下咽部肿瘤海绵窦转移患者

A. 双眼睑完全下垂,无法抬起;B. 双侧眼球基本固定,各向运动障碍;C. 双侧瞳孔不等大

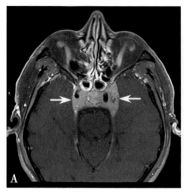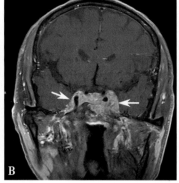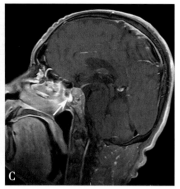

图 6-4-5（2） 下咽部肿瘤海绵窦转移患者眼眶 MRI 增强后
双侧海绵窦增宽、强化，累及蝶鞍、斜坡（箭头）A. 轴位；B. 冠状位；C. 矢状位

参考文献

1. Isolan GR, Krayenbühl N, de Oliveira E, et al. Microsurgical anatomy of the cavernous sinus：measurements of the triangles in and around It. Skull Base. 2007, 17（6）：357-367.

2. Yeh S, Foroozan R. Orbital apex syndrome. Curr Opin Ophthalmol, 2004, 15（6）：490-498.

3. 田国红. 海绵窦病变的临床特征及鉴别诊断. 中国眼耳鼻喉科杂志, 2018, 18（2）：145-148.

4. Kline LB. The Tolosa-Hunt syndrome. Surv Ophthalmol, 1982, 27（2）：79-95.

5. Gladstone JP. An approach to the patient with painful ophthalmoplegia, with a focus on Tolosa-Hunt syndrome. Curr Pain Headache Rep, 2007, 11（4）：317-325.

6. 田国红. 眼肌型重症肌无力的诊疗要点. 中国眼耳鼻喉科杂志, 2014, 14（6）：411-414.

7. 田国红. 复视的诊断——Dr. Randy Kardon 在神经眼科学习班的教程纲要. 中国眼耳鼻喉科杂志, 2015, 15（3）：219-223.

第七章

眼眶病变与眼肌麻痹

【概述】

眼眶内容包括部分眼球及附属器、眼外肌、神经血管以及软组织结构。上述任何结构病变均可导致眼球运动障碍从而产生眼肌麻痹或复视的主诉。眼眶病变可分为：眼源性与非眼源性；非眼源性又分为肌锥、肌锥内和肌锥外病变。本章中我们着重描述与神经眼科诊断及鉴别诊断密切相关的眼眶病变，尤其是眼外肌的免疫炎症及先天遗传性疾病导致的眼肌麻痹与复视。

第一节　眼眶炎性假瘤

【概述】

眼眶炎性假瘤（Orbital pseudotumor）属于特发性或非特异性炎症病变。Birch-Hirschfeld在1905年描述为病因不明的特发性炎症，其病理不伴有结节样增生改变。与海绵窦Tolosa-Hunt综合征、特发性肥厚性硬脑膜炎一样，均没有全身系统性疾病的受累，诊断必须要排除感染性、肿瘤及转移性病变等其他病因导致[1-2]。

【临床特征】

患者起病多为急性或亚急性，通常伴有疼痛，疼痛因眼球运动而加重。患者可出现眼睑水肿、球结膜充血及突眼等症状。眼睑下垂、眼球运动欠充分且出现复视伴疼痛是患者首诊主要症状。影像学检查CT或MRI可见眼外肌明显增粗、肥厚，主要在前端且延伸至肌腱。内直肌与上直肌最易受累，也可累及所有眼外肌。部分炎性假瘤患者可出现视力下降伴眼球转动痛，容易被误诊为急性视神经炎。我们的经验：急性视神经炎的疼痛为轻至中度，不影响睡眠，与眼眶炎性假瘤不同；影像学中视神经仅鞘膜轻度强化而非视神经本身的强化［图7-1-0(1)，图7-1-0(2)］。

【治疗】

眼眶炎性假瘤对激素治疗非常敏感，症状可戏剧般的好转。如果激素治疗后24小时

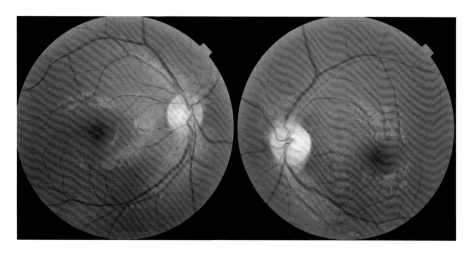

图 7-1-0(1) 眼眶炎性假瘤反复发作误诊为复发性视神经炎患者眼底

左侧视盘明显苍白,视神经萎缩

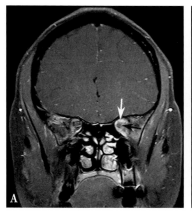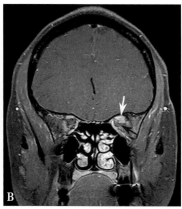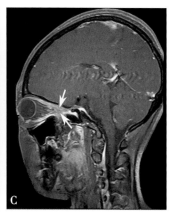

图 7-1-0(2) 患者眼眶 MRI

A、B. T1WI 冠状位增强后左侧视神经(黑色箭头)被周围眼外肌(白色箭头)包绕,但视神经信号无明显异常;
C. 矢状位:眶尖部位弥漫性炎症

疼痛不缓解需要考虑其他病因导致的鉴别诊断。一些学者甚至认为眼眶炎性假瘤与海绵窦 Tolosa-Hunt 综合征基于相同的机制,仅受累部位不同[2]。注意:眼眶炎性假瘤激素减量后容易复发,因此小剂量激素需要长期维持,激素禁忌或无法耐受患者需要加用免疫抑制剂治疗。少数顽固性反复发作患者尚可行放射治疗。

【预后】

大部分患者预后良好,疼痛、肿胀及眼肌麻痹治疗后可消失。部分患者需要长期免疫抑制剂治疗。

【病例 7-1-1】

女性,43 岁,反复双眼肿胀、视物成双 1 年。激素治疗后迅速好转,停用激素复发。否认甲状腺疾病。神经眼科检查:神清,言语流利。BCVA:双眼 1.0。眼底:双侧视盘边界清,色红。双侧眼睑水肿,右侧重,眼睑周围皮肤色素沉着。眼球各向运动:双眼上视欠充分,左眼下视受限[图 7-1-1(1)]。双侧瞳孔等大等圆,对光反射正常。其余脑神经检查无异常。眼眶 CT 示双侧上直肌、内直肌、外直肌明显增粗肥大,眼睑肿胀[图 7-1-1(2)]。血清甲状腺组套及风湿免疫组套均正常。诊断:眼眶炎性假瘤。给予泼尼松 30mg/d,加用甲氨蝶呤每周 10mg。治疗 1 周后眼睑水肿明显减轻,1 个月后眼球运动基本正常[图 7-1-1(3)],复视消失。

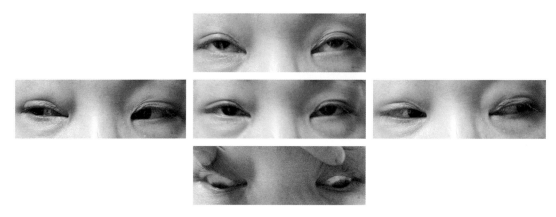

图 7-1-1(1)　眼眶炎性假瘤患者眼位图
双眼睑水肿,眼球水平运动基本正常;双眼上视欠充分;左眼下视欠充分

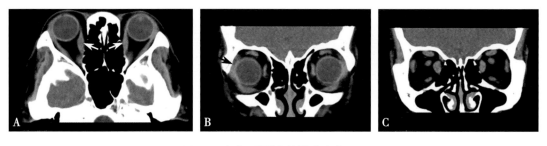

图 7-1-1(2)　眼眶炎性假瘤患者 CT
A. 双侧内直肌明显增粗(箭头);B. 累及眼睑及泪腺;C:冠状位示双眼内直肌及上直肌明显增粗

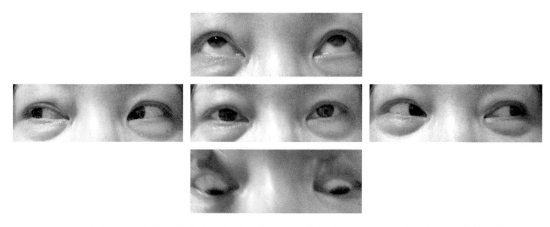

图 7-1-1(3)　眼眶炎性假瘤患者治疗后 1 个月双眼睑水肿明显消退;眼球各向运动较前好转

【病例 7-1-2】

女性,56 岁,反复发作性眼痛、眼睑水肿伴视物成双 6 个月。激素治疗有效,但激素减量后复发。既往血糖轻度升高。神经眼科检查:神清,言语流利。BCVA:右眼 0.5,左眼 1.0。眼底:双侧视盘边界清,色红[图 7-1-2(1)]。右侧 RAPD 阳性。双侧眼睑水肿,右侧著,眼睑周围皮肤色素沉着。眼球各向运动:双眼上视欠充分,左眼下视受限[图 7-1-2(2)]。双侧瞳孔等大等圆,对光反射正常。其余颅神经检查无异常。眼眶 MRI 示双侧眼外肌增粗、强化、右侧眶尖受累,左侧海绵窦增宽、强化[图 7-1-2(3)]。血清血管内皮细胞抗体 1∶32 阳性;ANCA 阳性,MPO-ANCA 阳性。ESR 45mm/h。甲状腺组套基本正常。诊断:眼眶炎性假瘤;眶尖综合征。给予甲泼尼龙 500mg 静脉冲击治疗 3 天,泼尼松 60mg/d,逐渐减量至 30mg,加用甲氨蝶呤每周 10mg。治疗 3 个月后患者眼痛消失,眼睑水肿改善,眼球运动基本正常[图 7-1-2(4)],但右眼视力无提高,眼底右侧视盘苍白,视神经萎缩[图 7-1-2(5)],复视消失。

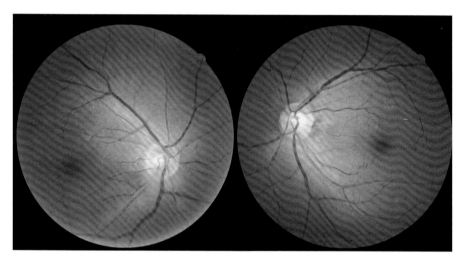

图 7-1-2(1)　眼眶炎性假瘤患者发病初期眼底
双侧视盘边界清,色红

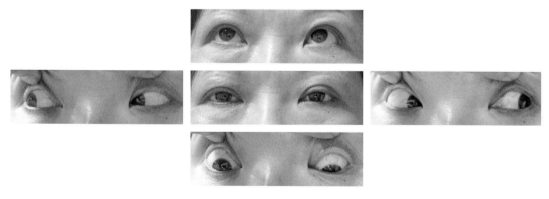

图 7-1-2(2)　眼眶炎性假瘤患者眼位图
双眼睑水肿,右眼球外展、下转欠充分,余眼球运动基本正常

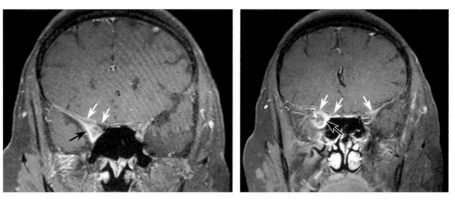

图 7-1-2(3)　眼眶炎性假瘤患者眼眶 MRI

左侧眶尖炎症(黑箭头),累及视神经、眼外肌及邻近脑膜(白箭头);左侧海绵窦略宽、强化

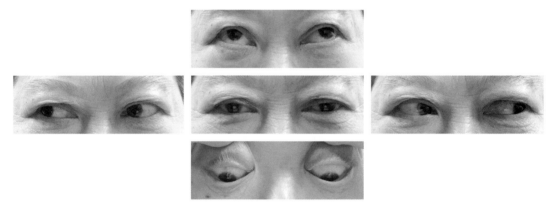

图 7-1-2(4)　眼眶炎性假瘤患者治疗后 3 个月双眼睑水肿明显消退;眼球各向运动较前好转

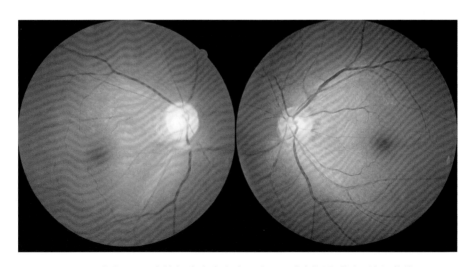

图 7-1-2(5)　眼眶炎性假瘤患者发病三个月后右侧视盘苍白,神经萎缩

【病例 7-1-3】

女性,34 岁,右眼红肿、疼痛伴视力下降 2 个月。外院激素治疗后有效,但激素减量后复发。既往体健,否认风湿系统疾病。神经眼科检查:神清,言语流利。BCVA:右眼 0.4,左眼 1.0。右眼 RAPD 阳性。眼底:双侧视盘边界清,色红。右眼颞侧球结膜充血、巩膜血管迂曲,眼睑肿胀水肿[图 7-1-3(1)]。眼球运动:右眼内转轻度受限,余眼球各向运动正常[图 7-1-3(2)]。其余脑神经检查无异常。眼眶 MRI 示右侧眼眶外侧、视神经管、眶尖及海绵窦强化[图 7-1-3(3)]。血液学检查除血沉轻度升高外,风湿免疫组套及感染组套正常。诊断:眼眶炎性假瘤。给予甲泼尼龙 500mg 静脉冲击治疗 3 天,症状明显改善。口服泼尼松 60mg/d,逐渐减量。治疗 1 个月后患者眼部症状均消失[图 7-1-3(4)]。泼尼松逐渐减停。3 年后由于劳累,症状再次反复。激素冲击治疗按照上述剂量,症状稳定。建议加用甲氨蝶呤预防复发。

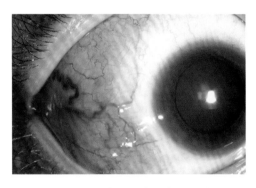

图 7-1-3(1) 眼眶炎性假瘤患者眼表外眦部结膜充血、血管迂曲、炎症改变

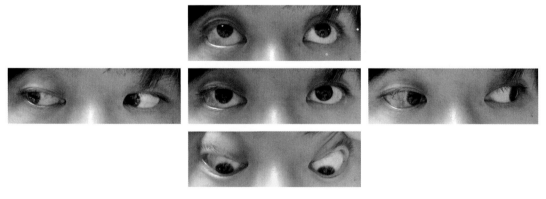

图 7-1-3(2) 眼眶炎性假瘤患者眼位图
右眼内收欠充分,余眼球运动正常

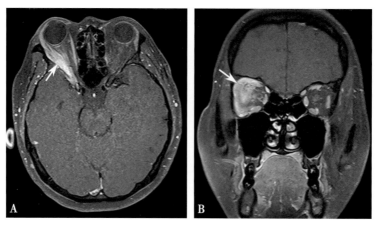

图 7-1-3(3) 眼眶炎性假瘤患者眼眶 MRI

右侧眼眶外侧肌锥内大片异常强化信号,伴眼外肌增粗(箭头),病变涉及右侧眶尖及眶上裂。A.T1WI 轴位;B. 冠状位

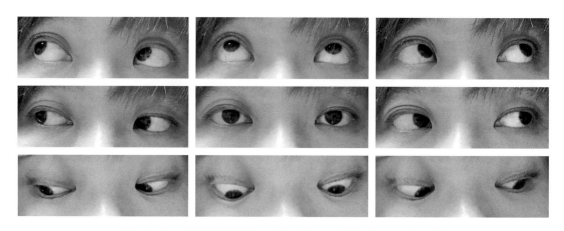

图 7-1-3(4) 眼眶炎性假瘤患者治疗后 1 个月眼球运动完全正常

第二节 IgG4 相关眼病

【概述】

IgG4 相关性疾病(IgG4-related disease,IgG4-RD)是一种目前新被认识的全身免疫性疾病,当伴随眼部症状时称为 IgG4 相关眼病。可侵犯泪腺及其他眼部附属组织,包括眼外肌、神经、脂肪等。日本学者 Hamano 等 2001 年首次报道[3]。

【临床特征】

IgG4-RD 为纤维化炎性病变,可累及各种组织与器官,眼部受累患者占 17%,平均年龄 55 岁。泪腺、软组织、眼外肌、眼睑、视神经、甚至眼眶骨质均可受累。患者表现眼睑肿胀、突眼、眼球运动障碍、视力下降等单一或多种症状。由于 IgG4-RD 病理以 IgG4 免疫组织阳性的浆细胞浸润为主,故诊断以要求高倍视野下 >10~50 个浆细胞或 IgG4 阳性浆细胞比例大于 40%[4-5]。

【治疗】

激素可用于该病患者的治疗,大部分患者对激素治疗反应良好,但 2/3 患者反复发作。长期预防性治疗需要免疫抑制剂。利妥昔单抗可用于危重症及顽固性患者。

【病例 7-2-1】

男性,49 岁,左眼睑红痛,肿胀 3 年,伴视力下降,反复发作。既往体健,否认高血压及糖尿病。神经眼科检查:神清,言语流利。BCVA:双眼 0.8。双侧瞳孔等大,对光反射正常。眼底:双侧视盘边界清,色红。左侧眼睑下垂,眼球各向运动基本正常[图 7-2-1(1)]。余脑神经检查无异常。眼眶 MRI 示:左眼内直肌、上直肌及下直肌明显增粗,双侧海绵窦增宽,强化;双侧视神经鞘膜强化,左眼明显[图 7-2-1(2)]。血清 IgG4 明显增高。眼外肌病理符合 IgG4 相关眼病。给予甲泼尼龙 1g 冲击治疗,3 天后减量。随后口服泼尼松 60mg/d,患者眼睑下垂、眼部肿胀明显好转。口服激素逐渐减量。随访 1 年后,患者病情无反复。

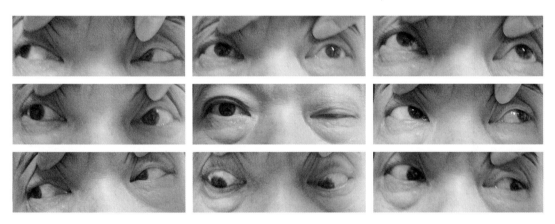

图 7-2-1(1) IgG4 相关眼病患者眼位图
左眼睑下垂,余眼球各向运动基本正常

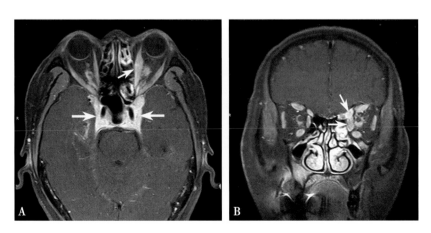

图 7-2-1(2) IgG4 相关眼病患者眼眶 MRI
A. 左侧眼外肌明显增粗、强化(细箭);双侧海绵窦明显增宽、强化(粗箭);B. 冠状位左侧眼外肌肥厚(细箭)

点评:IgG4-RD 是目前新近认识的一类系统性免疫性疾病,以纤维化淋巴细胞浸润为主要表现。临床一些表现特殊的眼眶疾病患者需要与眼眶炎性假瘤进行鉴别[图 7-2-1(3)]。由于两者对激素均有反应,故检测血清 IgG4 及病理学检查非常必要。

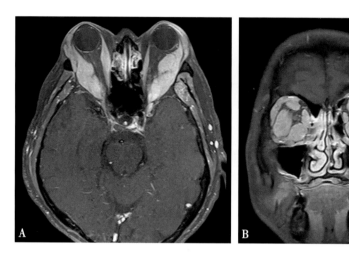

图 7-2-1(3) IgG4 相关眼病患者眼眶 MRI
双侧眼外肌弥漫性显著肥厚,与炎性假瘤不同。A. 轴位;B. 冠状位

第三节 甲状腺相关眼病

【概述】

甲状腺相关眼病也称为 Graves 眼病,为眼部免疫性疾病之一[6]。患者不一定合并甲状腺功能亢进。发病机制与 T 淋巴细胞激活导致的自身免疫眼眶病变相关。伴随着眼眶内成纤维细胞及脂肪组织的增生,产生眼球容积变化而导致眼部症状。

【临床特征】

早期患者常因复视首诊神经眼科,患者多主诉复视像为垂直分离。眼睑受累患者主诉:双眼大小不一致,患者常主诉正常眼"变小",实则患侧眼睑退缩[图 7-3-0(1)]。垂直复视患者可见明显患侧眼球上转异常,结合 CT 冠状位不难确诊[图 7-3-0(2)]。如果查体眼球运动基本正常,可行遮盖去遮盖或马氏杆检查,明确是否有垂直复视,或伴轻度内斜视。结合影像学检查,尤其是冠状位 CT 或 MRI 增强后可清晰显示下直肌、内直肌增粗。明显 Graves 眼病表现突眼、球结膜充血、眼睑退缩、上睑迟落及限制性眼球运动障碍等容易诊断。重症患者由于肌肉肥厚压迫视神经,尤其是眶尖部位空间有限,可导致急性视力下降。血清甲状腺功能指标并不是确诊 Graves 眼病的指标,相反很多患者上述指标可以完全正常。而且血清促甲状腺受体抗体及甲状腺球蛋白抗体异常与疾病严重程度并不成比例。临床确诊需要结合临床表现与影像学证据。眼眶 CT 及 MRI 中眼外肌肌腹增粗明显而肌腱无明显受累可与炎性假瘤导致的眼外肌病变鉴别[图 7-3-0(3)]。

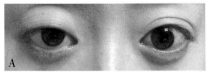
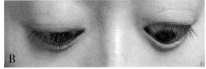

图 7-3-0（1）　Graves 眼病患者
A. 主诉右眼"变小"；B. 实则为左眼上睑退缩、上睑迟落征

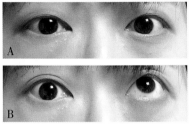
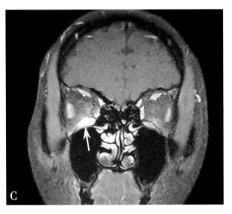

图 7-3-0（2）　Graves 眼病患者
A. 患者主诉垂直复视，第一眼位；
B. 上视时右眼上转明显障碍；C. 眼眶 CT 右侧下直肌明显增粗（箭头）

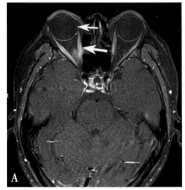
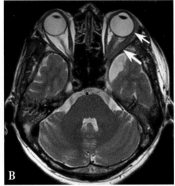
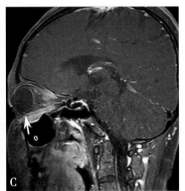

图 7-3-0（3）　Graves' 眼病与炎性假瘤患者眼外肌增粗影像学差异
A. Graves 眼病患者右眼内直肌增粗以肌腹为主（粗箭头），肌腱纤细（细箭头）；B、C. 为眼眶炎性假瘤患者左眼外直肌增粗累及全程

【治疗】

告知患者需戒烟，包括二手烟在内。内分泌科纠正失衡的 T3、T4 及 TSH 水平。轻症患者无需特殊药物治疗，可给予人工泪液改善症状。复视明显患者随访 6 个月后可行斜视手术评估。严重眼外肌增粗压迫视神经时给予甲泼尼龙 1g 静脉冲击治疗以挽救视力。眼眶专家可根据病情行眶减压术及斜视矫正术。针对顽固性患者可考虑放射治疗。

【预后】

由于 Graves 眼病有逐渐稳定的倾向，大部分患者经过内科及手术治疗后预后良好。

【病例 7-3-1】

　　女性,55 岁,左眼变小 6 个月,伴双眼胀痛感。外院怀疑 Horner 综合征转诊。既往否认高血压及糖尿病史。神经眼科检查:神清,言语流利。BCVA:双眼 1.0。双侧瞳孔等大等圆,对光反射正常。双侧睑裂不等大(右侧 > 左侧),右侧眼睑迟落征[图 7-3-1(1)];眼球各向运动正常[图 7-3-1(2)]。其余脑神经检查无异常。颅脑 CT 示右眼上直肌明显增粗[图 7-3-1(3)]。血清甲状腺球蛋白抗体增高。追问病史,1 年前患者患甲亢,治疗后内分泌指标稳定。诊断:甲状腺相关眼病。处理:避免二手烟,建议观察 6 个月。因目前无复视主诉,不考虑斜视手术。

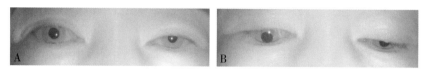

图 7-3-1(1)　Graves 眼病患者
A. 左侧上睑下垂,但双侧瞳孔等大等圆;B. 向下注视时右眼上睑迟落征

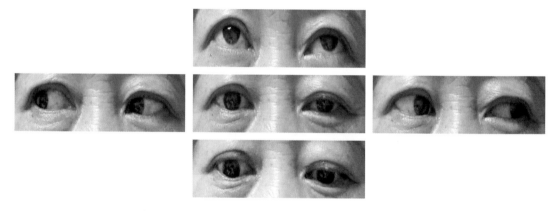

图 7-3-1(2)　Graves 眼病患者双侧睑裂不等大,眼球各向运动基本正常

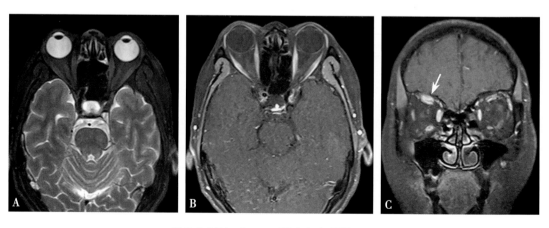

图 7-3-1(3)　Graves 眼病患者眼眶 MRI
A. T2WI 示双侧眼外肌略增粗;B. T1WI 增强轴位双侧眼外肌基本对称;C. T1WI 增强后冠状位示右侧上直肌明显增粗(箭头)

点评：该患者因上睑下垂来诊，模拟 Horner 综合征的睑裂缩小。实则为对侧患眼上睑退缩。查体时注意上睑是否有迟落征，结合眼眶 CT 冠状位扫描可迅速确诊。

【病例 7-3-2】

男性，63 岁，双眼复视 6 个月，晨重暮轻。既往甲状腺功能异常，糖尿病。神清，言语流利。BCVA：双眼 1.0。双侧瞳孔等大等圆，对光反射正常。双侧眼睑略水肿；第一眼位双眼球垂直分离：右眼高 / 左眼低，左眼球上转障碍；左眼外转欠充分[图 7-3-2(1)]。其余脑神经检查无异常。眼眶 CT 示左眼内直肌、下直肌明显增粗[图 7-3-2(2)]。复查血清甲状腺激素均正常。诊断：甲状腺相关眼病。处理：戒烟，行斜视手术评估。

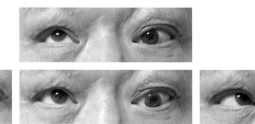
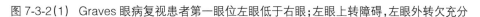

图 7-3-2(1) Graves 眼病复视患者第一眼位左眼低于右眼；左眼上转障碍，左眼外转欠充分

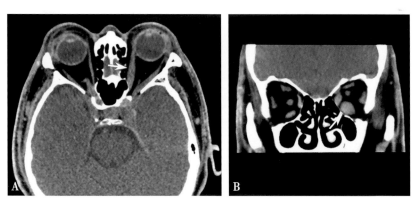

图 7-3-2(2) Graves 眼病患者眼眶 CT

A. 水平位右眼内直肌明显增粗(箭头)；B. 冠状位左眼下直肌(箭头)、内直肌明显增粗，导致左眼上转限制性障碍；外转欠充分

【病例 7-3-3】

女性，34 岁，双眼复视 1 个月，尤其以视近物时症状明显，且晨重暮轻。发现甲状腺弥漫性病变 2 个月，目前治疗中。BCVA：双眼 1.0。双侧瞳孔等大等圆，对光反射正常。双侧眼睑正常。双眼水平注视时内转障碍[图 7-3-3(1)]。其余脑神经检查无异常。眼眶 MRI 示双眼内直肌轻度增粗[图 7-3-3(2)]。血清 FT3 及 FT4 水平明显增高，TSH 水平减低。诊断：甲状腺功能亢进，甲状腺相关眼病。建议内分泌科积极治疗。2 周后复查，双侧眼球内转障碍明显改善[图 7-3-3(3)]。

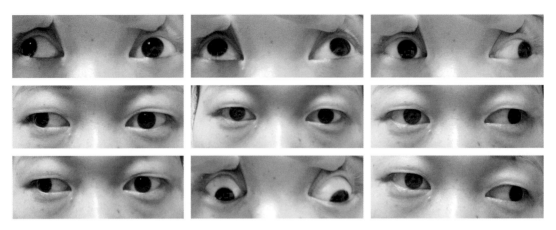

图 7-3-3(1) 甲状腺功能亢进患者眼位图

双眼水平侧视时双眼内转均障碍(类似双侧核间性眼肌麻痹);双眼垂直运动基本正常

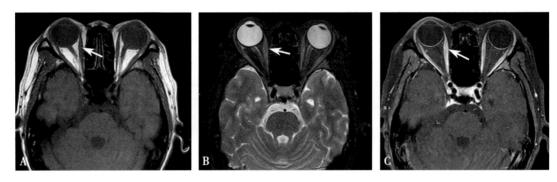

图 7-3-3(2) 甲状腺功能亢进患者眼眶 MRI

双眼内直肌略增粗(箭头),右侧明显;A.T1WI 轴位;B.T2WI;C.T1WI 轴位增强后

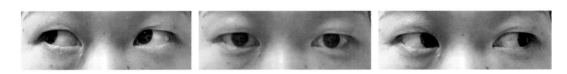

图 7-3-3(3) 甲状腺功能亢进患者治疗后眼球水平运动明显改善

【病例 7-3-4】

女性,20 岁,双眼复视 1 个月,伴右眼突出。BCVA:双眼 1.0。双侧瞳孔等大等圆,对光反射正常。右侧睑裂明显较左侧大,右眼上转明显障碍,内转欠充分[图 7-3-4(1)]。其余脑神经检查无异常。眼眶 MRI 示右眼下直肌明显增粗、肥大[图 7-3-4(2)]。血清 TSH 显著降低。诊断:甲状腺功能亢进,甲状腺相关眼病。转诊内分泌科积极治疗。1 个月后复查,右侧上睑退缩明显好转,眼球运动基本正常[图 7-3-4(3)]。

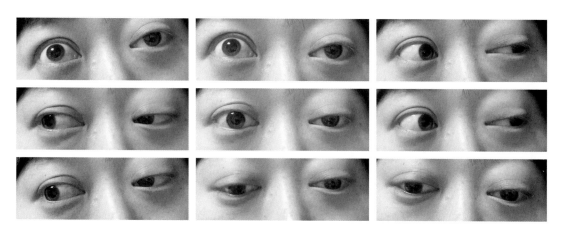

图 7-3-4(1)　甲状腺功能亢进患者右侧上睑退缩,睑裂明显较左侧大;右眼球上转明显障碍;外转欠充分

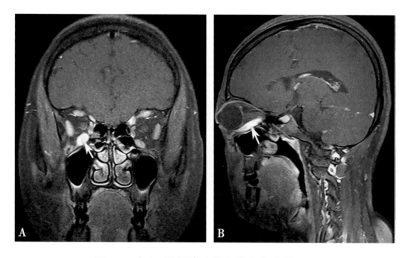

图 7-3-4(2)　甲状腺功能亢进患者眼眶 MRI
右眼下直肌明显增粗、肥大(箭头);A. 冠状位;B. 矢状位

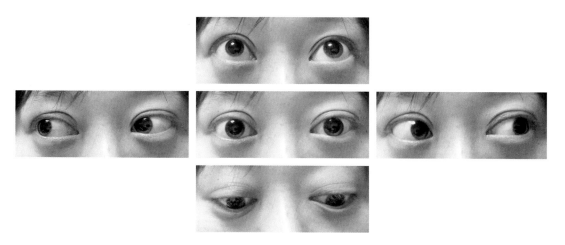

图 7-3-4(3)　甲状腺功能亢进患者治疗后右侧眼睑退缩明显好转,眼球运动基本正常

第四节 遗 传 性

【概述】

与斜视、复视及眼肌麻痹相关的遗传性疾病涵盖范围非常广,很多为原发性神经系统、肌肉骨骼相关的遗传病变。例如线粒体疾病既可以导致脑神经运动异常,也可以累及眼外肌造成眼球运动障碍。

【临床特征】

单纯的斜视遗传疾病如共同性斜视为常染色体显性遗传,已经明确的基因突变位于 4q23 和 7p22.1。先天性颅神经发育异常综合征(congenital cranial dysinnervation disorders,CCDDs)是一组先天性脑神经发育及异常支配、伴眼外肌功能障碍的疾病,包括眼外肌纤维化综合征(congenital fibrosis of extraocular muscle,CFEOM)、Duane 眼球后退综合征等。CFEOM 临床以 1A 型最常见,临床表现为双上睑下垂、双眼上转障碍、双眼位于外下位[7-8]。

慢性进行性眼外肌麻痹(chronic progressive external ophthalmoplegia,CPEO)是累及眼外肌的典型线粒体肌病之一。可为散发型或遗传型。临床以双眼上睑下垂为首诊症状,病程可追溯至儿童期,逐渐发展为眼外肌完全性麻痹。由于眼外肌对称性、慢性受累,患者多数并无复诊主诉,但严重上睑下垂可影响视力。此外患者主诉阅读困难,为双侧内直肌功能障碍会聚不足导致。Kearns-Sayre syndrome(KSS)综合征是 CPEO 的亚型,患者发病年龄早于 20 岁,合并视网膜色素变性及心脏传导阻滞。该型患者由于有心脏疾患,容易出现猝死,临床应警惕。由于线粒体疾病为系统性疾病,骨骼肌活检 Gomori trichrome 染色可发现破碎红纤维,帮助确诊。基因检测可发现大片段线粒体基因缺失,少数患者为核基因缺陷导致[9]。

【治疗】

斜视手术治疗可以改善大多数患者的偏斜眼位及代偿头位,上睑下垂手术前需要评估眼球 Bell 征,以免术后发生暴露性角膜炎。

【病例 7-4-1】

女性,22 岁,自幼双眼睑下垂,眼球无法上抬。因工作需要希望行眼睑手术。神经眼科检查:神清,言语流利。BCVA:双眼 1.0。双侧瞳孔等大等圆,对光反射灵敏。眼底:双侧视盘边界清,色红。双侧眼睑下垂,抬下颌代偿头位。眼球运动:双眼位于外下位,双眼水平及上视障碍[图 7-4-1(1)],(视频 7-4-1)。其余脑神经检查无异常。四肢感觉运动正常。患者哥哥亦存在双眼上转障碍[图 7-4-1(2)]。外周血全基因外显检测发现 KIF21A 基因突变,符合 CFEOM1 型。诊断:眼外肌纤维化Ⅰ型。建议斜视医生评估手术,建议行额肌悬吊术改善上睑下垂,避免暴露性角膜炎。

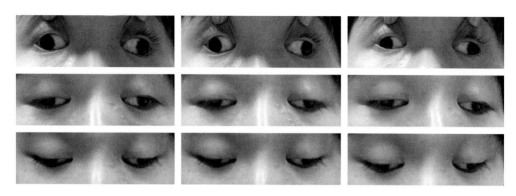

图 7-4-1(1)　眼外肌纤维化患者眼位图

第一眼位：双眼上睑下垂，双眼位于外下位；眼球上转完全障碍，水平运动亦欠充分

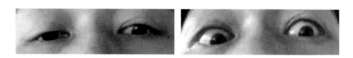

图 7-4-1(2)　眼外肌纤维化患者(上图患者哥哥)手机自拍照：双眼睑下垂，双侧眼球无法上转

【病例 7-4-2】

女性，45 岁，双侧眼睑下垂 14 余年，逐渐加重，伴眼球运动不灵活。无视物重影，否认晨轻暮重。否认家中类似患者。神经眼科检查：神清，言语流利。BCVA：双眼 0.8。双侧瞳孔等大等圆，对光反射灵敏。眼底：双侧视盘边界清，色红。双侧眼睑下垂，遮盖瞳孔上缘 1/3。眼球基本固定，各方向运动障碍［图 7-4-2］(视频 7-4-2)。其余脑神经检查无异常。四肢感觉运动正常。转诊神经科行肱二头肌活检，病理报告：肌肉符合肌源性损害，伴破碎红纤维，符合线粒体肌病表现。诊断：慢性进行性眼外肌麻痹。建议行额肌悬吊术改善上睑下垂。

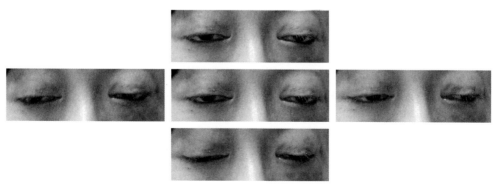

图 7-4-2　慢性进行性眼外肌麻痹患者双侧眼睑下垂，遮盖瞳孔，额肌代偿，眼球各向运动基本消失，眼球固定

【病例 7-4-3】

男性，21 岁，双侧眼睑下垂，视力下降 5~6 年，逐渐加重。否认家中类似患者。神经眼科检查：神清，言语流利。BCVA：双眼 0.05。双侧瞳孔等大等圆，对光反射灵敏。眼底：双侧视盘边界清，色苍白，视网膜色素变性［图 7-4-3(1)］。双侧眼睑下垂，右侧遮盖瞳孔上缘 1/3，左侧遮盖瞳孔上缘 1/2。眼球基本固定，各方向运动障碍［图 7-4-3(2)］(视频 7-4-3)。其余脑神经检查无异常。四肢感觉运动正常。视网膜 OCT 检查见双眼外节感光细胞弥漫性丢失［图 7-4-3(3)］。视网膜电生理检查 ERG 示双眼几近熄灭波形［图 7-4-3(4)］。心电图示传导阻滞。

眼眶 CT 示双侧眼外肌对称性纤细［图 7-4-3(5)］。转诊神经科行肱二头肌活检，病理报告：肌肉符合肌源性损害，伴破碎红纤维，符合线粒体肌病表现。外周血线粒体基因检测发现线粒体基因大片段缺失(m.5930~13604 缺失)。诊断：Kearns-Sayre 综合征。建议进一步评估心脏功能，预防猝死发生。

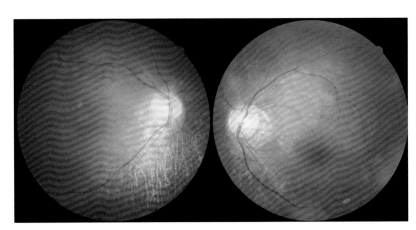

图 7-4-3(1)　Kearns-Sayre 综合征患者眼底
双侧视盘边界清，色苍白，视网膜色素变性

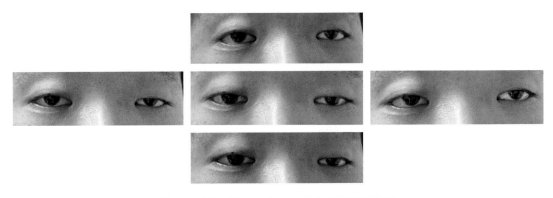

图 7-4-3(2)　Kearns-Sayre 综合征患者眼位图
双眼睑下垂，左侧明显，眼球各向运动障碍，眼球基本固定

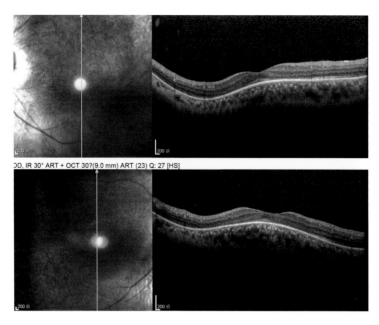

图 7-4-3(3) Kearns-Sayre 综合征患者视网膜 OCT
双眼外层感光细胞层消失,仅残余黄斑中心凹下部分

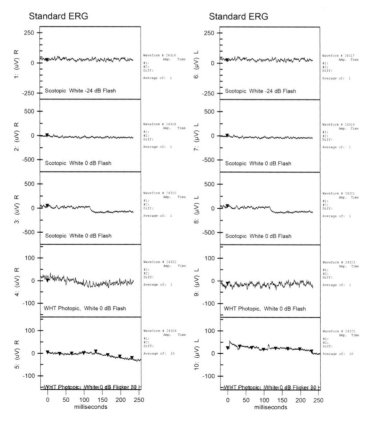

图 7-4-3(4) Kearns-Sayre 综合征患者 ERG
双眼几近熄灭波形

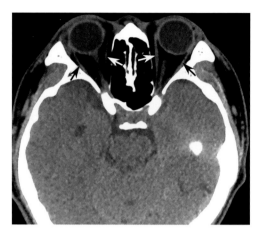

图 7-4-3(5)　Kearns-Sayre 综合征患者眼眶 CT
双侧外直肌(黑箭)及内直肌(白箭)弥漫性变细

第五节　眼 睑 痉 挛

【概述】

原发性眼睑痉挛是一种特发性的肌张力障碍疾病,以间歇性眼睑不自主闭合为表现[10]。轻症患者频繁眨眼;重症患者出现持续性眼睑闭合、痉挛,严重影响生活。寒冷、光线、吹风或紧张均可诱发。如果眼睑痉挛同时伴随面部下方或颈部的不自主抽动,称为 Meige 综合征(视频 7-5-1)。半侧面肌痉挛受累范围较大,眼睑痉挛的同时伴口角抽动(视频 7-5-2)。其发病机制推测与面神经兴奋性增高、受压或缺血有关。

【治疗及预后】

由于该病发病机制欠明确,故治疗主要采取对症方式。眼睑周围注射肉毒素 A 可帮助患者在一定时间段缓解眼睑痉挛[11]。可以重复注射。半侧面肌痉挛患者首先排除压迫及占位性病变后可行肉毒素局部注射。

参考文献

1. Jacobs D, Galetta S. Diagnosis and management of orbital pseudotumor. Curr Opin Ophthalmol, 2002, 13: 347-351.

2. Wasmeier C, Pfadenhauer K, Rosler A. Idiopathic inflammatory pseudotumor of the orbit and Tolosa-Hunt syndrome—are they the same disease? J Neurol, 2002, 249: 1237-1241.

3. Hamano H, Kawa S, Horiuchi A, et al. High serum IgG4 concentrations in patients with sclerosing pancreatitis. N Engl J Med, 2001, 344 (10): 732-738.

4. Umehara H, Okazaki K, Nakamura T, et al. Current approach to the diagnosis of IgG4-related disease-Combination of comprehensive diagnostic and organ-specific criteria. Mod Rheumatol, 2017, 27 (3): 381-391.

5. Derzko-Dzulynsky L. IgG4-related disease in the eye and ocular adnexa. Curr Opin Ophthalmol, 2017, 28 (6): 617-622.

6. Bahn RS. Graves' ophthalmopathy. N Engl J Med, 2010, 362 (8): 726-738.

7. Vivian AJ. Congenital fibrosis of the extra-ocular muscles (CFEOM) and the cranial dysinnervation disorders. Eye (Lond), 2019.

8. Salman MS, Mulholland C, Wrogemann J, et al. Congenital cranial dysinnervation disorder: an unusual phenotype with multiple cranial neuropathies and novel neuroimaging findings. J Neuro-ophthalmol, 2019 Sep; 39 (3): 348-351.

9. Fraser JA, Biousse V, Newman NJ. The neuro-ophthalmology of mitochondrial disease. Surv Ophthalmol, 2010, 55 (4): 299-334.

10. Defazio G, Hallett M, Jinnah HA, et al. Blepharospasm 40 years later. Mov Disord, 2017, 32 (4): 498-509.

11. Vivancos-Matellano F, Rodríguez-Sanz A, Herrero-Infante Y, et al. Efficacy and safety of long-term therapy with type A botulinum toxin in patients with blepharospasm. Neuro-ophthalmology, 2018, 43 (5): 277-283.

第八章

核间性及核上性眼肌麻痹

第一节 概 述

由于支配眼球运动(包括眼睑)的神经核团均位于脑干,且双眼一致性同向运动有赖于侧视中枢的完整性,因此本章节重点描述脑干眼球运动侧视中枢、垂直运动中枢以及大脑高级中枢病变导致的复视及眼肌麻痹,即核间(internuclear)与核上性(supranuclear)眼肌麻痹。核性眼肌麻痹如动眼神经核、滑车神经核以及展神经核性损害已在相关章节介绍。

【解剖】

双眼同向共轭性运动包括扫视运动(saccades)、追随运动(pursuit)以及前庭 - 眼反射(vestibulo-ocular reflex)。扫视运动使得双眼能够在两个目标之间快速移动而双侧黄斑仍能够锁定物像。追随运动使得双眼缓慢平滑地追踪物体。前庭 - 眼反射的作用是头位变化时保证物像仍旧能够稳定地落在双眼黄斑而获取清晰的物像。上述双眼同向共轭运动的完成有赖于高级皮质中枢发放冲动,下位脑干核团、神经肌肉效应器以及之间联络通路的完整性。

(1) 脑干眼球运动核团:支配眼球运动的动眼神经、滑车神经及展神经由上至下依次位于中脑、脑桥中脑交界和脑桥。由于这些核团并不位于同一个层面,因此双侧的内侧纵束(medial longitudinal fasciculus,MLF)成为它们之间的联络纤维。MLF 从最顶端的支配双眼上视中枢的 MLF 之吻侧核间核(riMLF)至最下端延髓前庭神经核团,联系直接与眼球运动相关的核团(动眼神经核、滑车神经核及展神经核)、耳蜗前庭神经核以及支配颈部肌肉的辅助核团之间协调运动[1, 2]。其中小脑前庭束和脊髓前庭束等与共济运动相关的核团及束路亦参与其中(图 8-1-1)。

(2) 双眼水平运动通路:大脑前额叶为高位皮质发起双眼水平侧视运动的最高中枢,冲动沿着白质束路下行至对侧脑桥的旁中央脑桥网状结构(paramedian pontine reticular formation,PPRF)。PPRF 紧邻脑桥展神经核团,展神经核团激活后出现同侧眼球外展运动;此外 PPRF 同时通过对侧上行的内侧纵束使得对侧动眼神经内直肌兴奋;因此完成同向侧

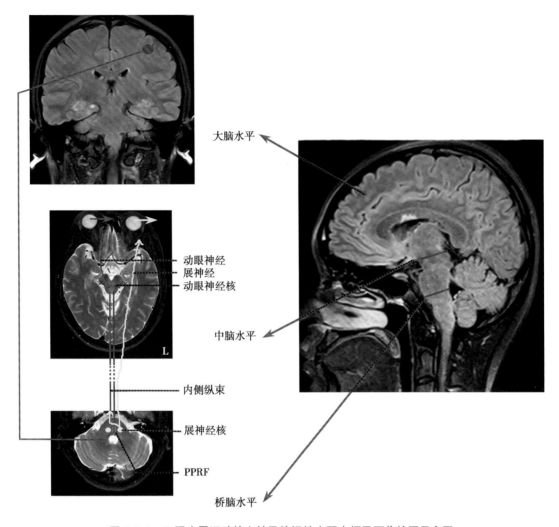

图 8-1-1　双眼水平运动核上性及核间性支配中枢及下位核团示意图

大脑水平额叶侧视中枢发出神经冲动,下行至对侧脑桥水平的 PPRF,由 PPRF 再发出两束纤维:一束纤维支配同侧展神经核,使得同侧外直肌收缩;一束纤维至对侧 MLF 上行,到达中脑水平动眼神经核团支配对称内直肌收缩,从而完成双眼同性侧视的运动。MLF:内侧纵束,连接动眼神经核团(中脑水平)与展神经核团(脑桥水平)的上下行神经纤维束路。动眼神经中脑(PPRF:旁中央脑桥网状结构)

视。PPRF 亦可以看作是双眼水平同向运动的脑桥中枢,兴奋后使得双眼向同侧注视(图 8-1-1)。注意脑桥水平面神经膝部绕过展神经核,因此脑桥病变出现展神经麻痹、侧视障碍的同时往往伴有同侧周围性面瘫(图 8-1-2)。

　　(3) 双眼垂直运动通路:双眼垂直运动中枢包括 riMLF,Cajal 核间核(INC),以及后联合(posterior commissure,PC)及其核团。三者均位于动眼神经核团之上方,可以理解作为上位中枢支配双眼的垂直运动。riMLF 包含发放双眼垂直运动冲动的神经元,通过双侧上直肌及下斜肌(动眼神经支配)共同完成上视;通过下直肌与上斜肌(滑车神经支配)共同完成下视。INC 包含眼球旋转运动核团,接受来自前庭神经元的投射。部分纤维在顶盖前区的后联合交叉。因此松果体病变导致后联合损害可引起双眼上视障碍及光 - 近反射分离(图 8-1-3)。

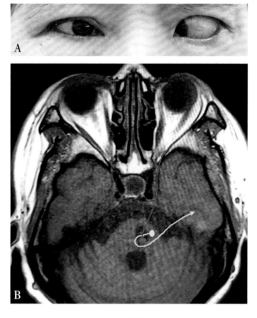

图 8-1-2　左侧脑桥出血患者

A. 左侧脑桥出血患者表现为左侧外展麻痹、左侧同向性侧视麻痹、伴左侧周围性面瘫；B. 该患者颅脑 MRI 可见左侧脑桥出血，累及展神经核（红色）、PPRF 以及面神经纤维（黄色）

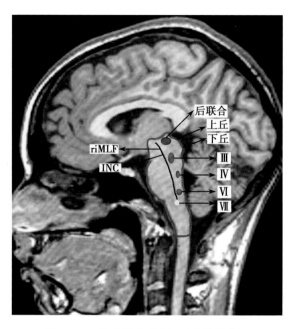

图 8-1-3　脑干眼球垂直运动中枢示意图

双眼上视相关核团包括：riMLF，INC 和后联合，三者均位于动眼神经核、滑车神经核以及展神经核之上，MLF 连接自上而下从 riMLF 到延髓前庭核之间的支配眼球运动的相关核团（riMLF：内侧纵束吻侧核间核）

【临床表现】

核间及核上性眼肌麻痹损害部位常见于脑干，包括中脑，脑桥及延髓；小脑病变；大脑，包括丘脑、基底节和大脑半球。常见病因见表 8-1-1[1,3]。患者主诉复视、眼球运动障碍伴眼球震颤。

表 8-1-1　核间性及核上性双眼水平运动障碍的常见病因

水平运动障碍病因	肿瘤（胶质瘤、转移瘤）
脑干梗死（椎 - 基底动脉分支）	代谢性（脑桥中央髓鞘溶解）
出血（卒中、血管畸形、海绵状血管瘤、转移瘤）	Wernicke 脑病
脱髓鞘（多发性硬化、脑干脑炎）	先天性（双侧 Duane 综合征、Mobius 综合征）

（1）水平运动障碍：脑桥损害是最常见导致双眼水平运动障碍的部位。

1）PPRF 损害：可导致向同侧水平扫视运动障碍。但前庭 - 眼反射以及眼球跟随运动不受影响。

2）脑桥展神经核损害：可导致同侧水平主动运动及反射运动消失，同时伴同侧周围性面瘫。

3）内侧纵束损害：可导致核间性眼肌麻痹（internuclear ophthalmoplegia，INO）：患者患侧眼无法内转,对侧眼外转时伴随眼球震颤。双侧 INO 患者双眼均无法内转,伴随外转时的眼球震颤。患者眼位处于双侧外斜位(walled-eye),同时出现扭转偏斜(skew deviation)与会聚功能障碍。

4)内侧纵束综合征:单侧 / 双侧 INO 病变范围较大,累及周围核团或白质束路导致。一个半综合征:病变累及展神经核以及 MLF,患者双眼水平运动障碍,仅残留对侧单眼外展运动保留,且伴眼球震颤。如果病变范围累及面神经(Ⅶ脑神经),则上述病变叠加周围性面瘫(八个半综合征)。双侧 INO 称为 WEBION(Walled-eye bilateral INO)。

5)眼球运动失用(apraxia):先天性眼球运动失用症出现在婴幼儿,缺乏眼球扫视运动,因此无法水平注视目标,需要快速转头重新使物像落在黄斑处(thrust head)。该病通常为特发性,但需要排除中枢神经系统胶质瘤、先天畸形或遗传性病变。获得性患儿一般年龄较大,出现于一些代谢障碍性疾病:高雪氏病、共济失调毛细血管扩张症及脊髓小脑性共济失调等。

(2)垂直运动障碍:中脑上部、顶盖及后联合病变常常导致双眼垂直运动障碍。常见病因见表 8-1-2。

表 8-1-2 双眼垂直运动障碍病因

脑干梗死(旁正中、丘脑基底动脉尖)	多发性硬化
出血(中脑上部、丘脑、高血压 / 血管畸形)	Wernicke 脑病
梗阻性脑积水	进行性核上性麻痹
松果体区肿瘤(生殖细胞瘤、母细胞瘤、胶质瘤、囊肿)	副肿瘤综合征

1)中脑背侧综合征:也称为 Parinaud 综合征或顶盖综合征。为中脑背侧病变导致的双眼核上性上视障碍;会聚 - 退缩性眼球震颤;眼睑退缩(Collier 征);以及瞳孔光近反射分离。梗阻性脑积水是最常见病因,其次为儿童松果体区肿瘤、老年人丘脑出血等。

2)反向偏斜(skew deviation):由于脑干功能异常导致的双眼垂直性、旋转性眼位偏斜。患者主诉复视,包含旋转成分,多数尚伴有其他神经系统症状与体征。常见损害为急性前庭功能障碍、小脑病变、MLF、中脑 Cajal 核以及颅内压增高。注意:反向偏斜与滑车神经麻痹由于均伴有眼球的旋转成分,不易鉴别。

注意:双眼下视障碍较上视障碍罕见。一些下跳性眼球震颤常见于延髓 - 颈髓交界部位病变。

第二节 特殊病例

【病例 8-2-1】
女性,21 岁,2 年前突发头痛、意识障碍,诊断为脑干出血,经过手术治疗后意识恢复。术后出现右眼闭合不全,右侧口角偏斜。近 1 年右眼内斜加重,伴复视。神经眼科检查:神清,言语欠流利。右侧睑裂较左侧增大;右眼内斜位,右眼外转明显障碍;左眼球各向运动正常[图 8-2-1(1)]。双眼球会聚 - 退缩性眼球震颤(视频 8-2-1)。双眼向左侧注视正常。右侧周围性面瘫[图 8-2-1(2)]。其余脑神经检查无异常。左侧肢体肌力四级。颅脑 MRI 示第四脑室底部动静脉畸形,出血破入脑室并压迫脑桥[图 8-2-1(3)]。术后病理诊断:第四脑室下部海绵状血管瘤。诊断:脑干出血(海绵状血管瘤),会聚 - 退缩性眼球震颤;展神经麻痹(右侧);面神经麻痹(右侧)。处理:斜视专家评估右眼内斜视手术。向患者及家属解释由于病变范围较广,累及眼球运动核团较多,斜视手术效果差,且无法缓解眼球震颤。

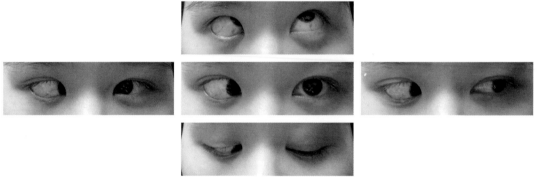

图 8-2-1(1) 脑干海绵状血管瘤出血患者第一眼位右眼内斜位,右眼无法外转,双眼上视及下视基本正常;双眼会聚 - 退缩性眼球震颤

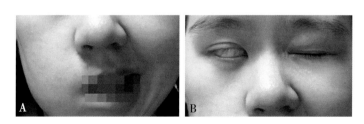

图 8-2-1(2) 脑干海绵状血管瘤出血患者
A.右侧周围性面瘫,鼻唇沟变浅;B.右侧闭目力弱,眼睑 Bell 征阳性,
示齿时口角左偏

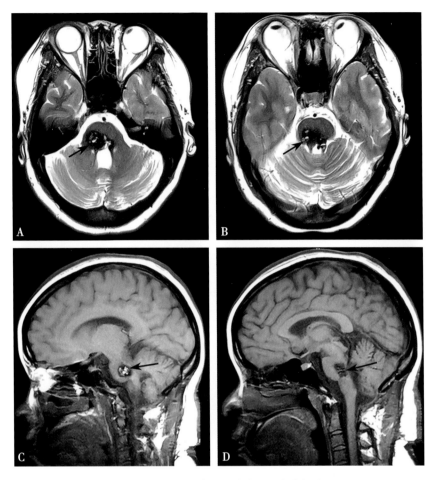

图 8-2-1(3)　脑干海绵状血管瘤出血患者颅脑 MRI

A、B. T2WI 水平位可见右侧脑桥出血混杂信号影(箭头),C 和 D:T1WI 矢状位可见出血位于第四脑室下方及脑桥部位,影响展神经核团、面神经纤维以及下橄榄核(箭头)

【病例 8-2-2】

男性,32 岁,脑干海绵状血管瘤术后,近 1 年出现复视加重,眼球跳动。神经眼科检查:神清,言语流利。双侧睑裂等大。向左侧侧头。右眼内斜位,右眼外转障碍,且双眼向右侧侧视障碍[图 8-2-2(1)]。双眼垂直旋转性眼球震颤(视频 8-2-2)。余脑神经检查无异常。颅脑 MRI 示右侧脑干自延髓至脑桥出血性病变[图 8-2-2(2)]。诊断:脑干出血(海绵状血管瘤);侧视麻痹;展神经麻痹(右侧)。处理:斜视专家评估右眼外展麻痹手术。解释预后:右眼内斜视改善后头位可相应改善,但眼球震颤将持续。

点评:该患者海绵状血管瘤出血虽然主要发生在脑干下部,即延髓部位,但病变向上导致了脑桥展神经核以及脑桥侧视中枢 PPRF 损害,出现了双眼水平向右侧视障碍。眼球震颤为延髓下橄榄核与红核、小脑齿状核之间通路障碍有关,为不典型眼颚震颤(患者无软腭震颤),眼震类型为节律性垂直、旋转性[图 8-2-2(3)]。眼颚震颤详见眼球震颤章节。

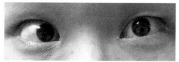 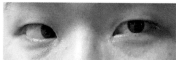 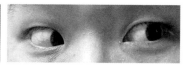

图 8-2-2(1) 脑干海绵状血管瘤患者第一眼位右眼内斜,向左侧侧头;右眼外展障碍;双眼向右侧侧视障碍;左眼球运动及向左侧侧视运动正常

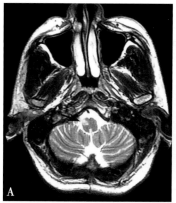 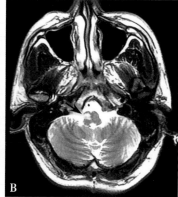 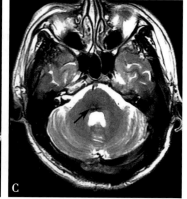

图 8-2-2(2) 脑干海绵状血管瘤患者 MRI 示 T2WI 水平扫描从延髓至脑桥右侧出血性病变,其中信号混杂(箭头)

A、B. 延髓平面;C. 脑桥平面

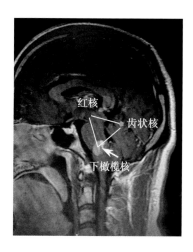

图 8-2-2(3) 脑干海绵状血管瘤患者 MRI 矢状位
病变(白箭头)位于脑桥 - 延髓交界,为下橄榄核、小脑齿状核及红核通路损害,即 Guillain-Mollaret 三角

【病例 8-2-3】

女性,30 岁,1 年半患者发现左眼内斜,逐渐加重。半年后突发脑干出血。术后半年因眼位偏斜就诊斜视专家。转诊至神经眼科评估。神经眼科检查:神清,言语流利。眼底双侧视盘边界清,眼球旋转[图 8-2-3(1)]左侧睑裂增大。向右侧侧头位。左眼外转障碍;双眼向左侧注视障碍;双眼向右侧

注视仅右眼可外转[图 8-2-3(2)](视频 8-2-3)。眼球垂直运动基本正常。左侧周围性面瘫。余脑神经未见异常。颅脑 MRI 示脑干海绵状血管瘤出血,病变偏左侧[图 8-2-3(3)]。诊断:脑干出血(海绵状血管瘤);侧视麻痹;展神经麻痹(左侧);面神经麻痹(左侧)。处理:建议随访 6 个月后斜视专家评估左眼内斜手术。解释预后:因脑干病变范围广,手术预后差。

点评:患者脑干出血累及左侧展神经核,左侧水平侧视中枢 PPRF 以及对侧 MLF,因此导致双眼水平运动仅残留了右眼外展。因此称为:一个半综合征。在此基础之上该患者同时合并左侧面瘫(Ⅶ脑神经)损害,因此有文献称为:八个半综合征。该患者尚存在 Skew 偏斜,从眼底像观察到:右眼外旋、左眼内旋。

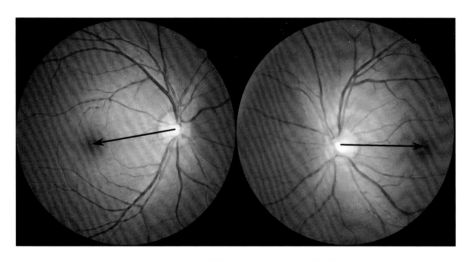

图 8-2-3(1)　脑干海绵状血管瘤患者眼底像
右眼外旋;左眼内旋,为眼肌麻痹 Skew 偏斜

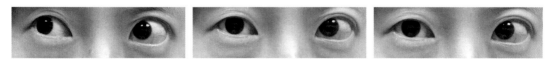

图 8-2-3(2)　脑干海绵状血管瘤患者第一眼位左眼内斜,向右侧侧头;左眼外展障碍;双眼向左侧注视障碍;双眼向右侧注视仅右眼外展正常

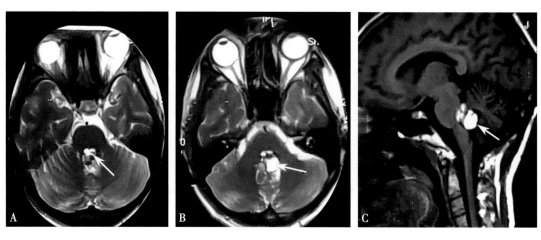

图 8-2-3(3)　脑干海绵状血管瘤患者 MRI

A、B. T2WI 水平扫描脑桥出血,病变偏左侧(箭头);C. 矢状位示出血破入第四脑室(箭头)

【病例 8-2-4】

男性,60 岁,双眼视物成双 2 周。患者 2 周前劳累后血压升高,晨起发现双眼视物水平左右分离。既往高血压史。神经眼科检查:神清,言语流利。眼底双侧视盘边界清。双眼睑等大,眼球运动双眼内转均障碍;双眼向右侧注视时左眼内转欠充分,伴随右眼水平眼球震颤;双眼向左侧注视时右眼内转欠充分,伴随左眼水平眼球震颤。双眼垂直运动正常[图8-2-4(1)],见视频 8-2-4。余脑神经未见异常。外院颅脑 MRI 及增强报告未见异常。仔细阅

片后发现脑桥背侧中线异常信号,出血可能[图 8-2-4(2)]。诊断:脑干出血(高血压);核间性眼肌麻痹(双侧)。建议随访 6 个月后如仍有明显复视,建议斜视专家评估手术。

点评:患者临床表现为典型双侧核间性眼肌麻痹,病变定位在双侧 MLF。依据此定位读片,针对性地寻找病变。

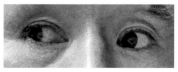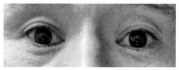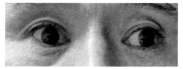

图 8-2-4(1)　双侧核间性眼肌麻痹患者向右侧侧视时左眼内转欠充分;向左侧侧视时右眼内转障碍

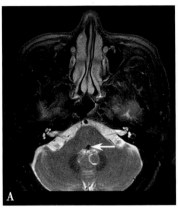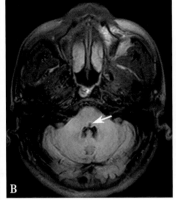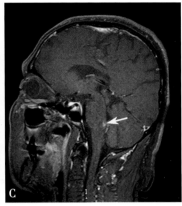

图 8-2-4(2) 双眼核间性眼肌麻痹患者颅脑 MRI

A、B. 分别为 T2WI 和 T2flair 水平位见脑桥背侧中线附近异常信号(箭头);C. 矢状位 T1WI 增强后病变轻度强化(箭头)

【病例 8-2-5】

男性,62 岁,突发头晕、左侧肢体瘫痪 1 年。诊断为脑干急性梗死,治疗后肢体运动基本正常,但仍有上下分离的视物重影。既往高血压及糖尿病史。神经眼科检查:神清,言语略含糊。眼底双侧视盘边界清,双眼轴旋转[图 8-2-5(1)]。双眼睑等大,眼位右眼高位,左眼低位。眼球各向运动见[图 8-2-5(2)]。余脑神经未见异常。急性期颅脑 MRI 示右侧颞枕叶、丘脑及中脑急性梗死[图 8-2-5(3)]。诊断:脑干梗死(高血压);建议斜视专家评估手术。

点评:该患者复视为累及丘脑的典型 Skew 偏斜。双侧眼球垂直、旋转性分离。

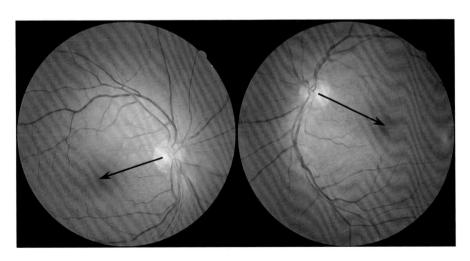

图 8-2-5(1) 脑干梗死患者眼底像

双眼均为外旋位

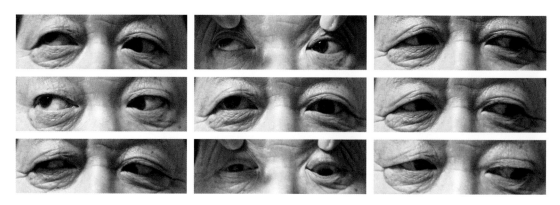

图 8-2-5(2) 脑干梗死患者眼位图

第一眼位双眼右眼高位,左眼低位;向右侧注视时右眼高位明显

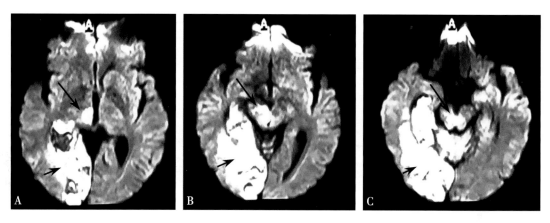

图 8-2-5(3) 脑干梗死患者颅脑 MRI

DWI 弥散加权示右侧丘脑(长箭头)高信号;右侧颞枕叶高信号(短箭头),均为急性梗死病灶。A~C 为中脑从上至下连续平面

【病例 8-2-6】

男性,49 岁,突发头痛、呕吐、意识障碍。诊断为脑出血。治疗半年后仍有双眼视物重影。既往高血压。神经眼科检查:神清,言语流利。眼球各向运动基本正常[图 8-2-6(1)]。遮盖去遮盖发现左眼高位,右眼低位。余脑神经未见异常。发病时颅脑 CT 示右侧丘脑出血[图 8-2-6(2)]。诊断:丘脑出血;Skew 偏斜。建议继续随访 6 个月后如仍有明显复视,斜视专家评估手术。

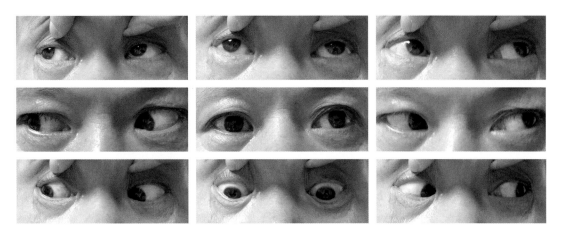

图 8-2-6(1) 丘脑出血患者眼位图
左眼高位且外斜,眼球各方向运动基本正常

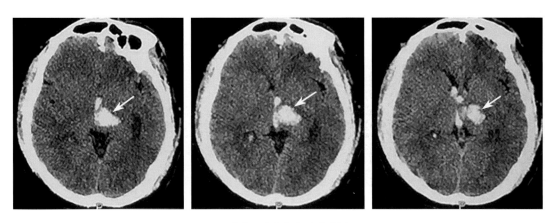

图 8-2-6(2) 丘脑出血患者颅脑 CT
左侧丘脑密度增高,为急性期出血(箭头),且破入脑室

【病例 8-2-7】

男性,68 岁,因言语障碍、意识不清 3 小时就诊。诊断为基底动脉闭塞。经抢救及静脉溶栓后生命体征平稳,但发病后 2 个月后双眼无法睁开来诊。既往高血压,糖尿病。神经眼科检查:神清,言语含糊,配合差。眼底双侧视盘边界清,右眼内旋位,左眼外旋位[图 8-2-7(1)]。双侧上睑完全下垂,额肌代偿。第一眼位双眼外斜位,双眼侧视时内转障碍,伴外展眼不持续眼球震颤[图 8-2-7(2)]及[视频 8-2-7(1)]。双眼垂直运动完全丧失。颅脑 MRI 示脑干梗死,累及左侧丘脑、双侧中脑及脑桥水平[图 8-2-7(3)]。诊断:基底动脉闭塞,急性脑干梗死,双侧核间性眼肌麻痹,Skew 偏斜。给予活血化瘀治疗后 3 个月,双眼上睑下垂明显好转,眼球水平运动无明显改善,但眼球垂直运动较前好转。1 年后随访:双眼睑下垂明显好转,眼球水平运动仍残留双侧 INO,但眼球垂直运动恢复[视频 8-2-7(2)]。因患者心脏起搏器及心脏支架,全身情况评估后建议保守康复治疗。

　　点评：该患者为基底动脉闭塞导致双侧中脑及脑桥，以及左侧基底节区广泛梗死。临床症状：意识障碍，双侧眼睑下垂（支配双侧提上睑肌的核团位于中脑中央位置）、双眼垂直上视及下视运动障碍；双眼水平运动障碍，伴眼球旋转性 Skew 偏斜。

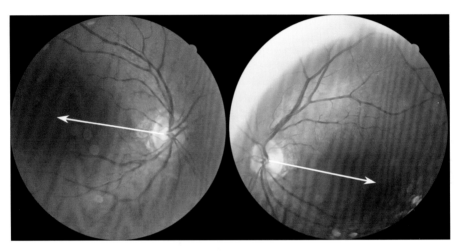

图 8-2-7（1）　基底动脉闭塞患者眼底
右眼内旋，左眼外旋位，为 Skew 偏斜导致

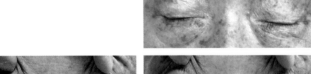

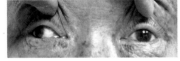 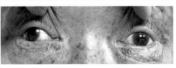 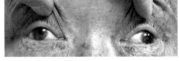

图 8-2-7（2）　基底动脉闭塞患者双眼睑完全下垂，无法自行睁开（上图）；第一眼位双眼外斜；双眼侧视时内转障碍（双侧核间性眼肌麻痹）

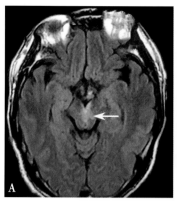
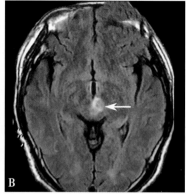
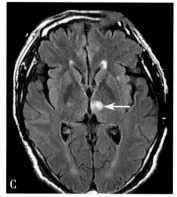

图 8-2-7(3) 基底动脉闭塞患者颅脑 MRI

T2flari 加权双侧中脑中线两侧及左侧基底节区缺血灶(箭头)。A~C:均为中脑平面(从下至上)

【病例 8-2-8】

女性,18 岁,因发热、腹痛入院,诊断为急性化脓性胆囊炎。术前保守治疗包括持续胃肠减压及肠外营养治疗 20 天。术后麻醉复苏后即出现头晕、吞咽困难、饮水呛咳、视力下降、行走不稳及视物晃动感。在当地治疗后 1 个月来诊。既往体健。神经眼科检查:神清,言语含糊,查体配合。BCVA 双眼 0.05。双侧瞳孔等大,约 4mm,对光反射迟钝,但近反射存在[图 8-2-8(1)]。眼底双侧视盘边界欠清晰、色苍白,视神经萎缩,视网膜陈旧性片状出血[图 8-2-8(2)]。双侧眼睑无下垂,双侧等大。眼球各向运动充分,双眼水平侧视诱发性眼球震颤及垂直性上跳性眼球震颤(视频 8-2-8)。Goldmann 视野检查示双眼中心暗点[图 8-2-8(3)]。当地颅脑 MRI 示丘脑、中脑、脑桥及延髓对称性病变[图 8-2-8(4)]。诊断:Wernicke 脑病(维生素 B_1 缺乏)。建议继续给予大剂量维生素 B_1 及能量治疗。1 个月后复查,颅内病变基本消失[图 8-2-8(5)],患者眼球震颤明显减轻。

点评:该患者为医源性维生素 B_1 缺乏导致的 Wernicke 脑病,由于全胃肠减压及肠外营养治疗中未及时补充维生素 B_1 而导致术后即出现症状加剧。本患者 Wernicke 脑病同时导致了传入性障碍(视力下降)与传出性障碍(眼球垂直运动障碍及眼球震颤),病变累及视神经、中脑垂直运动中枢、顶盖前区,直至脑桥和延髓下端。注意患者瞳孔存在光-近反射分离,有助于定位于中脑顶盖前区。患者双侧眼球旋转性分离,为脑干病变导致的 Skew 偏斜。Wernicke 脑病其他病因包括酗酒、长期慢性腹泻、呕吐、缩胃术、营养不良及线粒体疾病等[4]。术后出现的 Wernicke 脑病需要与后循环梗死导致的基底动脉闭塞等相鉴别。

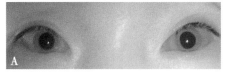

图 8-2-8(1) Wernicke 脑病患者瞳孔光近反射分离

A. 双侧瞳孔暗光下散大,约 4mm,对光反射消失;B. 视近物体时双侧瞳孔收缩

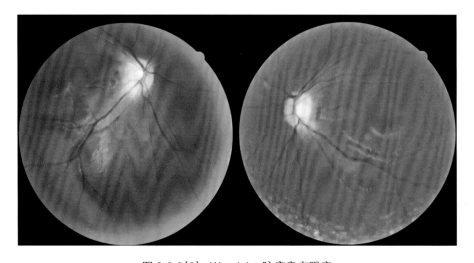

图 8-2-8(2) Wernicke 脑病患者眼底

双侧视盘边界欠清,色苍白,左眼颞下方视网膜陈旧性出血。右眼外旋位;左眼内旋位,为 Skew 偏斜

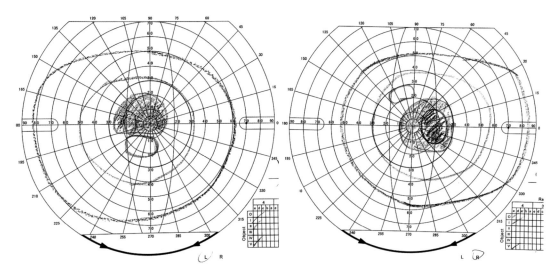

图 8-2-8(3) Wernicke 脑病患者 Goldmann 视野检查

双侧中心暗点,符合代谢性视神经病变

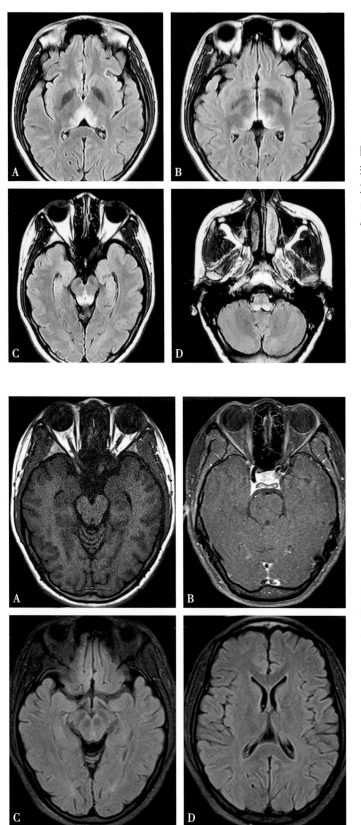

图 8-2-8(4) Wernicke 脑病患者颅脑 MRI 示 T2flair 加权自丘脑(A),下丘脑(B)、中脑(C)及延髓(D)对称性双侧异常增高信号

图 8-2-8(5) Wernicke 脑病患者治疗后复查颅脑 MRI 上述异常信号消失

【**病例 8-2-9**】

男性,25 岁,脑干肿瘤术后 9 年,治疗后仍有眼球偏斜、视物重影。要求斜视手术,转诊至神经眼科评估。神经眼科检查:神清,言语欠流利。眼底双侧视盘边界清。双侧睑裂等大,无上睑下垂。第一眼位交替性外斜视,双眼水平向右侧视时左眼无法内转;向左侧侧视时右眼无法内转。双眼上视运动障碍,伴会聚 - 退缩性眼球震颤。双眼向下注视运动正常［图 8-2-9

(1)］及(视频 8-2-9)。余脑神经未见异常。颅脑 MRI 术前报告:第四脑室肿瘤,术后改变。诊断:脑干肿瘤;Parinaud 综合征;双侧核间性眼肌麻痹。处理:经斜视专家评估后行双眼水平斜视手术,术后 1 个月患者主诉双眼复视较前明显好转［图 8-2-9(2)］,但查体眼球震颤如故。

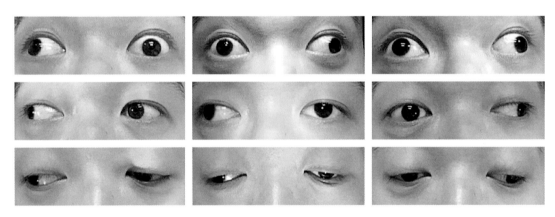

图 8-2-9(1)　脑干肿瘤导致 Parinaud 综合征伴双侧核间性眼肌麻痹患者眼位图
第一眼位右眼外斜视;双眼水平同向运动时内转障碍;双眼上视运动障碍;双眼下视正常

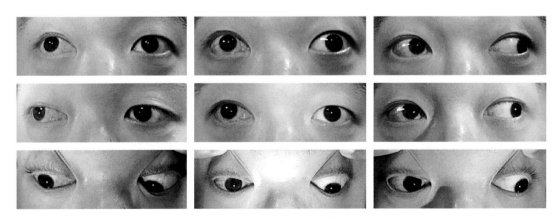

图 8-2-9(2)　脑干肿瘤导致 Parinaud 综合征伴双侧核间性眼肌麻痹患者斜视手术后眼位图
第一眼位右眼外斜较前明显好转,眼球内转好转,但双眼上视仍存在障碍

【病例 8-2-10 】

男性,10 岁,因头痛、恶心呕吐诊断为脑干胶质瘤、脑积水。术后 2 年肿瘤无复发,但患儿眼球偏斜及写字歪头逐渐加重。转诊至神经眼科行斜视术前评估。神经眼科检查:神清,语利。双眼 BCVA0.6。眼底双侧视盘边界清,但视盘色苍白。双侧眼睑无明显下垂。双眼水平及上视基本正常,双眼向下注视障碍(视频 8-2-10)。余脑神经未见异常。颅脑 MRI 术前报告:第四脑室肿瘤,脑积水[图 8-2-10(1)]。诊断:中脑胶质瘤;眼肌麻痹。处理:经斜视专家评估后行双眼下直肌缩短斜视矫正术,术后患者头位及复视好转。

点评:双眼垂直运动中枢位于中脑动眼神经核团上方,包括 riMLF,后联合及核团,以及 Cajal 核。三者位置均在患者肿瘤侵犯的部位[图 8-2-10(2)]。手术虽然去除了压迫,但核团结构和功能被破坏,导致患者双眼垂直运动,尤其是双眼下视障碍。

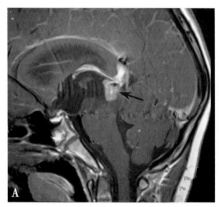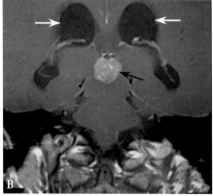

图 8-2-10(1)　中脑胶质瘤患者术前 MRI

A. 中脑背侧异常团块(黑箭头),压迫脑干及中脑导水管,B. 冠状位示肿瘤位于中脑上方(黑箭头),双侧脑室扩大,脑积水(白箭头)

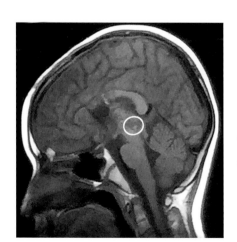

图 8-2-10(2)　中脑肿瘤患者术后 MRI

中脑上部支配双眼垂直运动中枢结构异常(白色圆圈内),包括 riMLF,Cajal 和及后联合部位

【病例 8-2-11】

男性,31 岁,突发双眼视物成双 2 周。复视像上下重叠,尤其向上注视时加重。病前 2 周患者有感冒史。既往体健。神经眼科检查:神清,语利。双眼 BCVA1.0。眼底双侧视盘边界清,色红。双侧眼睑等大,上睑略退缩。眼球各向运动除外双眼上视明显障碍外无明显异常[图 8-2-11(1)]。上视时双侧眼睑退缩(Collier 征)。余脑神经未见异常。颅脑 MRI 左侧丘脑及中脑异常信号,脱髓鞘可能性大[图 8-2-11(2)]。给予甲泼尼龙 1g 静脉冲击治疗后 2 周,患者症状明显改善,复查 MRI 异常信号消退。诊断:中脑病变(脱髓鞘)。激素逐渐减停,定期复查。

点评:患者双眼垂直上视障碍,定位于中脑上部或丘脑。年轻患者中以多发性硬化脱髓鞘病变多见,如本例患者激素冲击治疗后迅速好转。

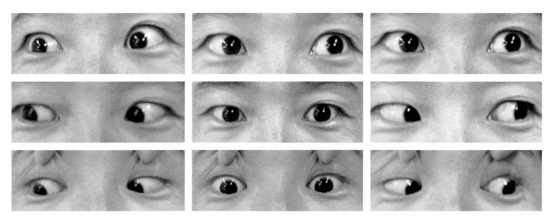

图 8-2-11(1) 中脑脱髓鞘病变患者眼位图

双眼上转明显障碍;上视时眼睑退缩,Collier 征阳性

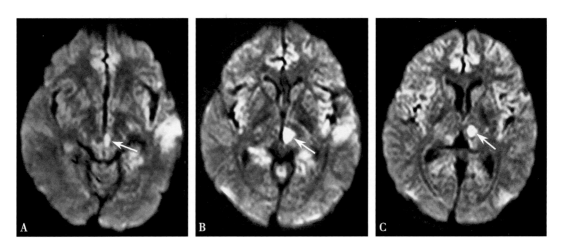

图 8-2-11(2) 中脑脱髓鞘病变患者颅脑 MRI 弥散加权

A、B. 分别为中脑大脑脚间和丘脑;C. 基底节区异常高亮信号,为急性期病灶(箭头)

【病例 8-2-12】

男性,67 岁,双眼复视 2 年,逐渐加重,伴肢体运动僵硬,易跌倒。既往轻度高血压,否认糖尿病史。神经眼科检查:神清,语利。双眼 BCVA1.0。眼底双侧视盘边界清,色红。双侧眼睑等大,无下垂。眼睑基本无瞬目运动。眼球固定,各个方向运动障碍[图 8-2-12(1)]及[视频 8-2-12(1)]。患者面部表情缺乏,行走连带动作少、前冲、转身欠灵活[视频 8-2-12(2)]。颅脑 MRI 示中脑萎缩,符合进行性核上性麻痹(progressive supranuclear palsy,PSP)[图 8-2-12(2)]。处理:转诊神经内科美多巴药物治疗。给予人工泪液避免角膜溃疡。

点评:PSP 是一种非典型帕金森综合征,以垂直性核上性眼肌麻痹伴姿势不稳,易跌倒为特征性临床表现[5]。MRI 中 FDG-PET 与多巴胺影像学检查有助于确诊。由于中脑萎缩,MRI 矢状位影像学中可见"蜂鸟征"(humming bird);水平位扫描可见"米老鼠征"(mickey mouse)。该病为中枢神经系统退行性病变,目前治疗缺乏有效药物。该患者已经发展为眼球固定而非上视障碍。临床中以复视主诉就诊眼科的帕金森患者不在少数。

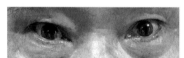
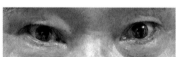
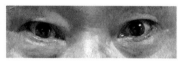

图 8-2-12(1)　进行性核上性麻痹患者眼球固定,各个方向眼球均无运动,眼睑略退缩,瞬目动作消失

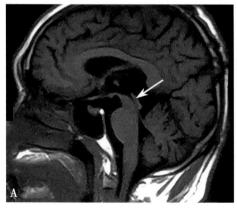
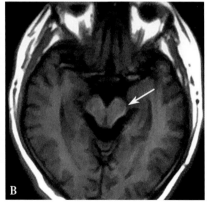

图 8-2-12(2)　进行性核上性麻痹患者颅脑 MRI
A.矢状位正中扫描见蜂鸟征(箭头);B.水平位中脑"米老鼠征"(箭头)

【病例 8-2-13】

女性,31 岁,双手颤抖、行走不稳 1 年余,双眼视物模糊半年。10 年前诊断"肝硬化"。近期就诊神经内科,确诊为肝豆状核变性,因双侧眼球运动异常来诊。患者否认家族遗传史。神经眼科检查:神清,言语含糊。双眼角膜 KF 环。眼底双侧视盘边界清,色略淡。双侧眼睑等大,无下垂。双眼呈上转位,双眼球下视障碍[图 8-2-13(1)]及[视频 8-2-13(1)]。利用头眼反射将下颌抬起后双眼球可下转[图 8-2-13(2)]。行走不稳,四肢震颤[视频 8-2-13(2)]。颅脑 MRI 示双侧基底节区对称性异常信号,中脑信号异常[图 8-2-13(3)]。诊断:肝豆状核变性;核上性眼球运动障碍。处理:转诊至神经内科,积极治疗原发病。

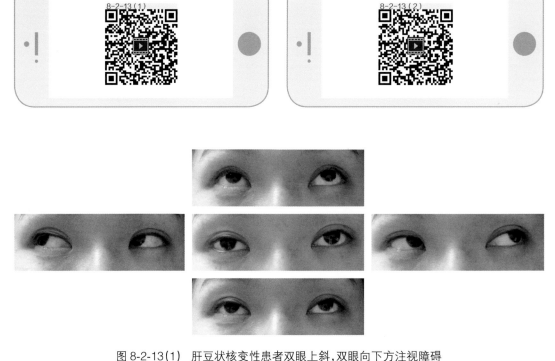

图 8-2-13(1)　肝豆状核变性患者双眼上斜,双眼向下方注视障碍

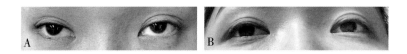

图 8-2-13(2)　肝豆状核变性患者第一眼位双眼上转位(A),利用头眼反射抬头时双眼可下转(B)

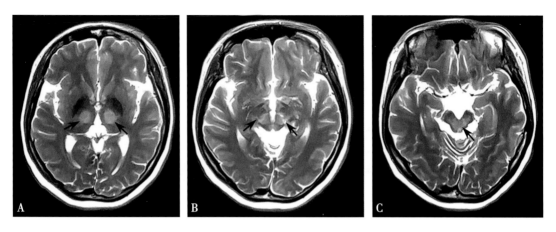

图 8-2-13（3）　肝豆状核变性患者颅脑 MRI 轴位 T2WI 可见双侧豆状核信号增高（箭头）（A）、中脑信号异常（B 和 C）

【病例 8-2-14】

女性，34 岁，发作性右眼睑增大 2 个月。发作时患者自己有右侧额部疼痛，随后出现十几秒钟的眼睑增大。1 个月约十余次发作。既往体健。神经眼科检查无异常。患者发作时因有先兆，手机自行录制视频见视频 8-2-14。颅脑 MRI 示右侧颞叶囊样病变［图 8-2-14］。转诊神经内科，给予卡马西平治疗，患者发作频次明显降低。诊断：颞叶囊肿，癫痫发作可能性大。拟定期随访。

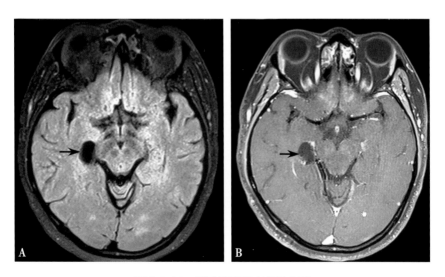

图 8-2-14　颞叶癫痫患者颅脑 MRI
右侧颞叶囊肿（黑箭头）

【病例 8-2-15】

女婴,6月龄,发作性双眼斜视3个月。患儿足月剖宫产,否认缺氧窒息史。3月龄时家长发现其间歇性出现双眼上视,持续数十秒至数分钟不等,可自行缓解。发作频率逐渐增加至每日均有发作。因发作时双眼斜视前来神经眼科评估。神经眼科检查欠配合。家长手机中视频可见患儿发作时左眼外斜位,右眼球不能内转,左眼水平眼球震颤(右侧核间性眼肌麻痹)[视频 8-2-15(1)]。严重时双眼均有上翻[视频 8-2-15(2)]。儿科检查各项代谢指标未见异常。全外显基因检测发现ATP1A3基因突变。脑电图提示异常放电,婴儿异常脑电图。诊断:儿童交替性偏瘫合并癫痫发作。建议儿科积极抗癫痫治疗。

点评: ATP1A3基因突变可导致的儿童交替性偏瘫及癫痫发作为婴儿罕见脑部发育不良性疾病。患儿在数月龄即可出现症状,持续加重。除外肢体抽搐,尚可伴有眼球运动异常:单眼/双眼水平或垂直眼球震颤。本例患儿肢体抽搐不明显,但水平眼球震颤(核间性眼肌麻痹)频繁发作。

【病例 8-2-16】

女性,79岁,突发跌倒,意识丧失。诊断大面积脑梗死。在重症监护室治疗期间,出现双眼向右侧凝视,无法向左侧注视[图 8-2-16(1)]。颅脑MRI示右侧大面积脑梗死;右侧大脑中动脉闭塞[图 8-2-16(2)]。诊断:脑梗死;侧视麻痹。

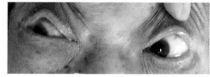

图 8-2-16(1)　右侧大面积脑梗死患者表现为向右侧(病灶侧)注视,无法向左侧注视(右侧的侧视中枢障碍)

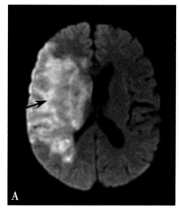
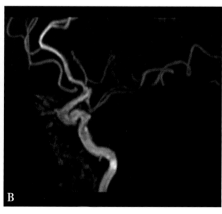

图 8-2-16(2)　患者颅脑MRI

A. DWI加权示右侧大脑中动脉支配区急性大面积脑梗死;B. MRA示右侧大脑中动脉闭塞

【病例 8-2-17】

女童,10 个月,家长发现患儿视物有侧头动作而来诊。既往足月剖宫产,否认缺氧、窒息史。否认家族中遗传病史。生长发育基本正常。诊室中观察患儿注视物体时有甩头动作,尤其是当从注视一个目标转移到另一个目标时(视频 8-2-17)。颅脑 CT 未见大脑发育结构异常、无占位。诊断:眼球运动失用。建议定期随访,完善儿科代谢功能检查。

点评: 从视频观察,患儿转换注视目标时,即完成扫视运动时需要用"甩头"的方式将黄斑重新定位至另一个目标。实则为眼球侧视运动不能(失用)。常见病因为大脑发育异常以及代谢性脑病等。

参考文献

1. Biousse V, Newman NJ. Neuro-Ophthalmology illustrated. 1st Edition. Diplopia. New York:Thieme Medical Publishers Inc,2009:382-397.
2. Frohman TC, Galetta S, Fox R, et al. Pearls & Oy-sters:The medial longitudinal fasciculus in ocular motor physiology. Neurology,2008,70(17):e57-67.
3. Vaphiades MS. Ocular Motor Dysfunction Due to Brainstem Disorders. J Neuro-ophthalmol,2018,38(4):566.
4. Yeh WY, Lian LM, Chang A, et al. Thiamine-deficient optic neuropathy associated with Wernicke's encephalopathy in patients with chronic diarrhea. J Formos Med Assoc,2013,112(3):165-170.
5. Armstrong MJ. Progressive Supranuclear Palsy:an Update. Curr Neurol Neurosci Rep,2018,18(3):12.

第九章

重症肌无力

第一节　概　　述

重症肌无力(myasthenia gravis，MG)是以神经肌肉接头受累为特征的全身性免疫性疾病，常伴有胸腺瘤。临床表现为全身骨骼肌的无力及疲劳现象。眼肌型重症肌无力临床表现最突出的特征为眼睑下垂和/或眼外肌麻痹，伴复视、瞳孔不受累。患者常常首诊眼科。病史中有晨轻暮重的现象、查体可见眼睑的疲劳现象、Cogan 征及 Cogan 眼睑颤搐。新斯的明试验及冰试验可以迅速快捷地诊断。由于眼肌型重症肌无力常常为全身型 MG 的首发症状，患者也多因此首次就诊眼科。故本文主要总结归纳眼外肌受累的眼肌型重症肌无力的临床特征及治疗策略，提高眼科医师接诊以眼睑下垂及复视为首发症状的眼肌型 MG 患者的诊断率[1]。

【发病机制】

重症肌无力是一类抗体介导的骨骼肌神经肌肉接头受累的自身免疫疾患。由于胸腺瘤或其他免疫疾病产生的抗体作用，突触后膜上乙酰胆碱酯酶受体(AChR)受到攻击破坏，其数量减少、形态改变，因此造成突触后骨骼肌的收缩无力。

【流行病学】

任何年龄及种族均可受累，该病发病率和患病率分别为 4/100 000~5/100 000 和 20/100 000[1-2]。女性患者比例偏高，但在年龄大于 40 岁人群中，男性患者比例增高，可能与胸腺瘤发病增高有关。

【临床表现】

MG 的临床核心特征有两点：疲劳性和波动性。该特征同样适用于眼肌型患者。眼睑及眼外肌的无力在每天中表现为晨轻暮重，且随着病程的进展出现变化性。70% 的患者首次发作表现为提上睑肌和眼外肌受累，而眼外肌在最终诊断 MG 的患者人群中受累高达 90%[3]。

(1) 上睑下垂：可以单眼、双眼或双侧交替出现。双侧上睑下垂的程度多不一致，且在

1天之中或随病程发展而变化(图9-1-1)。注意单侧不对称性上睑下垂可表现为程度较轻一侧的假性眼睑退缩(图9-1-2),需要与甲状腺相关眼病进行鉴别。上睑下垂可以作为MG的唯一症状或与其他眼外肌麻痹合并。部分患者可以提供既往交替性、一过性眼睑下垂且自行痊愈的病史,可能为MG的波动性,需要高度警惕。查体时嘱患者持续双眼上视,观察上睑是否随时间延长而出现下垂,即疲劳现象(图9-1-3),(视频9-1-1、视频9-1-2,视频9-1-3)。Cogan眼睑颤搐与Cogan征均是提上睑肌疲劳征的表现,前者嘱患者双眼向下注视10~20秒钟后立即平视前方,可发现上眼睑肌肉的数次抖动(视频9-1-4、视频9-1-5);后者为患者双眼上视后立即平视前方,上睑出现的过度上抬[4]。部分患者疲劳现象与Cogan征、眼睑颤搐同时存在(视频9-1-6)。

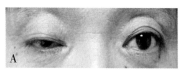 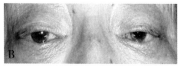 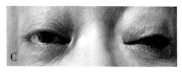

图 9-1-1　重症肌无力患者上睑下垂
A. 单侧眼睑下垂;B. 双眼睑下垂,程度一致;C. 双眼睑下垂,程度不一致

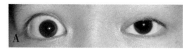 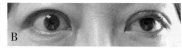

图 9-1-2　重症肌无力患者假性眼睑退缩
A、B. 患者均为左侧眼睑下垂而右侧眼睑代偿性上抬出现眼睑退缩的假象

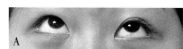 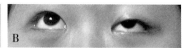

图 9-1-3　重症肌无力患者眼睑疲劳现象
A. 嘱患者持续注视上方;B. 左眼上睑逐渐下垂

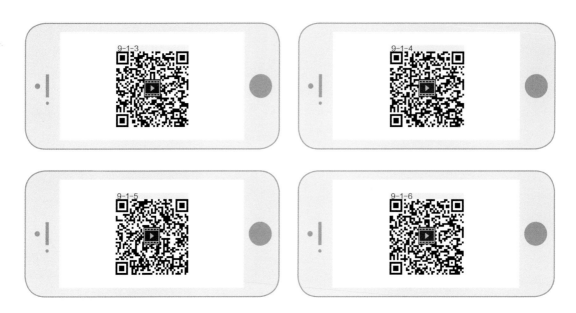

（2）眼外肌麻痹：眼外肌受累，包括上睑下垂在内为 MG 患者最常见的临床表现。其原因可能是：①眼外肌受累容易引起患者的注意；②眼外肌 80% 由单神经支配的纤维组成，由于放电频率高故容易疲劳；③频繁运动导致终板递质容易耗竭[5]。

眼外肌麻痹不伴有上睑下垂同样也可以单独作为 MG 的表现。眼外肌受累的范围及程度并无固定的模式，从单一肌肉麻痹到完全眼球运动障碍均可见到（图 9-1-4）。如果眼肌麻痹的模式符合脑神经支配范围时，非常容易误诊为：动眼神经麻痹、展神经麻痹及滑车神经麻痹（图 9-1-5）。MG 患者内直肌较其他眼外肌更易受累，患者通常表现为非共同性外斜视，有些患者可以模拟核间性眼肌麻痹（图 9-1-6）或核上性的凝视麻痹。

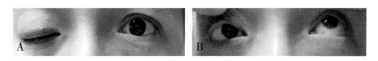

图 9-1-4　重症肌无力患者眼肌麻痹模拟右侧动眼神经麻痹
A. 眼睑下垂；B. 右眼上转障碍

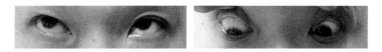

图 9-1-5　重症肌无力患者眼肌麻痹仅表现为孤立性左眼下转障碍

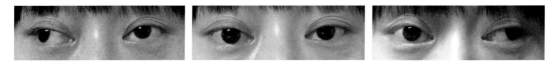

图 9-1-6　重症肌无力患者眼肌麻痹模拟核间性眼肌麻痹：向两侧注视时双眼内转均异常

虽然眼外肌受累的模式多种多样，但 MG 的核心症状为波动性及疲劳性，通过仔细地查体及密切的随访我们不难发现上述两大特征，可以有效避免误诊。

（3）瞳孔正常：MG 患者不论眼肌麻痹的程度轻重，瞳孔始终不受累。部分原因出于受累的突触后膜乙酰胆碱受体多数位于骨骼肌的神经肌肉接头，而瞳孔括约肌及散大肌是自主神经系统支配的平滑肌。故 MG 可以模拟瞳孔不受累及的动眼神经麻痹（缺血性）。但当病程超过 3 个月仍无恢复时需要进一步鉴别。

（4）其他肌肉受累：眼轮匝肌受累出现双侧闭目力弱；额肌受累出现双侧额纹消失；口轮匝肌受累出现鼓腮漏气等。眼睑下垂患者多有用额肌及抬头位代偿，故双侧额纹加深（图9-1-7）。咽喉肌受累出现吞咽、饮水呛咳。四肢近端肌肉容易出现无力，尤其是肩胛肢带肌、颈部伸肌、髂腰肌等。严重的累及呼吸肌及膈肌导致危象的发生。

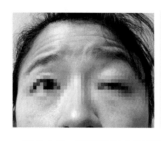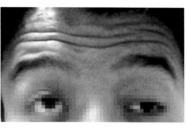

图 9-1-7　重症肌无力患者用额肌代偿上睑下垂，出现额纹加深

【诊断】

典型 MG 患者明显的疲劳性结合药物试验、血液抗体检查、电生理检查不难确诊。上睑疲劳试验、冰试验及新斯的明试验均为简单、快捷的确诊手段，在诊室及床旁能够完成。由于眼肌型 MG 患者血液循环抗体的阳性率很低，故在临床表现典型的患者仅供参考。普通的电生理检查阳性率亦很低，必要时需完成单纤维肌电图检查以提高阳性率。

（1）冰试验：简单易行，将医用冰袋至于下垂的上睑，同时嘱患者闭目休息。3~5 分钟后观察上睑下垂是否改善（图 9-1-8）。该试验原理为在低于 28C° 时，突触间隙中乙酰胆碱酯酶的活性被抑制，故乙酰胆碱的水解减少，浓度增高[6]。该试验尤其适用于高龄、高血压及对新斯的明过敏反应的患者。

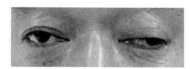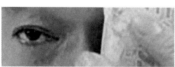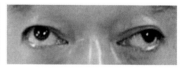

图 9-1-8　重症肌无力患者冰试验阳性：用冰袋敷于左眼前部后眼睑下垂明显改善

（2）新斯的明试验：新斯的明为乙酰胆碱酯酶抑制剂，可以增加突触间隙乙酰胆碱的浓度。肌肉注射新斯的明 1mg，可加用 0.5mg 的硫酸阿托品同时肌注对抗胃肠道的副作用。注射后 15~30 分钟观察眼睑下垂是否改善。注射前可记录睑裂大小，如上睑下垂改善超过 3mm 可记录为新斯的明试验阳性（图 9-1-9）（图 9-1-10）。儿童新斯的明的剂量可按照0.025~0.04mg/kg 计算，极量不超过 1.5mg；硫酸阿托品的剂量按照 0.01mg/kg 计算，不超过0.4mg。该药物副作用包括：心动过速、晕厥、腹痛等。阿托品虽然可以拮抗部分新斯的明的副作用但并不是全部，而且老年人需要注意阿托品诱发的尿潴留及青光眼。新斯的明试验同样适用于复视患者，注射前后可以用棱镜量化眼位的偏斜度，进行比较。

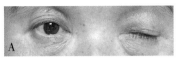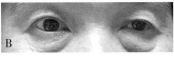

图 9-1-9 重症肌无力患者新斯的明试验阳性

A. 注射前左眼睑完全下垂;B. 注射后 30 分钟左眼睑下垂明显改善

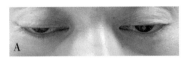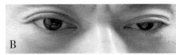

图 9-1-10 重症肌无力患者新斯的明试验阳性

A. 注射前双侧上睑下垂、额肌代偿;B. 注射后 30 分钟双侧眼睑下垂明显改善

(3) 血液循环抗体检查:所有 MG 患者血液中 85% 可以检出抗乙酰胆碱受体抗体(AchR-Ab);但眼肌型患者的阳性率很低。新近发现少数 AchR-Ab 阴性的 MG 患者血中存在另一种抗 Musk 抗体,可能与咽喉肌首先受累并迅速发展为危象的患者有关。

(4) 电生理检查:用于诊断 MG 的重复电刺激使用所涉及原理仍为疲劳性。给予 3Hz 重复电刺激后肌肉收缩的幅度逐渐递减。电生理检查的阳性率与 MG 类型及选择刺激肌肉的部位有很大关系。单纤维肌电图的阳性率明显提高,适用于血液抗体检测阴性的患者。

(5) 其他:由于 10% 的 MG 患者合并胸腺瘤,故纵隔 CT 或 MRI 需要作为常规筛查。怀疑 MG 与甲状腺疾病共病时可行甲状腺功能检查。

【鉴别诊断】

需要与所有能够导致上睑下垂及瞳孔不受累的眼肌麻痹的疾病进行鉴别。

(1) 慢性进行性眼外肌麻痹(CPEO):为线粒体遗传性疾病,自幼可出现双侧眼睑下垂、眼球运动障碍、症状逐渐加重。患者可无复视主诉,常因为严重上睑下垂而来诊。眼睑疲劳试验阴性。线粒体基因检测以及肌肉活检可确诊。

(2) Lambert-Eaton 综合征:较罕见,为全身肿瘤或自身免疫疾病引起的突触前膜钙离子通道障碍性疾病。由于突触前膜乙酰胆碱的释放有赖于钙离子的内流,故该病患者可出现肌无力的征象。小细胞肺癌患者最常见。肌电图检查与重症肌无力表现不同:高频(50Hz)重复电刺激出现振幅递增的现象可供鉴别诊断。

(3) 脑干病变:由于支配眼球运动的中枢核团均位于脑干,故脑干肿瘤、血管畸形、脱髓鞘病变均可导致单 / 双侧眼球运动障碍。影像学检查可明确病灶部位。

(4) Miller-Fisher 综合征(吉兰巴雷综合征的脑神经型):病前有上呼吸道或腹泻的病史。对称性眼肌麻痹或眼球固定,伴瞳孔散大,神经系统查体可见肢体腱反射减低及共济失调,腰穿脑脊液细胞 - 蛋白分离可供确诊。

(5) 肉毒杆菌中毒:肉毒杆菌芽孢产生肉毒素为神经毒剂,其作用机制与重症肌无力的发病机制不同。肉毒素进入突触前可阻止乙酰胆碱递质的释放,从而造成肌无力,瞳孔受累。因此肉毒杆菌中毒无疲劳现象及波动性,电生理表现也不同于重症肌无力。

(6) 眼睑痉挛:患者睑裂缩小与眼轮匝肌痉挛相关,查体时可发现明显的下睑上抬,可以与重症肌无力的眼睑下垂导致的睑裂缩小鉴别(图 9-1-11)。

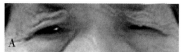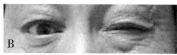

图 9-1-11　眼睑痉挛患者

A. 双侧睑裂缩小,眼轮匝肌痉挛;B. 左侧睑裂缩小,下眼睑上抬,伴口面部肌肉痉挛

(7) 眼睑腱膜断裂:老年患者多为双侧眼睑下垂,不伴有其他眼球运动障碍,无疲劳现象,亦无复视主诉。年轻患者与长期戴角膜接触镜相关。查体时注意眼睑腱膜功能(图9-1-12)。

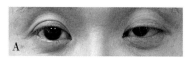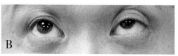

图 9-1-12　眼睑腱膜断裂患者

A. 左眼上睑下垂,遮盖瞳孔二分之一;B. 疲劳试验阴性

【治疗】

手段多种,需要针对不同的患者实施个体化治疗[7]。对胸腺瘤患者首先应手术切除;轻型眼肌型患者服用胆碱酯酶抑制剂类药物对症处理;重症需要激素及免疫抑制剂的长期使用;部分患者出于美容需要可行眼睑手术。

(1) 胆碱酯酶抑制剂:国内常用溴吡斯的明,30~90mg,每 4~6 小时可重复。该药物口服后 2 小时达峰。副作用:恶心、呕吐、出汗、肌纤颤等。长期使用可使乙酰胆碱受体减少。

(2) 糖皮质激素:通常采用的有递减法和递增法。递减法:甲泼尼龙 1g 冲击 3~5 天后口服 1mg/kg 泼尼松,逐渐减量到最低有效维持量。该方案适合住院患者,因为 1/3 患者在最初 7~10 天病情可能加重,甚至诱发危象。递增法:泼尼松 10mg/d,每周递增 5~10mg,至症状完全改善,维持 2~3 个月,逐渐减量,寻找最低有效维持量。该方案适合眼肌型 MG 患者的门诊治疗随访。

(3) 免疫抑制剂:对激素使用效果不佳或有激素禁忌的患者,可选择免疫抑制剂长期使用。这类药物包括:环磷酰胺、硫唑嘌呤、麦考酚酯、环孢素及利妥昔单抗。

(4) 重症急性期或肌无力危象:在呼吸监护及呼吸支持下可使用静脉注射丙球及血浆置换等治疗。

(5) 禁用药物:链霉素、卡那霉素、庆大霉素,部分局部麻醉剂、青霉胺等。目前未发现青霉素、氯霉素、红霉素、螺旋霉素、万古霉素和先锋霉素等有加重 MG 作用。

第二节　特殊病例

【病例 9-2-1】

男性,52 岁,右眼睑下垂、视物重影 20 天。伴右侧头面部不适。病前因工作劳累加班。

既往否认高血压，仅血糖偏高。否认声音嘶哑、饮水呛咳、肢体无力。外院按照右侧动眼神经缺血治疗无改善。查体：神清、语利、合作。BCVA 双眼 1.0，眼底视盘乳头及视网膜均正常［图 9-2-1（1）］。瞳孔：双侧等大等圆，约 3mm，对光反射灵敏［图 9-2-1（2）］。除右侧球结膜充血外前节未见异常。右侧上睑下垂，睑裂约 2mm，右眼球内转、上转、下转及外转均障碍；左眼球运动基本正常［图 9-2-1（3）］。眼睑疲劳试验（+）［图 9-2-1（4）］，Cogan 眼睑颤搐阳性（+）［视频 9-2-1］。眼眶 MRI 及增强扫描未见眼眶、海绵窦及颅内占位及异常强化。颅脑 MRA 未见动脉瘤。肺部 CT 及增强未见纵隔胸腺瘤。肌电图重复电刺激未见递减现象。血乙酰胆碱受体抗体检查正常。初步诊断：眼肌麻痹，重症肌无力眼肌型可能。给予泼尼松 5mg/d，每周递增 5mg 治疗。3 周后复诊，右侧上睑下垂及右侧眼球运动明显好转［图 9-2-1（5）］。最后诊断：重症肌无力（眼肌型）。泼尼松 20mg 维持治疗 1 个月后，患者上睑下垂恢复、复视消失［图 9-2-1（6）］。泼尼松逐渐减停。嘱患者避免劳累及过热的工作环境，定期随访。

点评：该患者首诊时被误诊为右侧动眼神经麻痹（缺血性），给予改善微循环治疗，病情加重。就诊时由于右侧球结膜充血、右侧眼球固定需要与眶尖及海绵窦病变导致的眶尖综合征等疾病鉴别。查体时眼睑疲劳现象及眼睑 Cogan 征为诊断的关键点。由于患者血糖偏高，泼尼松剂量不易过大，并注意监测血糖和血压。

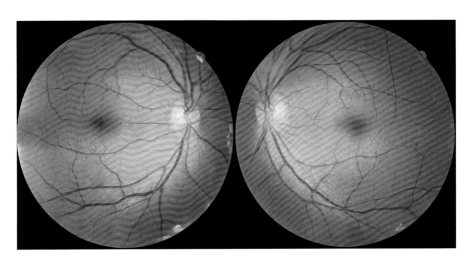

图 9-2-1（1）　重症肌无力患者眼底
双侧视盘边界清晰、色红，黄斑及视网膜未见明显异常

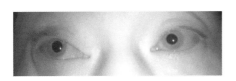

图 9-2-1（2）　重症肌无力患者双侧瞳孔等大等圆，对光反射灵敏

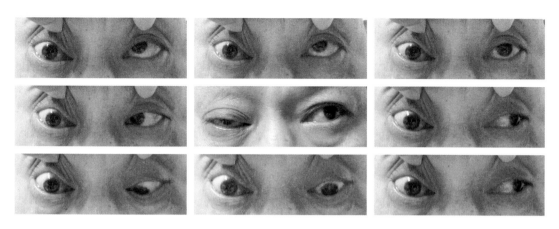

图 9-2-1(3) 重症肌无力患者眼位图

第一眼位示右侧上睑下垂,睑裂缩小,左眼外斜位;右眼球固定,内转、上转、下转及外转均障碍

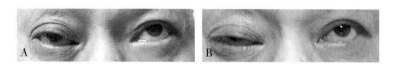

图 9-2-1(4) 重症肌无力患者眼睑疲劳试验

嘱患者注视上方,右眼睑裂逐渐缩小。A. 初始;B. 1 分钟后

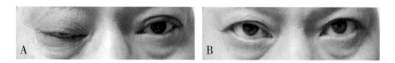

图 9-2-1(5) 重症肌无力患者治疗后前后睑裂变化

A. 治疗前;B. 治疗 3 周后

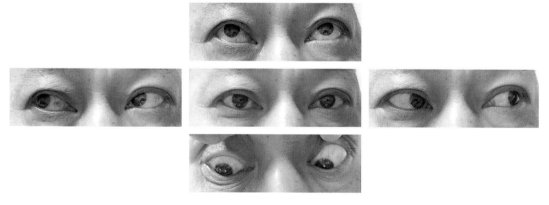

图 9-2-1(6) 重症肌无力患者治疗 2 个月后眼位图

双侧睑裂正常,眼球各向运动正常

【病例9-2-2】

女性,18岁,高中生。主诉突眼、双眼复视4年。无眼痛及眼眶周围疼痛。既往体健。就诊时外观见[图9-2-2(1)]。既往因"突眼"在外院眼科及内分泌科就诊,考虑"甲状腺相关眼病"。血甲状腺功能检查除甲状腺过氧化物酶抗体175.76IU/ml(正常<5.6)增高外,其余指标均在正常范围。甲状腺超声未见明显肿块。眼部超声:未见异常眼肌增粗。患者4年中未经任何治疗。2015年眼科就诊时记录:左眼下斜15°,内斜10~15°,左眼上转受限(与目前照片中眼位不同)。

神经眼科查体:神清、语利、合作。BCVA双眼1.0,眼底视盘乳头及视网膜均正常。瞳孔:双侧等大等圆,约3mm,对光反射灵敏。左眼下睑退缩,右眼上睑下垂;左眼球上斜位,左眼球各向运动障碍;右眼垂直运动障碍[图9-2-2(2)]及[视频9-2-2(1)]。眼睑疲劳试验(+),眼睑呈跷跷板样征[视频9-2-2(2)]。新斯的明注射后30分钟患者上睑下垂及眼球运动明显改善[图9-2-2(3)][视频9-2-2(3)]。眼眶CT未见眼外肌肥厚及占位[图9-2-2(4)]。肺部CT及增强未见纵隔胸腺瘤。血乙酰胆碱受体抗体检查正常。初步诊断:眼肌麻痹,重症肌无力眼肌型可能。给予泼尼松20mg/d,每周递增5mg治疗。3周后复诊,眼球运动明显改善。最后诊断:重症肌无力(眼肌型)。1个月后泼尼松逐渐递减。3个月后患者痊愈,复视消失[视频9-2-2(4)]。嘱患者避免过度劳累,定期随访。

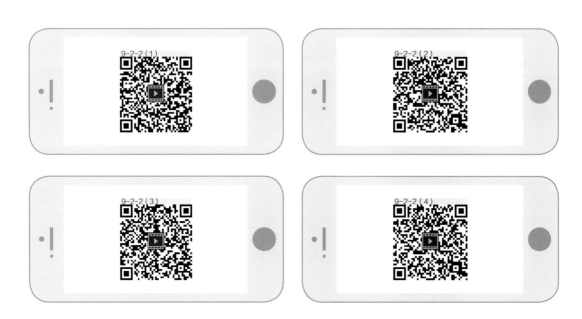

点评:该病例首诊时倾向甲状腺相关眼病,为上睑下垂代偿性的眼睑退缩导致的假性体征。查体时注意患者眼肌麻痹的体征变化迅速,且休息后明显改善。新斯的明试验阳性为确诊的关键。

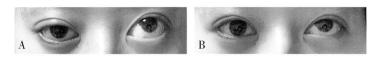

图 9-2-2(1) 重症肌无力患者眼肌麻痹的变化

A. 就诊时右眼睑下垂,左眼上斜及左下睑退缩;B. 休息 5 分钟后患者上睑下垂及眼肌麻痹明显变化

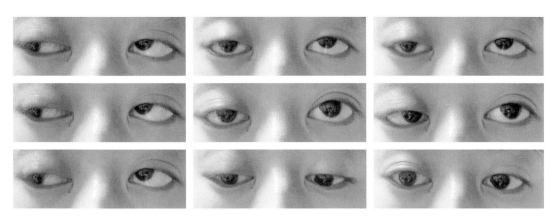

图 9-2-2(2) 重症肌无力患者就诊时眼位图

第一眼位右眼上睑下垂,左眼睑退缩,右眼球内转及上转障碍,左眼球各向运动障碍

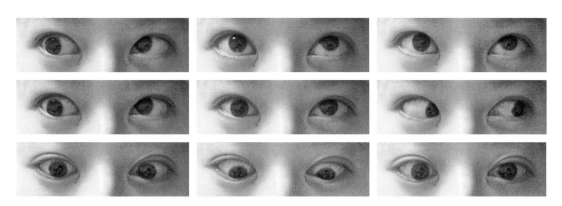

图 9-2-2(3) 重症肌无力患者注射新斯的明 30 分钟后眼位图

第一眼位双侧上睑下垂明显改善,左眼球运动明显改善

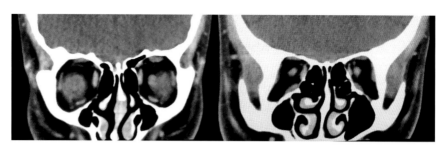

图 9-2-2(4)　重症肌无力患者眼眶 CT 冠状位
未见眼外肌明显肥厚,眼眶内无占位

【病例 9-2-3】

男性,70 岁,眼眼睑下垂伴双眼视物成双 2 周。病前因发热、咳嗽诊断为肺炎并入院治疗。既往有高血压,否认糖尿病史。查体:神清、语利、合作。BCVA 双眼 0.8,眼底视盘及视网膜均正常。瞳孔:双侧等大等圆,约 2.5mm,对光反射灵敏[图 9-2-3(1)]。右侧上睑完全下垂,遮盖瞳孔;右侧眼球固定,各向运动障碍[图 9-2-3(2)]。眼睑疲劳试验(+)(视频9-2-3)。眼眶 MRI 及增强扫描未见眼眶、海绵窦及颅内占位及异常强化。颅脑 MRA 未见动脉瘤。肺部 CT 及增强未见纵隔胸腺瘤。初步诊断:眼肌麻痹,重症肌无力可能。给予泼尼松 5mg/d,每周递增 5mg 治疗。2 周后复诊,右眼睑下垂明显改善,眼球运动较前明显好转[图 9-2-3(3)]。最后诊断:重症肌无力(眼肌型)。泼尼松 15mg 维持治疗 1 个月后,患者上睑下垂恢复、复视消失。建议随访,避免劳累,如症状反复建议加用小剂量环孢素等免疫抑制剂。

点评:该病例右侧眼睑下垂及眼球运动障碍与动眼神经支配功能损害一致,故容易误诊为瞳孔不受累的动眼神经缺血性损害。查体过程中发现的眼睑疲劳征及 Cogan 征为诊断关键。小剂量激素治疗后症状迅速改善进一步支持重症肌无力的诊断。由于老年人长期使用激素存在风险,故长期治疗考虑加用小剂量免疫抑制剂。

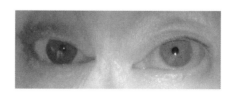

图 9-2-3(1)　重症肌无力患者瞳孔不受累

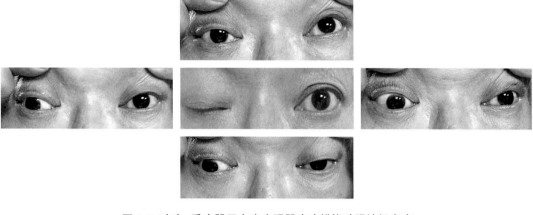

图 9-2-3(2)　重症肌无力患者眼肌麻痹模拟动眼神经麻痹
第一眼位:右侧眼睑完全下垂,右侧眼球内转、上转及下转均异常

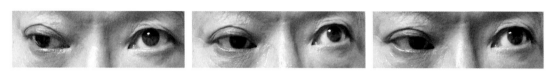

图 9-2-3(3)　重症肌无力患者激素治疗后眼肌麻痹明显好转

【病例 9-2-4】

男性,52 岁,右眼睑下垂伴视物重影半个月。病前感冒发热,症状晨轻暮重。既往否认高血压及糖尿病史。否认声音嘶哑、饮水呛咳、肢体无力。查体:神清、语利、合作。BCVA双眼 1.0,眼底视盘及视网膜均正常。瞳孔:双侧等大等圆,约 3mm,对光反射灵敏。双侧眼睑下垂,完全遮盖瞳孔,眼球各方向运动均欠充分[视频 9-2-4(1)]。新斯的明 1mg 肌肉注射后 30 分钟,上睑下垂及眼球运动较前明显好转[图 9-2-4(1)][视频 9-2-4(2)]。肺部 CT 发现纵隔胸腺瘤[图 9-2-4(2)]。转诊胸外科手术治疗。术后眼睑下垂症状明显改善。最后诊断:重症肌无力,胸腺瘤术后。给予泼尼松 10mg/d 维持,拟逐渐减量。定期随访。

点评:胸腺瘤为导致重症肌无力病因之一,合并胸腺瘤的患者应尽早手术切除肿瘤。术后肌无力症状可自行缓解或明显减轻。因此重症肌无力患者进行肺部 CT 筛查胸腺瘤非常必要。

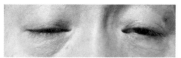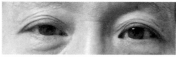

图 9-2-4(1)　重症肌无力患者新斯的明试验阳性:注射前双侧眼睑下垂;注射后双眼上睑下垂明显改善

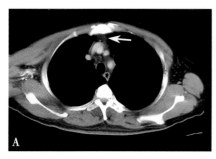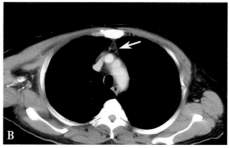

图 9-2-4(2)　重症肌无力患者合并胸腺瘤患者肺部 CT
前纵隔内肿块,胸腺组织增生(箭头)。A、B.纵隔窗

【病例 9-2-5】

男性,68 岁,左侧眼睑下垂伴双眼视物成双 1 个月。晨轻暮重。既往否认高血压,但血糖偏高。外院按照动眼神经缺血治疗无效。查体:神清、语利、合作。BCVA 双眼 1.0,眼底视盘及视网膜均正常。瞳孔:双侧等大等圆,约 2.5mm,对光反射灵敏。左眼上睑下垂,左眼内转、上转及下转均障碍。右眼球运动基本正常[图 9-2-5(1)]。眼眶 MRI 及增强扫描未见眼眶、海绵窦及颅内占位及异常强化。颅脑 MRA 未见动脉瘤。新斯的明注射后左眼睑下垂明显好转。初步诊断:眼肌麻痹,重症肌无力可能。给予泼尼松 5mg/d,每周递增 5mg 治疗。3 周后复诊,右眼睑下垂明显改善,眼球运动较前明显好转[图 9-2-5(2)]。最后诊断:重症肌无力(眼肌型)。泼尼松 15mg 维持治疗 1 个月后,患者上睑下垂恢复、复视消失。建议随访,避免劳累。

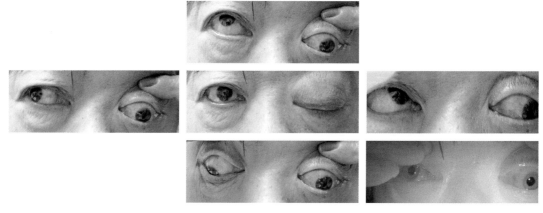

图 9-2-5(1)　重症肌无力患者眼肌麻痹模拟动眼神经麻痹
第一眼位:左眼上睑完全下垂,左眼球内转、上转及下转均异常,双侧瞳孔等大

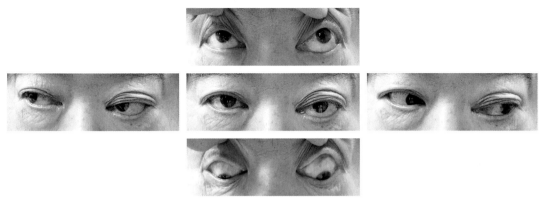

图 9-2-5(2) 重症肌无力患者治疗后上睑下垂及眼肌麻痹明显好转

点评:重症肌无力患者眼睑下垂及眼球运动可符合动眼神经支配功能分布,但瞳孔不受累及。因此在所有瞳孔不受累的眼肌麻痹患者,重症肌无力一定需要作为鉴别诊断之一!

【病例 9-2-6】

女性,55 岁,反复眼睑下垂伴视物成双 3 年。每年农忙时出现眼睑交替下垂,休息后明显好转。既往否认高血压及糖尿病史。查体:神清、语利、合作。BCVA 双眼 1.0,眼底视盘及视网膜均正常。瞳孔:双侧等大等圆,约 2.5mm,对光反射灵敏。左侧眼睑完全下垂,眼球运动未见明显异常[图 9-2-6(1),图 9-2-6(2)]。眼睑疲劳试验阳性[视频 9-2-6(1)]。新斯的明试验阳性。眼眶 MRI 及增强扫描未见眼眶、海绵窦及颅内占位及异常强化。肺部 CT 未见胸腺瘤。血乙酰胆碱受体抗体阴性。初步诊断:重症肌无力。给予泼尼松 20mg/d,3 周后复诊上睑下垂及眼球运动明显好转[视频 9-2-6(2)]。1 个月后患者自行停用激素,眼睑下垂再次复发。给予泼尼松 20mg/d,加用环孢素 50mg,Bid。3 个月后症状明显改善。嘱患者避免劳累,定期随访。

点评:本例患者上睑下垂反复出现,单纯激素治疗效果欠佳。加用免疫抑制剂联合治疗长期效果好。

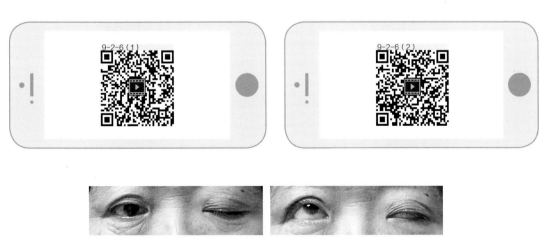

图 9-2-6(1) 重症肌无力患者左侧眼睑下垂,疲劳试验阳性

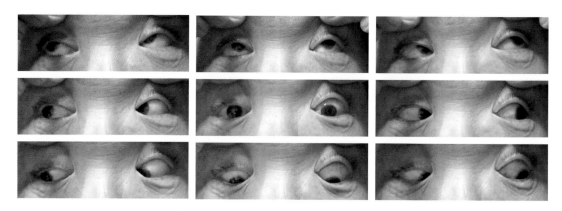

图 9-2-6(2)　重症肌无力患者眼位图
眼球运动各方向基本正常

【病例 9-2-7】

男性,44 岁,双眼复视 8 个月。因左眼外斜,等待手术过程中眼肌麻痹症状加重,转诊至神经眼科评估。既往体健,劳累后曾有过上睑下垂,激素使用后痊愈。否认声音嘶哑、饮水呛咳、肢体无力。查体:神清、语利、合作。BCVA 双眼 1.0,眼底视盘及视网膜均正常。瞳孔:双侧等大等圆,约 2.5mm,对光反射灵敏。双侧眼睑轻度下垂,左眼球内收障碍,眼睑疲劳试验阳性[图 9-2-7(1)][视频 9-2-7(1)]。新斯的明 1mg 肌肉注射后 30 分钟,双眼睑下垂及眼球运动明显好转[图 9-2-7(2)][视频 9-2-7(2)]。肺部 CT 未见胸腺瘤。血乙酰胆碱受体抗体阴性。诊断:重症肌无力(眼肌型)。建议暂停斜视手术,治疗原发病。

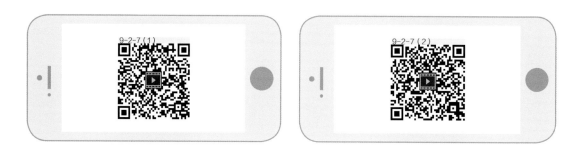

点评: 慢性眼肌型重症肌无力患者常表现出外斜眼位,如果症状未彻底恢复,患者可能希望借助斜视手术改善复视。斜视手术评估时注意检查患者眼睑的疲劳现象,如出现上睑交替下垂或眼肌麻痹短时期内波动很大,需要考虑到重症肌无力的诊断。

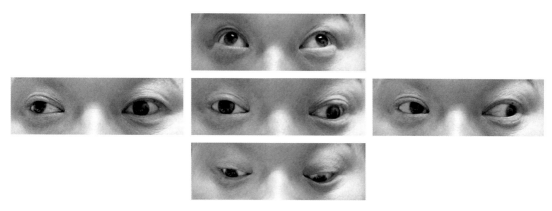

图 9-2-7(1) 重症肌无力患者首诊时眼位图
第一眼位左眼外斜位,双侧上睑下垂,左眼球内收障碍

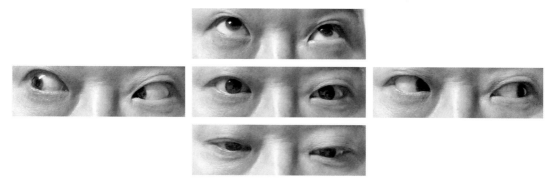

图 9-2-7(2) 重症肌无力患者注射新斯的明 30 分钟后眼睑下垂及眼球运动明显改善

【病例 9-2-8】

男性,32 岁,建筑工人。双眼复视 1 个月。患者发现右眼球运动欠灵活,且视物重影。既往体健,数年前有眼睑下垂,自愈。查体:神清、语利、合作。BCVA 双眼 1.0,眼底视盘及视网膜均正常。瞳孔:双侧等大等圆,约 3mm,对光反射灵敏。双侧眼睑无下垂,右眼内转障碍,余眼球运动正常[图 9-2-8(1)][视频 9-2-8(1)]。新斯的明 1mg 肌肉注射后 30 分钟,右眼球内转明显好转。肺部 CT 未见胸腺瘤。血乙酰胆碱受体抗体阴性。初步诊断:重症肌无力(眼肌型)。给予口服泼尼松 20mg/d 治疗。1 个月后复视完全消失,眼球运动基本正常[图 9-2-8(2)],但患者自行停药。2 个月后复视再次出现,就诊时查体:双侧眼睑无下垂,左眼球内转障碍[图 9-2-8(3)][视频 9-2-8(2)]。因眼肌麻痹反复出现,且双眼先后受累,诊断:重症肌无力(眼肌型)。正规给予激素及环孢素治疗 1 年,眼肌麻痹无复发。

点评:无明显眼睑下垂的重症肌无力患者最常见为眼球内转障碍,表现为外斜视。患者眼肌麻痹的波动性可表现为两次发作麻痹肌的明显不同:从右眼内转障碍变化为左眼内转障碍。该波动性可作为诊断特征之一。

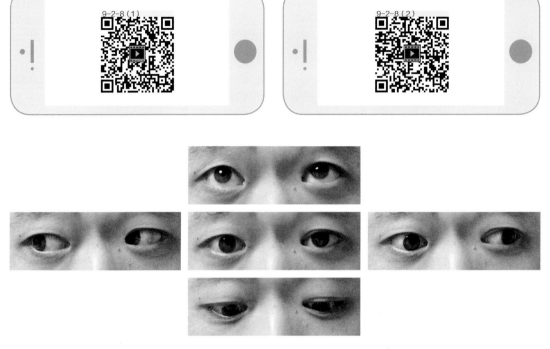

图 9-2-8(1)　重症肌无力患者首诊时眼位图
第一眼位双侧眼睑无下垂,右眼内转障碍,余眼球运动基本正常

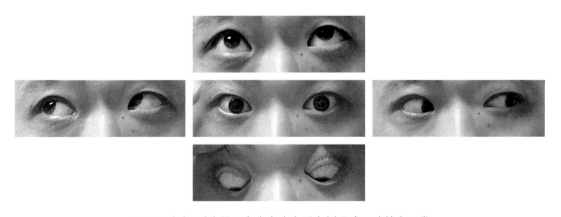

图 9-2-8(2)　重症肌无力患者治疗后右侧眼球运动基本正常

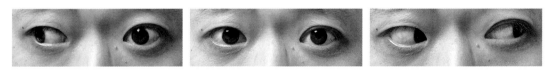

图 9-2-8(3)　重症肌无力患者复发时出现左眼内转障碍,与初次眼肌麻痹不同

【病例 9-2-9】

男性,66 岁,双眼复视 3 个月,逐渐加重。既往有高血压,血糖偏高。外院诊断左侧展神经缺血,给予活血治疗后症状加重。查体:神清、语利、合作。BCVA 双眼 1.0,眼底视盘及视网膜均正常。瞳孔:双侧等大等圆,约 2.5mm,对光反射灵敏。双侧睑裂等大,向左侧注视时左眼外转障碍,右眼内转障碍;向右侧注视时左眼内转障碍,右眼外转正常。双眼垂直运动正常[图 9-2-9(1)][视频 9-2-9(1)]。眼眶 MRI 及增强扫描未见脑干明显梗死灶[图 9-2-9(2)]。新斯的明注射左眼球运动好转。初步诊断:眼肌麻痹,重症肌无力可能。给予泼尼松 5mg/d,每周递增 5mg 治疗。3 周后复诊,眼球运动明显好转[图 9-2-9(3)][视频 9-2-9(2)]。最后诊断:重症肌无力(眼肌型)。泼尼松 15mg 维持治疗 1 个月后,复视消失。建议随访,避免劳累。

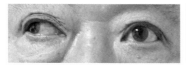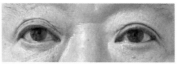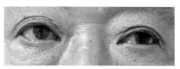

图 9-2-9(1)　重症肌无力患者眼肌麻痹模拟一个半综合征:眼球水平运动仅残存右眼外转

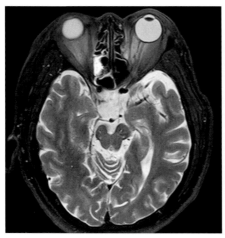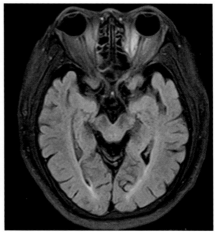

图 9-2-9(2)　重症肌无力患者颅脑 MRI
未见脑干梗死病灶

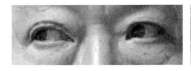
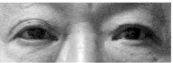
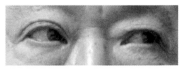

图 9-2-9(3)　重症肌无力患者眼肌麻痹治疗后明显改善

【病例 9-2-10】

　　男性,14 岁,学生。双眼复视半年,眼睑下垂 1 个月。近半年眼球转动不灵活,视物重影。近期发热、感冒后出现眼睑下垂。晨轻暮重。无肢体无力。查体:神清、语利、合作。BCVA 双眼 1.0,眼底视盘及视网膜均正常。瞳孔:双侧等大等圆,约 2.5mm,对光反射灵敏。左眼睑下垂,左眼外转欠充分,余眼球运动正常[图 9-2-10(1)]。眼眶 MRI 及增强扫描未见眼外肌、眼眶及海绵窦异常病变。肺 CT 未见胸腺肿瘤。新斯的明注射后左眼外转好转。血乙酰胆碱受体抗体阴性。初步诊断:儿童重症肌无力(眼肌型)。给予泼尼松 5mg/d,每周递增 5mg 治疗。3 周后复诊,眼球运动略好转。泼尼松 15mg 维持治疗 2 个月后,左眼外转仍露白约 2mm[图 9-2-10(2)、视频 9-2-10]。由于激素影响生长发育,加用环孢素 25mg,Bid。半年后眼肌麻痹痊愈。

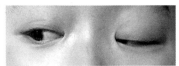
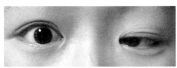
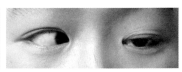

图 9-2-10(1)　儿童重症肌无力患者眼肌麻痹表现为左眼上睑下垂,左眼球外转运动障碍

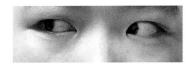
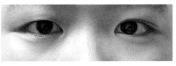
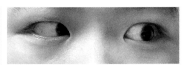

图 9-2-10(2)　儿童重症肌无力患者眼肌麻痹治疗后仅残留左眼外转露白

【病例 9-2-11】

　　男童,7 岁,家长发现患儿歪头,眼睑下垂半年。疲劳后明显,休息后缓解。查体:神清、语利、合作。眼底视盘及视网膜均正常。瞳孔:双侧等大等圆,约 4mm,对光反射灵敏[视频 9-2-11(1)]。右眼睑完全下垂,右眼球各向运动障碍[图 9-2-11(1)][视频 9-2-11(2)]。疲劳试验阳性。眼眶 MRI 及增强扫描未明显异常。肺部 CT 未见异常。初步诊断:儿童重症肌无力。给予泼尼松 10mg/d 维持。2 周后复诊,眼球运动明显好转[图 9-2-11(2)][视频 9-2-11(3)]。最后诊断:儿童重症肌无力(眼肌型)。泼尼松 10mg 维持治疗。3 个月后泼尼松减少到 5mg/d。嘱家长避免劳累,定期复查,激素逐渐递减。

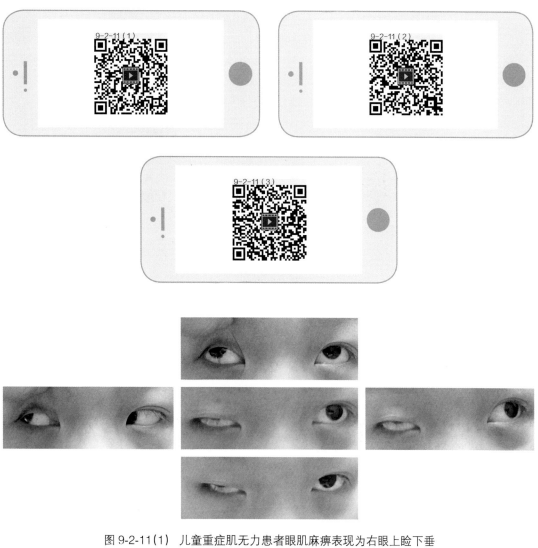

图 9-2-11(1) 儿童重症肌无力患者眼肌麻痹表现为右眼上睑下垂

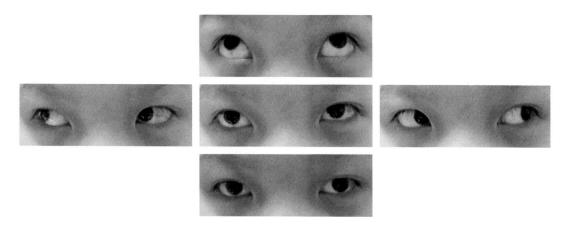

图 9-2-11(2) 儿童重症肌无力患者眼肌麻痹治疗后眼睑下垂消失,眼球运动正常

【病例 9-2-12】

女童,3 岁,跌倒后家长发现眼睑下垂来诊。足月顺产,否认缺氧窒息,生长发育正常。查体欠配合,眼底视盘及视网膜均正常。瞳孔:双侧等大等圆,约 2.5mm,对光反射灵敏。右眼上睑下垂,眼球各向运动基本正常,眼睑疲劳试验阳性[视频 9-2-12(1)]。颅脑 CT 检查无颅内占位。初步诊断:儿童重症肌无力(眼肌型)。给予泼尼松 5mg/d,2 周后复诊,眼球运动明显好转[图 9-2-12][视频 9-2-12(2)]。建议儿科医院筛查胸腺瘤,定期随访。

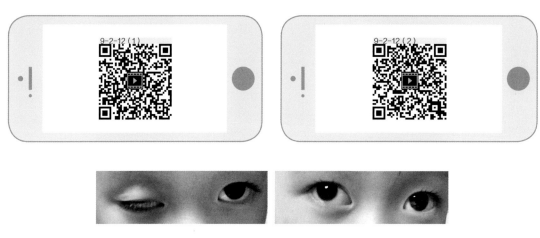

图 9-2-12　儿童重症肌无力患者治疗后右眼上睑下垂及眼肌麻痹明显改善

点评:儿童重症肌无力与成人临床特征及治疗不同。儿童常以上睑下垂为首诊的主要症状,因为复视在幼儿无主诉。儿童重症肌无力多与生长发育过程中免疫异常相关,有些有自愈倾向。胸腺瘤同成人一样为首先需要排除的。儿童重症肌无力导致的上睑下垂对小剂量泼尼松敏感,大多数儿童有效。初次发病不推荐免疫抑制剂的使用。

参考文献

1. Miller NR, Newman NJ. Walsh and Hoyt's clinical neuro-ophthalmology. 6th Edition. Philadelphia: Lippincott Williams and Wilkins, 2005, 1041-1084.

2. Meriggioli MN1, Sanders DB. Autoimmune myasthenia gravis: emerging clinical and biological heterogeneity. Lancet Neurol, 2009, 8(5): 475-490.

3. Kaminski HJ, Daroff RB. Treatment of ocular myasthenia: steroids only when compelled. Arch Neurol, 2000, 57(5): 752-753.

4. Cogan DG. Myasthenia Gravis: a Review of the disease and a description of Lid Twitch as a Characteristic sign. Arch Ophthalmol, 1965, 74: 217-221.

5. Kaminski HJ, Maas E, Spiegel P, et al. Why are eye muscles frequently involved in myasthenia gravis? Neurology, 1990, 40(11): 1663-1669.

6. Ricker K, Hertel G, Stodieck S. Influence of temperature on neuromuscular transmission in myasthenia gravis. J Neurol, 1977, 216(4): 273-282.

7. Skeie GO, Apostolski S, Evoli A, et al. Guidelines for treatment of autoimmune neuromuscular transmission disorders. Eur J Neurol, 2010, 17(7): 893-902.

第十章

瞳 孔 异 常

【概述】

瞳孔(pupil)的形态、大小以及对光反应是一些视力下降及眼肌麻痹患者的重要体征[1]。导致瞳孔异常的病因涉及生理性、先天发育异常、眼内炎症、支配瞳孔交感及副交感神经功能异常等。由于瞳孔大小的调节及对光反射通路涉及自主神经系统、视觉传入/传出通路等复杂的解剖结构,故针对瞳孔进行系统全面的检查及评估意义重大。虽然瞳孔检查的手段简单、快捷,但仍可为临床定位诊断提供关键的依据。例如:相对性瞳孔传入障碍(relative pupillary afferent defect,RAPD)对视神经病变患者的评估价值;瞳孔异常扩大在动眼神经麻痹患者中的定位意义;Horner 综合征对颈内动脉夹层动脉瘤的风险评估等。本章节我们将从支配瞳孔的自主神经通路、光反射通路、瞳孔检查步骤、药物试验、瞳孔不等大(anisocoria)的处理等方面进行详述。

【神经支配】

正常瞳孔的大小约 2~5mm,随着光线的强弱及交感/副交感神经兴奋性的改变而呈现动态的变化(图 10-0-1)[2]。

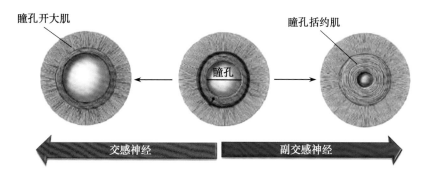

图 10-0-1 瞳孔由交感神经支配的瞳孔开大肌和副交感神经支配的瞳孔括约肌共同调控;随着光线强弱与交感/副交感兴奋性而动态变化

（1）副交感神经纤维：支配瞳孔括约肌的副交感神经纤维来自动眼神经。由位于中脑的Edinger-Westphal（EW）核发出的副交感纤维随动眼神经其他亚核发出的运动纤维一起，经过眶上裂进入同侧的眼眶，随动眼神经下支走行，在睫状神经节中换神经元，节后纤维支配瞳孔括约肌与睫状肌[3]。具体反射通路见瞳孔对光反射（图10-0-2）。注意：节后纤维中支配睫状肌与瞳孔括约肌的比例为30∶1，此特征为埃迪瞳孔光-近反射分离的解剖学基础[1]。副交感神经兴奋使瞳孔括约肌收缩，瞳孔变小，故睡眠状态下副交感兴奋性高，瞳孔较小。

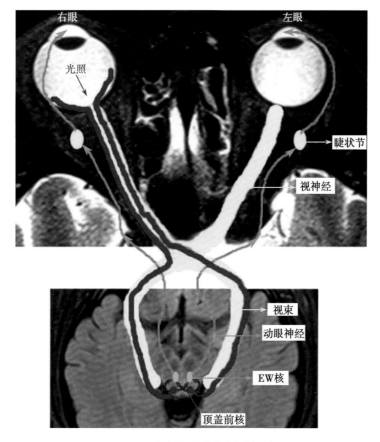

图 10-0-2 瞳孔光反射通路解剖示意图

光线照射右眼，经过视神经、视交叉、视束传入至中脑顶盖前核，换神经元，节后纤维至双侧的 EW 核，由 EW 核发出的动眼神经副交感纤维参与动眼神经，经眶上裂进入眼眶，在睫状神经节再次换神经元，节后纤维支配瞳孔括约肌和睫状肌，出现光照单眼后双侧瞳孔收缩。右眼为直接对光反射眼，左眼为间接对光反射眼

（2）交感神经纤维：支配瞳孔开大肌的交感神经通路较为复杂，其中枢位于下丘脑，发出后经过脑干、颈髓下降至 C8、T2 脊髓侧角换元（中枢/第一级神经元）；第二级神经元发出后与颈部交感神经链向下走行后折返，到达颈动脉分叉处的颈上神经节（颈 2~3 水平）再次换元（节前神经/第二级神经元）；换元后的节后神经纤维缠绕颈内动脉壁进入颅内、海绵窦，最

后随眼神经(三叉神经第一支)进入眼眶,支配瞳孔开大肌(节后神经/第三级神经元)和眼睑 Müller 肌。应激、紧张和兴奋时交感神经兴奋性增高,瞳孔相对散大[4-5]。具体反射通路见本章 Horner 综合征章节。

【反射通路】

瞳孔对光反射及近反射通路如下。

(1)瞳孔对光反射通路:光线照射正常人单侧瞳孔可出现双侧瞳孔对称性的收缩反应,称为瞳孔对光反射。直接照射眼为直接对光反射(direct response);另眼为间接对光反射(consensual response)。光反射通路如下:光线照射单侧视网膜后,感光细胞将信息处理后由视网膜神经节细胞传入,经过视神经、视交叉、视束后,一部分神经纤维在到达外侧膝状体前分出,至中脑顶盖前区神经核,换元后支配双侧 EW 核,后随双侧动眼神经进入眼眶睫状神经节,支配瞳孔括约肌,出现双侧瞳孔收缩的现象[1](图 10-0-2)。如果顶盖前区病变,患者将表现出对光反射消失但近反射存在的现象,称为光-近反射分离,该体征具有重要的定位意义。

(2)瞳孔近反射通路:正常情况下视近物时双侧眼球出现会聚、瞳孔缩小。虽然近反射通路的具体解剖定位不确切,但多数学者认为该通路是由大脑皮质颞叶外侧中枢发起,至上丘吻端中脑近反射细胞核团、顶盖前区网状结构以及中缝核等视觉反射通路共同作用的结果。最后通路仍为E-W 核。

(3)RAPD 解剖通路:在瞳孔直接/间接光反射解剖学基础上,运用手电筒在两侧瞳孔之间来回移动,观察瞳孔的反应,称为 RAPD 检查[6](图 10-0-3)。如果单侧视神经病变,将出现患侧眼 RAPD 阳性。一侧眼 RAPD 阳性提示:该侧视神经病变或双侧视神经病变该侧严重!换言之,双侧视神经病变程度相当则 RAPD 可阴性。注意:RAPD 不会导致瞳孔不等大!以下两个特殊部位的损害 RAPD 表现形式较特殊:①单侧顶盖核或上丘臂损害可导致对侧RAPD,但无视力、视野损害;②视束病变可导致对侧 RAPD,但视力、视野受损。

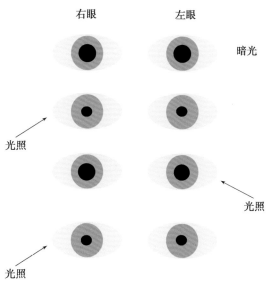

图 10-0-3 瞳孔相对传入障碍模式图

暗光下双侧瞳孔等大等圆;当光照右眼时双侧瞳孔收缩;当光照移到左眼时双侧瞳孔散大;光照再次移到右眼时双侧瞳孔再次收缩。该现象表明左侧瞳孔相对性传入障碍,也称为左侧 RAPD 阳性

【瞳孔检查法】

瞳孔检查可依据下述的流程进行。

(1)第一步:瞳孔形状是否规则,双侧是否对称。如果瞳孔边界欠规则或不圆,需要利用裂隙灯观察是否存在前节的炎症导致虹膜粘连、晶状体前粘连等情况。裂隙灯下还可观察到虹膜括约肌的断裂、虹膜节段性收缩或虫蠕样现象,提示导致瞳孔不规则或对光反射消失的各种病因。一些先天性虹膜发育异常也可出现瞳孔不规则、多瞳等。

(2) 第二步:暗光下双侧瞳孔直接对光反应和间接对光反应及光线交替试验(RAPD)。关闭室内光源后嘱患者注视远方,避免瞳孔视近物缩小的影响。分别用强光照射单侧瞳孔,观察直接对光反射的灵敏度及对侧眼间接光反射是否存在。之后利用光线在两眼之间的快速移动,检查是否存在 RAPD(视频 10-0-1)和(视频 10-0-2)。

(3) 第三步:室内光线下与暗光下瞳孔大小的比较。当双侧瞳孔出现不等大的情况时,需要判断是哪一侧病变。我们可以对室内光线下与暗光下瞳孔大小的测量进行比较。暗光下瞳孔不等大显著提示:生理性或 Horner 征;亮光下瞳孔不等大显著提示:埃迪瞳孔、动眼神经麻痹等。

(4) 第四步:如果瞳孔对光反射欠灵敏,观察近反射,是否存在光 - 近反射分离。

(5) 其他:Horner 征患者瞳孔虽较健侧缩小,但直接对光反射仍灵敏。在暗光下 Horner 瞳孔也如正常侧一样出现散大的反应,但其散大的速度较正常侧缓慢,称为瞳孔散大延迟(dilation lag)[4-5]。

(6) 伴随症状:瞳孔异常可伴有视力下降、眼球运动障碍、眼睑下垂、虹膜异色及肢体运动障碍等其他体征,均有助于定位定性诊断。

瞳孔测量可以使用瞳孔规尺或使用手电筒上的刻度测量(图 10-0-4)并记录(图 10-0-5)。

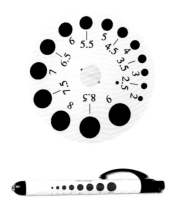

图 10-0-4 瞳孔检查常用瞳孔规尺及手电筒上刻度

瞳孔检查记录

	右眼	左眼
暗光下	6mm	6mm
亮光下	3mm	3mm
对光反应	灵敏(3+)	灵敏(3+)
RAPD	无	无
暗光下散大	正常	正常
近反射	2mm	2mm

图 10-0-5 瞳孔检查记录双眼瞳孔大小及对光反射

第一节　生理性瞳孔不等大

【概述】

双侧瞳孔不等大超过 0.33mm 时临床查体很容易观察到。在暗光下正常人群中有 20% 的健康人可以出现双侧瞳孔超过 0.4mm 的不等大;在亮光下该比例下降至 10%[7]。通常生理性瞳孔不等大双眼相差小于 0.6mm,超过 1.0mm 的少见。生理性瞳孔不等大的原因推测与 EW 核的核上性(大脑皮层)抑制作用欠对称有关。利用 10% 的可卡因滴眼液可使双侧瞳孔散大至相等水平(图 10-1-1)。

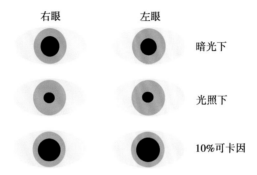

图 10-1-1　生理性瞳孔不等大:暗光下双侧瞳孔不等大(右 > 左);
亮光下不等大差别缩小;10% 可卡因滴双眼后双侧瞳孔均散大

第二节　先天发育及虹膜病变

【概述】

先天发育异常:虹膜先天发育异常或缺损可导致瞳孔不规则和偏位［图 10-2-0(1)］。虹膜角膜内皮综合征继发高眼压可导致瞳孔反应异常［图 10-2-0(2)］。虹膜粘连及其他:虹膜后粘连、虹膜肿瘤、葡萄膜炎、晶状体囊膜粘连、眼部手术后均可导致瞳孔形态不规则或对光反射异常［图 10-2-0(3)］。

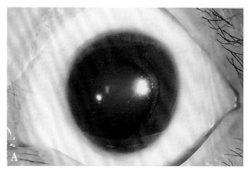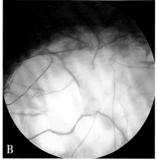

图 10-2-0(1)　先天性瞳孔发育异常患者
A.匙孔样瞳孔;B.眼底脉络膜缺损

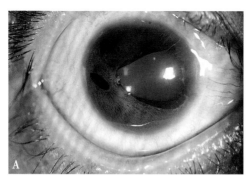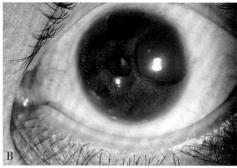

图 10-2-0(2) 虹膜角膜内皮综合征患者多瞳孔及瞳孔不规则(A 和 B)

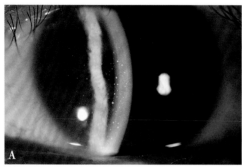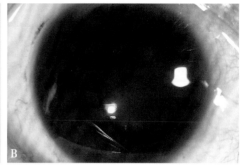

图 10-2-0(3) 青睫综合征患者
A. 前节炎性细胞;B. 粘连导致瞳孔不规则

【临床特征】

裂隙灯检查可见瞳孔不规则、偏位及炎症粘连。瞳孔括约肌为瞳孔收缩的最后效应器官,故虹膜机械性损伤后无超敏现象,对缩瞳药无反应。虹膜括约肌病变瞳孔对光反射及药物试验如图 10-2-0(4)。

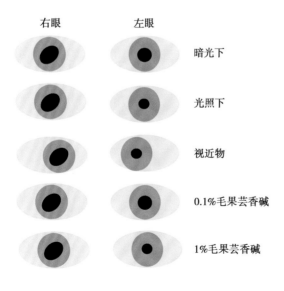

图 10-2-0(4) 瞳孔括约肌断裂(右眼):瞳孔散大、形状不规则;对光反射消失;近反射消失;0.1% 及 1% 毛果芸香碱均不能使其收缩

【病例 10-2-1】

男性,72 岁,查体时被告知双侧瞳孔大十余年。既往否认高血压、糖尿病,否认眼部手术史。神经眼科检查:神清,言语流利。BCVA:双眼 1.0。眼底:双侧视盘边界清,色红。瞳孔检查:双侧瞳孔散大,约 5mm,直接及间接对光反射消失。近反射消失。裂隙灯下可见双眼虹膜萎缩。眼睑及眼球运动正常。神经系统:无明显异常。0.1% 毛果芸香碱滴双眼,45 分钟后双侧瞳孔无缩小;1% 毛果芸香碱滴眼后双侧瞳孔无明显缩小[图 10-2-1]。血清学梅毒抗体检查阴性。诊断:虹膜萎缩。处理:解释。

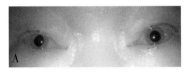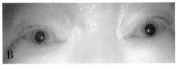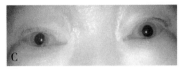

图 10-2-1 虹膜萎缩患者瞳孔

A. 双侧瞳孔散大,边缘不规则,对光反射消失;B. 0.1% 毛果芸香碱滴双眼,45 分钟后双侧瞳孔无缩小;C. 1% 毛果芸香碱滴眼后双侧瞳孔无明显缩小

【病例 10-2-2】

女性,41 岁,双眼红痛,眼压升高半年。诊断"青睫综合征"。眼压最高达 50mmHg。治疗后发现双眼瞳孔散大。神经眼科检查:神清,言语流利。BCVA:右眼 0.8,左眼 0.9。眼底:双侧视盘边界清,色红,杯盘比右眼约 0.4,左眼 0.5 [图 10-2-2(1)]。瞳孔检查:双侧瞳孔散大,约 5mm,直接及间接对光反射消失。近反射消失。裂隙灯下可见双眼虹膜萎缩[图 10-2-2(2)]。眼睑及眼球运动正常。神经系统:无明显异常。0.1% 毛果芸香碱滴双眼,45 分钟后双侧瞳孔无缩小;1% 毛果芸香碱滴眼后双侧瞳孔无明显缩小。诊断:青睫综合征,虹膜萎缩。处理:积极控制眼压,保护神经治疗。

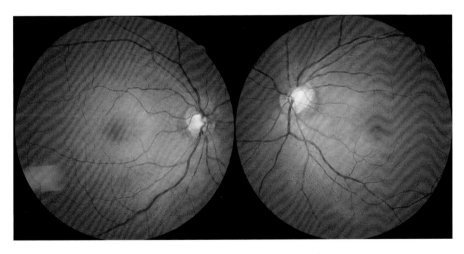

图 10-2-2(1) 青睫综合征患者眼底

双侧视盘边界清,色红,杯盘比右眼 0.4,左眼 0.5

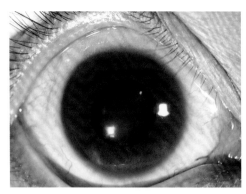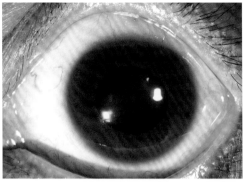

图 10-2-2(2)　青睫综合征患者虹膜萎缩

【病例 10-2-3】

男性,50 岁,飞行员。体检发现左眼瞳孔大。无视力下降及畏光。既往史:此前被安全气囊击中左头面部。神经眼科检查:神清,言语流利。BCVA:双眼 1.0。眼底:双侧视盘边界清,色红,杯盘比正常。瞳孔检查:室内光线右侧瞳孔 2.5mm;左侧 4mm。暗光下:右侧 4mm;左侧 5mm。左瞳孔直接、间接对光反射迟钝。裂隙灯下可见左侧瞳孔括约肌断裂(视频 10-2-3)。眼睑及眼球运动正常。神经系统:无明显异常。0.1% 毛果芸香碱滴眼,45 分钟后左侧瞳孔无缩小;1% 毛果芸香碱滴眼后左侧瞳孔无缩小。诊断:瞳孔括约肌断裂(左眼)。

第三节　埃迪瞳孔

【概述】

埃迪瞳孔(Adie 瞳孔):也称为强直性瞳孔(tonic pupil)。睫状神经节或睫状短神经病变可导致支配瞳孔的眼内肌麻痹。表现为患侧瞳孔散大、对光反射迟钝。数天后出现节后纤维的胆碱能超敏反应。由于节后纤维中支配睫状肌与瞳孔括约肌的比例为 30:1,失神经支配后伴随着神经错生的出现,原来支配睫状肌的神经纤维错生至瞳孔括约肌,故出现瞳孔对光反应迟钝但注视近物时收缩,即光 - 近反射分离[8]。埃迪瞳孔按照病因可分为:局部、神经性以及伴随腱反射消失的 Adie 综合征。

【临床特征】

健康女性多见,常在自己照镜子时或他人无意中提醒发现。多以视近物模糊或畏光为主诉就诊。单侧及双侧均可受累,程度可不一致。由于部分残存的副交感纤维使得瞳孔括约肌节段性收缩,裂隙灯下可观察到部分虹膜收缩瞳孔呈不规则口袋样(视频 10-3-0)。随着病程的延长,扩大的埃迪瞳孔可逐渐变小,甚至可以较正常侧小,称为"老"而"小"的埃迪瞳孔,但对光反射仍然迟钝!借此可以与 Horner 瞳孔进行鉴别。如埃迪瞳孔伴肢体腱反射消失(脊髓后根神经节受损)则称为 Adie 综合征。在眼部外伤、视网膜脱离、下斜肌手术、视神经鞘开窗术及视网膜光凝后也可出现瞳孔不规则、对光反射消失。我们也观察到文献中报道的干燥综合征患者出现埃迪瞳孔[9]。其他少见病因：梅毒感染、Miller-Fisher综合征[10]、自主神经系统病变及副肿瘤综合征。辅助检查建议血沉、c-反应蛋白、梅毒抗体等。

毛果芸香碱药物超敏试验可用于埃迪瞳孔的确诊。毛果芸香碱为拟胆碱药物，由于埃迪瞳孔节后神经具有超敏现象，故0.1%低浓度滴眼液可使埃迪瞳孔收缩；而正常眼无反应（图10-3-0）。临床中可抽取0.1ml浓度为1%的毛果芸香碱滴眼液，加生理盐水稀释至1ml，摇匀后即为0.1%的低浓度毛果芸香碱滴液。

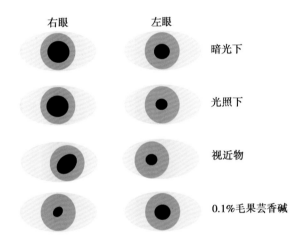

图 10-3-0 埃迪瞳孔（右眼）在亮光下不等大明显；光-近反射分离；虹膜节段性收缩（右侧瞳孔椭圆形）；0.1%毛果芸香碱超敏试验阳性（右侧瞳孔明显缩小呈椭圆形）；健侧瞳孔无明显收缩

【治疗】

针对原发病治疗，大部分特发性埃迪瞳孔无需特殊治疗。针对畏光可配戴太阳镜。视近物模糊可配戴老视镜。配戴美瞳可部分解决外观问题。

【预后】

散大的埃迪瞳孔可逐渐缩小，甚至较健侧更小，但光反射仍旧消失。

【病例 10-3-1】

女性，32岁，照镜子时发现左眼瞳孔大4个月。轻度畏光，无视力下降。否认头痛及眼痛。既往体健。神经眼科检查：神清，言语流利。BCVA：双眼1.0。眼底：双侧视盘边界清，色红。瞳孔检查如下，室内光：3mm OD，4.5mm OS；暗光下：4mm OD，5mm OS。左瞳孔直接、间接对光反射迟钝、光-近反射分离（视频10-3-1）。眼睑及眼球运动正常。神经系统：膝腱反射（–）。0.1%毛果芸香碱滴双眼，45分钟后左侧瞳孔明显缩小（图10-3-1）。血清学梅毒抗体检查阴性。诊断：Adie综合征。处理：解释、人工泪液。

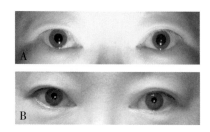

图 10-3-1 Adie 综合征患者

A. 左侧瞳孔较右侧大,且直接、间接光反射消失;B. 0.1% 毛果芸香碱滴双眼后 45 分钟,左侧瞳孔缩小,为超敏反应阳性

【病例 10-3-2】

女性,38 岁,双眼畏光 2 年,医院查体发现双眼瞳孔散大。既往体健。神经眼科检查:神清,言语流利。BCVA:双眼 1.0。眼底:双侧视盘边界清,色红。瞳孔检查如下,室内光:双侧瞳孔散大,右侧 5mm,左侧 4mm,直接及间接对光反射消失。眼睑及眼球运动正常。神经系统无异常。0.1% 毛果芸香碱滴双眼,45 分钟后双侧瞳孔明显缩小,呈椭圆形[图10-3-2]。血清学梅毒抗体检查阴性。诊断:埃迪瞳孔(双侧)。处理:解释、配太阳镜及人工泪液使用。

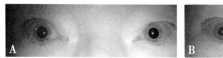

图 10-3-2 双侧埃迪瞳孔患者

A. 双侧瞳孔散大,直接及间接光反射消失;B. 0.1% 毛果芸香碱滴双眼后 45min,双侧瞳孔均明显缩小,且呈椭圆形,为超敏反应阳性

【病例 10-3-3】

女性,42 岁,双眼视力下降、畏光半年。既往体健。神经眼科检查:神清,言语流利。BCVA:双眼 0.1。眼底:双侧视盘边界清,苍白、萎缩[图 10-3-3(1)]。瞳孔检查:右侧约 2.5mm,左侧约 4.0mm。左侧瞳孔直接及间接对光反射消失。眼睑及眼球运动正常。神经系统无异常。0.1% 毛果芸香碱滴双眼,45 分钟后左侧瞳孔明显缩小[图 10-3-3(2)]。血清学梅毒特异性抗体阳性,血清 RPR1∶32 阳性。诊断:梅毒感染性视神经病变;埃迪瞳孔。处理:转诊皮肤性病科驱梅治疗,脑脊液梅毒血清学检查。

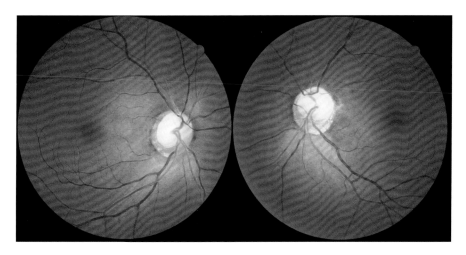

图 10-3-3(1)　梅毒感染患者双侧视盘边界清、色苍白、萎缩

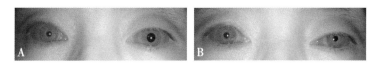

图 10-3-3(2)　梅毒感染患者
A. 左侧瞳孔散大,对光反射消失;B. 0.1% 毛果芸香碱滴双眼后 45 分钟,
左侧瞳孔明显缩小,较右侧瞳孔更小,为超敏反应阳性

【病例 10-3-4】

女性,30 岁,治疗干燥综合征过程中医师发现其右眼瞳孔大伴畏光。转诊至神经眼科评估。神经眼科检查:神清,言语流利。BCVA:双眼 1.0。眼底:双侧视盘边界清,色红。瞳孔检查:右侧约 5mm,直接及间接对光反射消失;左侧 2.5mm,对光反射存在。眼睑及眼球运动正常。神经系统无异常。0.1% 毛果芸香碱滴双眼,45 分钟后右侧瞳孔明显缩小,超敏反应阳性(图 10-3-4)。诊断:埃迪瞳孔;干燥综合征。处理:解释、配太阳镜及人工泪液使用。

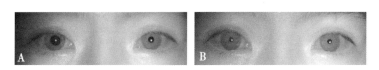

图 10-3-4　干燥综合征患者
A. 右侧瞳孔较左侧大,直接及间接光反射消失;B. 0.1% 毛果芸香碱滴
双眼后 45 分钟,右侧瞳孔明显缩小,为超敏反应阳性

【病例 10-3-5】

女性,40 岁,右眼视网膜裂孔激光治疗后出现瞳孔散大。既往体健。神经眼科检查:神清,言语流利。BCVA:双眼 1.0。眼底:双侧视盘边界清,色红。瞳孔检查:右侧约 4mm,直接及间接对光反射消失;左侧 2.5mm,对光反射灵敏;视近物时双侧瞳孔缩小(光 - 近反射分离)(图10-3-5)。眼睑及眼球运动正常。神经系统无异常。0.1% 毛果芸香碱滴双眼,45 分钟后右侧瞳孔明显缩小,超敏反应阳性。诊断:埃迪瞳孔;视网膜裂孔激光治疗后。处理:解释、配太阳镜及人工泪液使用。

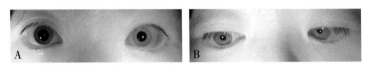

图 10-3-5 视网膜裂孔治疗后右侧埃迪瞳孔患者

A. 右侧瞳孔较左侧大,光线照射右眼瞳孔无收缩;B. 视近物时双侧瞳孔收缩,为埃迪瞳孔的光 - 近反射分离

【病例 10-3-6】

男性,27 岁,带状疱疹感染后 4 个月,左眼瞳孔散大、畏光及视近物模糊。神经眼科检查:神清,言语流利。BCVA:双眼 1.0。眼底:双侧视盘边界清,色红。瞳孔检查:右侧约 3mm,左侧约 5.0mm。左侧瞳孔直接及间接对光反射消失,近反射存在。眼睑及眼球运动正常。神经系统无异常。0.1% 毛果芸香碱滴双眼,45 分钟后左侧瞳孔明显缩小(图 10-3-6)。诊断:埃迪瞳孔;疱疹病毒感染。处理:解释,配戴太阳镜。

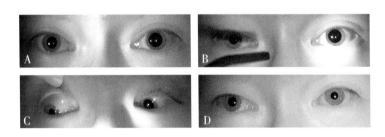

图 10-3-6 疱疹病毒感染后埃迪瞳孔

A. 左侧瞳孔较右侧扩大;B. 左眼直接对光反射消失;C. 近反射存在;D. 0.1% 毛果芸香碱滴双眼后 45 分钟,左侧瞳孔明显缩小,甚至较右侧瞳孔更小,为超敏反应阳性

【病例 10-3-7】

女性,49 岁,右眼变小伴右侧眼眶周围不适 5 年。按照"Horner 综合征"转诊至神经眼科评估[图 10-3-7(1)]。既往体健。神经眼科检查:神清,言语流利。BCVA:双眼 1.0。眼底:双侧视盘边界清,色红。瞳孔检查:右侧约 1mm,左侧约 2mm。双侧瞳孔对光反射迟钝。左眼睑略下垂;疲劳试验阴性。眼球运动正常。神经系统无其他异常。裂隙灯下双侧瞳孔对

光反射消失。注视近物时双侧瞳孔收缩,注视远处时双侧瞳孔缓慢散大(视频 10-3-7)。托吡卡胺滴双眼后双侧瞳孔均可散大[图 10-3-7(2)]。血清梅毒检查阴性。诊断:埃迪瞳孔(陈旧性);睑腱膜断裂(右)。

点评:埃迪瞳孔通常为瞳孔散大,对光反射消失。该例患者较为特殊:陈旧性埃迪瞳孔反而表现为瞳孔缩小,但光反射仍消失。借此与 Horner 瞳孔相鉴别:Horner 瞳孔对光反射存在! 该患者右侧上睑下垂为睑腱膜断裂所致,而非 Horner 征的上睑下垂。

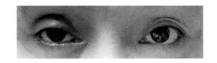

图 10-3-7(1)　陈旧性埃迪瞳孔患者
右侧上睑下垂、睑裂缩小,与 Horner 征类似

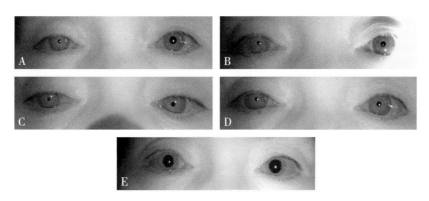

图 10-3-7(2)　陈旧性埃迪瞳孔患者
A. 右侧瞳孔较左侧明显缩小;B. 双侧瞳孔对光反射消失;C. 视近物时双侧瞳孔缓慢收缩(呈椭圆形);D. 视远处时双侧瞳孔缓慢散大;E. 托吡卡胺使双侧瞳孔散大

第四节　顶 盖 瞳 孔

【概述】

　　顶盖前瞳孔(pretectal pupil):中脑背侧的损害可导致顶盖前核受损,表现为瞳孔对光反射消失而当患者视近物时双侧瞳孔可收缩。其机制为近反射通路位于中脑顶盖前核的腹侧,未受累。

【临床特征】

　　临床常见于背侧中脑病变,也称为 Parinaud 综合征。典型 Parinaud 综合征包括:双侧瞳孔光 - 近反射分离、眼球上视障碍、眼睑退缩及特殊眼球震颤。顶盖瞳孔对光反射及药物试验见图 10-4-0。

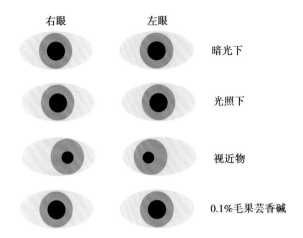

图 10-4-0 顶盖瞳孔:双侧瞳孔等大等圆,对光反射消失;
近反射存在;0.1% 毛果芸香碱超敏试验阴性

【病例 10-4-1】

男性,19 岁,双眼复视 2 年。松果体肿瘤术后 1 年。神经眼科检查:神清,言语流利。BCVA:双眼 1.0。眼底:双侧视盘边界清,色红。双眼球上转不能。眼球内聚性震颤[图 10-4-1(1)]。瞳孔检查:双侧约 3mm,对光反射消失,光 - 近反射分离[图 10-4-1(2)]。颅脑 MRI 示中脑背侧肿瘤术后改变[图 10-4-1(3)]。诊断:松果体肿瘤,Parinaud 综合征。处理:遮盖单眼缓解复视。

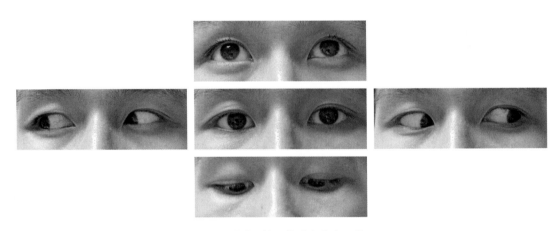

图 10-4-1(1) 松果体肿瘤患者眼位图
除双眼上转欠充分外,余各向眼球运动正常

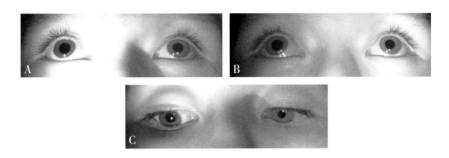

图 10-4-1(2) 松果体肿瘤患者

A. 右眼直接对光反射消失；B. 左眼直接对光反射消失；C. 近反射存在，为光 - 近反射分离

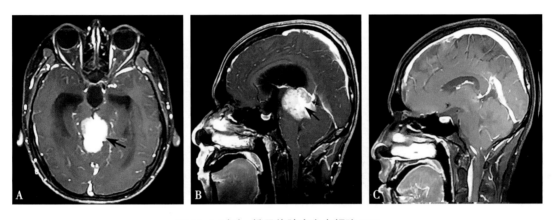

图 10-4-1(3) 松果体肿瘤患者颅脑 MRI

A. T1WI 轴位扫描见中脑肿瘤明显强化；B. 矢状位肿瘤位于中脑背侧；C. 术后肿瘤消失，脑干结构正常；箭头示肿瘤

【病例 10-4-2】

女性，58 岁，脑干背侧肿瘤。手术切除后。神经眼科检查：神清，言语流利。BCVA：双眼 1.0。眼底：双侧视盘边界清，色红。双眼球上转不能。眼球内聚性震颤。瞳孔检查：双侧约 4mm，对光反射消失，光 - 近反射分离［图 10-4-2(1)］。颅脑 MRI 术前示中脑背侧巨大肿瘤［图 10-4-2(2)］。诊断：Parinaud 综合征；中脑肿瘤。处理：建议康复治疗，遮盖单眼缓解复视。

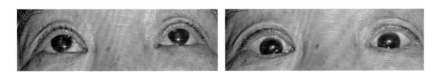

图 10-4-2(1) Parinaud 综合征患者

双眼上视不能，双侧瞳孔散大，对光反射消失；光近反射分离

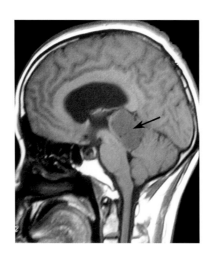

图 10-4-2(2) Parinaud
综合征患者颅脑 MRI
矢状位示中脑背侧巨大
肿瘤占位(箭头)

第五节 药物性瞳孔散大

【概述】

抗胆碱类药物如阿托品和托吡卡胺以及交感类似物可以使瞳孔散大。医务人员接触的散瞳药水无意中进入眼睛、哮喘喷雾剂中所含有阿托品成分、晕车贴中含东莨菪碱等散瞳物质以及接触某些植物等。

【临床特征】

药物性散大瞳孔直径多在 7~8mm。患者视近物模糊(睫状肌麻痹)、瞳孔光反射及近反射均消失。药物性瞳孔对 1%(高浓度)或 0.1%(低浓度)毛果芸香碱药物试验均不收缩。肉毒素中毒可阻碍乙酰胆碱的释放,导致瞳孔散大伴不同程度的眼肌麻痹、上睑下垂。药物散大瞳孔对光反射及药物试验见图 10-5-0(1)。

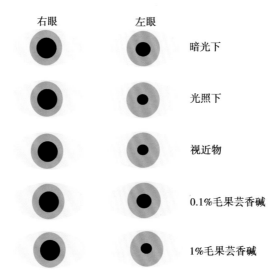

图 10-5-0(1) 药物散大性瞳孔(右侧):瞳孔散大、形状圆;光反射及近反射均消失;0.1% 及 1% 毛果芸香碱均不能使其收缩

【病例 10-5-1】

女性,16 岁,高中生。左眼视物模糊 1 天。当地检查发现左侧瞳孔大,对光反射消失,按照"急性视神经炎"拟使用激素治疗。家长希望神经眼科评估。既往体健。神经眼科检查:神清,言语流利。BCVA:双眼 1.0。眼底:双侧视盘边界清,色红。瞳孔检查如下,室内光:右眼 2.5mm;左眼 4mm。左侧瞳孔直接、间接对光反射消失[图 10-5-1]。0.1% 及 1% 毛果芸香碱均不能使其收缩。眼睑及眼球运动正常。裂隙灯下瞳孔虹膜正常。

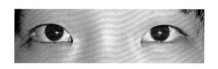

图 10-5-1　药物散大性瞳孔(左侧)双侧瞳孔不等大,左侧瞳孔圆,直接及间接对光反射消失;近反射消失;0.1%及 1% 毛果芸香碱均不能使其收缩

追问病史,1 天前乘坐长途汽车时使用晕车贴耳后使用。伏在课桌上午睡后揉眼睛时出现视物模糊。诊断:药物性瞳孔散大。处理:无需特殊处理,解释。

第六节　动眼神经麻痹

【概述】

由于支配瞳孔的副交感神经纤维随动眼神经走行,故动眼神经损害常出现瞳孔异常。患侧瞳孔散大、直接 / 间接对光反射均消失、近反射消失。动眼神经麻痹出现瞳孔异常的同时多伴随同侧上睑下垂、眼球上、下、内转障碍[8]。由于在动眼神经麻痹中存在神经错生现象,在眼球运动的同时可伴随异常的瞳孔收缩。临床中评估动眼神经麻痹伴有瞳孔散大的患者时,需高度警惕颅内动脉瘤压迫导致的风险。该章节病例详见第二章动眼神经麻痹章节。

动眼神经麻痹瞳孔光反射及药物试验见图 10-6-0。

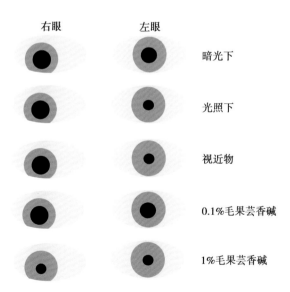

图 10-6-0　动眼神经麻痹瞳孔(右眼)较正常侧散大,眼位偏斜、直接及间接对光反射消失;0.1% 毛果芸香碱超敏试验阴性(右眼);1% 毛果芸香碱可使其收缩

第七节　Horner 综合征

【概述】

Horner 综合征是由于交感神经通路障碍导致的眼部症状,典型临床表现包括:上睑下垂(ptosis)、瞳孔缩小(miosis)和面部无汗(anhydrosis)。由于交感神经路径较长,定位诊断应分为三段进行:中枢损害、节前神经元损害及节后神经元损害。导致 Horner 综合征常见病因包括:脑部肿瘤、卒中、脑干病变、颈髓病变、颈胸部手术、肺尖肿瘤、颈内动脉夹层动脉瘤、海绵窦病及眼眶内病变等[5]。急性 Horner 征伴面部疼痛为神经眼科急症,需要紧急排查颈内动脉夹层动脉瘤。药物定位诊断受到来源限制[11],且假阳性/阴性率较高,故目前影像学检查为确诊 Horner 征的最有效手段。

【解剖通路】

交感神经通路自下丘脑发出后经过脑干、颈髓下降至 C8、T2 脊髓侧角换元(中枢/第一级神经元);第二级神经元发出后离开颈髓沿颈部交感神经链向下走行至锁骨下动脉附近,向上折返,到达颈动脉分叉处的颈上神经节(颈 2~3 水平)再次换元(节前神经/第二级神经元);换元后的节后神经纤维缠绕颈内动脉壁进入颅内、海绵窦,最后随眼神经(三叉神经第一支)进入眼眶,支配眼睑 Müller 肌、瞳孔开大肌(节后神经/第三级神经元)[图 10-7-0(1)]。支配面部汗腺的交感神经纤维从颈上神经节发出后随着颈外动脉走行分布,故节后神经损害不出现面部无汗的症状[12]。交感通路的三级神经元支配如下[13]。

(1)第一级神经元(中枢):下丘脑为交感神经纤维的起始,出血、梗死、肿瘤占位均可导致 HS。下丘脑发出的纤维下行过程中经过脑干的网状结构,故脑干部位的梗死及脱髓鞘性疾病可出现 HS。延髓背外侧综合征(wallenberg syndrome)、颈髓空洞症、高颈段脊髓炎及颈部外伤等均是导致 HS 的病因。少见疾病如 Chiari 颅底畸形等[图 10-7-0(2)]。中枢性 HS 多伴有神经系统体征:意识障碍、眩晕、偏瘫、肢体麻木、脑神经麻痹等。

(2)第二级神经元(节前神经):常见颈肋、臂丛损伤、甲状腺结节/肿瘤、锁骨下动脉瘤、肺尖部肿瘤及主动脉弓夹层动脉瘤等。一些手术或操作如甲状腺手术、心胸手术、深静脉置管等均为明确病因导致,临床无需特殊处理。

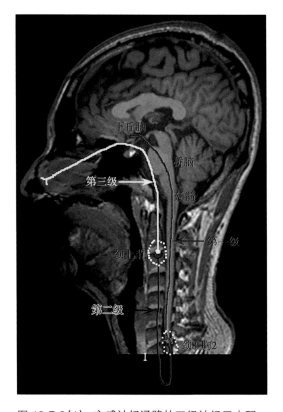

图 10-7-0(1)　交感神经通路的三级神经元支配
第一级(红色):从下丘脑发出,下行至颈 8、胸 2 侧角换元;第二级(蓝色):节后纤维离开脊髓,沿交感链下行至主动脉弓、肺尖水平后向上折返,至颈上节换元;第三级(黄色):节后纤维随颈内动脉进入颅内、海绵窦和眼眶

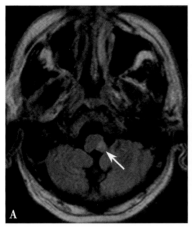 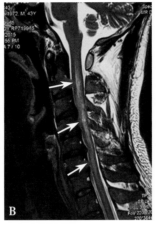 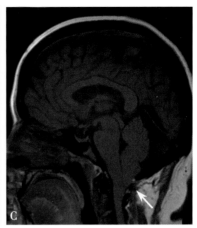

图 10-7-0(2) 中枢性 Horner 综合征的病因

A. 左侧延髓背外侧梗死(箭头),Wallenberg 综合征;B. 颈胸段急性脊髓炎;C. Chiari 颅底畸形,小脑扁桃体疝入枕骨大孔(箭头)

注意排查肺尖部的原发肿瘤(pancoast)或转移瘤。

(3) 第三级神经元(节后神经):颈内静脉扩张、颈内动脉夹层动脉瘤、海绵窦炎症/肿瘤、眼眶内病变均为节后神经 HS 损害的常见病因。由于颈内动脉夹层动脉瘤最为风险,尤其在急性发生的 HS 伴有面部疼痛且向颈部放射时需要进行紧急排查[14]!

【临床特征】

Horner 综合征并不是临床常见疾病,由于患者上睑下垂及瞳孔不等大表现轻微,不易发现,很多患者因其他眼部症状来诊而转诊至神经眼科进行筛查。加之交感神经通路的复杂性使得 HS 的定位、定性诊断错综复杂。

(1) 上睑下垂:由于 HS 的上睑下垂是由于 Müller 平滑肌功能障碍导致,故症状较轻微,通常仅 1~2mm。而且个别患者并不伴有瞳孔不等大的表现,临床容易漏诊。Müller 平滑肌同样存在于下眼睑,故患者下睑上抬,称为"反向"的上睑下垂(upside-down ptosis)[图 10-7-0(3)]。HS 的上睑下垂与动眼神经麻痹的显著上睑下垂存在区别。由于上、下眼睑缩小,患者出现眼球内陷的表现。

(2) 瞳 孔 缩 小:患者瞳孔双侧不等大(anisocoria),且在暗光下差异明显[图 10-7-0(4)]。较小侧,即 Horner 瞳孔,在暗光下最初 5 秒内较健侧瞳孔散大明显迟缓,称为"dilation lag"[视频 10-7-0(1),视频 10-7-0(2)]。注意 Horner 瞳孔直接对光反射灵敏,即瞳孔收缩正常,但散大障碍。

(3) 面部潮红、无汗:在室内空调环境下不易被发现。无汗分布区可为半侧面部或仅为局部片状。

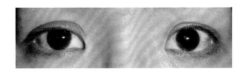

图 10-7-0(3) Horner 征患者

右侧上睑下垂、下睑上抬致右侧睑裂变小,同时右侧瞳孔较左侧小

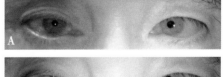

图 10-7-0(4) 室内光线下(A)与暗光下(B)双侧瞳孔大小差异对比;暗光下瞳孔不等大显著

在第三级神经元损害的患者不出现面部无汗的症状,因为支配面部汗腺的交感神经随颈外动脉分布。

(4) 虹膜异色:为先天性 HS 的特征,患侧虹膜颜色变浅。

(5) 神经系统伴随症状:单侧的 Horner 征(中枢性)伴有对侧上斜肌麻痹(滑车神经)提示损害位于滑车神经核或脑干神经簇:滑车神经核为交叉支配。单侧 Horner 征(节后段)伴同侧展神经麻痹,提示海绵窦病变[图 10-6-0(1)]。Horner 征伴对侧肢体运动障碍提示半球或脑干病变;Horner 伴上肢麻木提示颈段损害。急性、疼痛性 Horner(尤其是第三级损害)近 60% 为颈内动脉夹层动脉瘤导致,需要进行紧急排查,否则患者将有脑梗死的风险[14-15]。

【药物试验】

药物用于 Horner 瞳孔损害的定位诊断便捷且无创。但一些药物目前在国内来源受限,限制了临床使用。下面结合文献将各种药物的定位机制及使用说明如下。

(1) 可卡因(cocaine):较早用于 Horner 瞳孔的定性诊断。其可以抑制正常瞳孔开大肌突触间隙去甲肾上腺素(NA)递质的再吸收而增强瞳孔散大作用。当交感神经通路任何部位受损时,突触间隙 NA 递质释放障碍,故可卡因对于 Horner 瞳孔无散大作用[16]。

(2) 羟苯丙胺(hydroxyamphetamine):用于鉴别 HS 的节前与节后神经元损害。其作用机制为促进节后神经元 NA 递质的释放,因此对正常瞳孔有散大作用。当损害位于节前段时,羟苯丙胺能有效地逆转 Horner 瞳孔;而当损害位于节后段时,由于效应器损害,故 Horner 瞳孔无散大反应。该药物同样由于难以获得且禁用于儿童而无法广泛使用[17]。

(3) 阿普可乐定(apraclonidine):0.5% 的阿普可乐定原用于青光眼治疗,为阿尔法受体激动剂(强 α-2 与弱 α-1)。对正常瞳孔无明显作用。当作用于 Horner 瞳孔时,由于失神经支配的节后受体超敏现象(无论损害出现在何处),患侧瞳孔可明显散大,下垂的上睑可上抬,用于 Horner 瞳孔的确诊[图 10-7-0(5)]。目前该药物已经逐渐替代了可卡因在临床广泛使用。

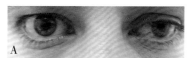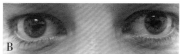

图 10-7-0(5) 阿普可乐定用于 Horner 征的诊断

A. 患者双侧瞳孔不等大（左侧小）、左侧上睑下垂；B. 0.5% 阿普可乐定滴双眼后约 45 分钟，瞳孔不等大逆转、左侧上睑抬起（该图片已经 Dr.Rizzo JF 3rd 同意后使用）

（4）酒石酸溴莫尼定（brimonidine tartrate）：与阿普可乐定同为阿尔法受体激动剂用于青光眼治疗。文献报道有 Horner 征患者使用或可以逆转下垂上睑及瞳孔不等大[18]。但我们自己的病例显示其逆转上睑下垂的作用强于瞳孔的散大作用[图 10-7-0(6)]。

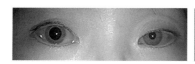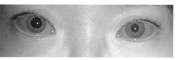

图 10-7-0(6) 酒石酸溴莫尼定试验：患者左侧瞳孔小、上睑下垂（左图），双眼滴入 0.2% 酒石酸溴莫尼定后 45 分钟，左侧上睑抬起，但左侧瞳孔未见明显散大

【影像诊断】

由于 HS 临床鉴别诊断复杂，且交感神经通路行径长，神经眼科医师选择影像学检查的难度在于：孤立的 Horner 瞳孔如不伴有其他体征，是否需要进一步检查？什么时间检查以及选择什么检查部位与方式[19-20]。如果定位诊断较明确且有高度怀疑的鉴别诊断，我们可采取分段式检查。

（1）中枢病变：颅脑磁共振成像（MRI）、血管成像（MRA），尽量选择静脉 Gd- 增强扫描。如怀疑颈髓病变可行颈椎 MRI 及增强扫描。该方法可筛查幕上、脑干及高颈段病变，包括脑实质病变及血管性疾病。眼眶及海绵窦的实质性占位亦不会遗漏。如有 MRI 检查禁忌的患者可选择颅脑或颈椎 CT 扫描加增强。

（2）节前病变：颈部及肺部 CT 断层扫描及增强可以发现颈段常见病变及肺尖部占位。对于有明确病因导致的 HS 如甲状腺、心胸手术、静脉置管等可暂时随访。

（3）节后损害：因颈内动脉夹层动脉瘤及海绵窦动脉瘤是导致 HS 最危险的疾病，尤其是在急性发生的 HS 且伴有面部疼痛向颈部放射时需要紧急排查！文献建议采用 CTA 扫描，范围包括颅脑 / 眼眶至主动脉弓平面[图 10-7-0(7)]。由于国内医保及设备限制，该项检查可分 2~3 段进行。

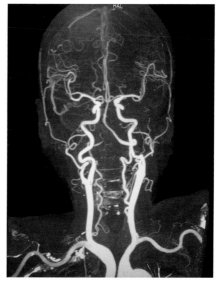

图 10-7-0(7) 急性 Horner 综合征病因筛查的 CTA 扫描，范围包括颅脑 Willis 动脉环水平至主动脉弓水平

（4）婴儿或儿童 Horner 征：最常见的为先天性、产伤、颈肋、神经母细胞瘤或原发性。可针对性行影像学检查。

【治疗】

不同病因导致的 Horner 瞳孔处理完全不同。当发现危机征象：一侧 Horner 瞳孔及半侧面部或头颈部疼痛时需要紧急转诊神经科排除颈内动脉夹层的风险。

【病例 10-7-1】

女性，69 岁，左眼睑下垂 10 余天。否认头面部疼痛，否认颈部外伤。既往体健。神经眼科检查：神清，言语流利。BCVA：双眼 1.0。眼底：双侧视盘边界清，色红。瞳孔检查如下，室内光：3mm OD，2mm OS。双侧瞳孔对光反射灵敏。左侧上睑下垂，下睑上抬。眼球各向运动正常［图 10-7-1（1）］。余神经系统无局灶体征。肺部 CT 示左侧颈部包块影［图 10-7-1（2）］。全身 PET-CT 扫描见颈部、腹部及全身骨骼多处高代谢信号影［图 10-7-1（3）］。颈部包块活检后病理提示非霍奇金淋巴瘤。最后诊断：非霍奇金淋巴瘤；Horner 综合征（左）；颈交感干压迫。处理：转诊肿瘤科行化疗及生物治疗。

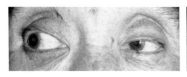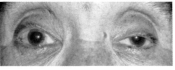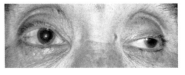

图 10-7-1（1） Horner 综合征患者第一眼位：左侧上睑下垂、下睑上抬、左侧瞳孔缩小；眼球各向运动正常

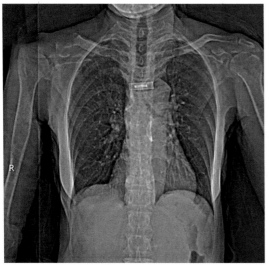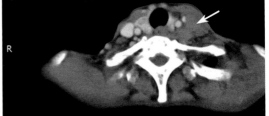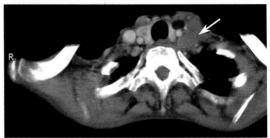

图 10-7-1（2） Horner 综合征患者肺部 CT 示左侧颈部肿块（箭头）

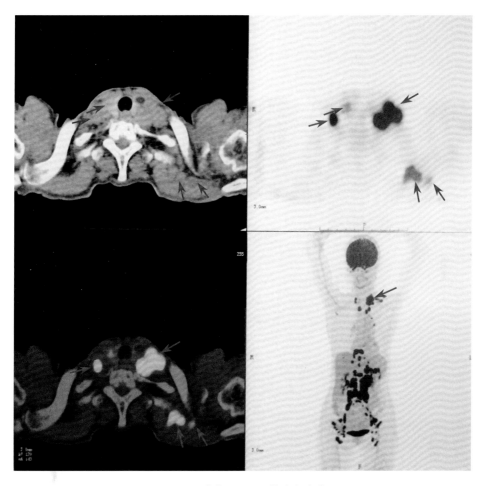

图 10-7-1(3)　Horner 综合征患者
全身 PET-CT 示颈部及腹部、骨骼多发代谢异常（箭头）

【病例 10-7-2】

女性,43 岁,左眼睑下垂 20 天。伴颈部疼痛,向左侧下颌部放射。病前至美容院行颈部按摩。既往体健。神经眼科检查:神清,言语流利。BCVA:双眼 1.0。瞳孔检查如下,室内光:右眼 3mm,左眼 2mm;暗光下:右眼 5mm,左眼 2.5mm［图 10-7-2(1)］。左瞳孔直接、间接对光反射灵敏。暗光下左瞳孔散大延迟（视频 10-7-2）。眼睑:左上睑下垂,下睑上抬。余神经系统无局灶体征。颅脑 CTA 示左侧颈内动脉夹层［图 10-7-2(2)］。诊断:左侧颈内动脉夹层,Horner 综合征（左）。紧急转诊血管外科行手术治疗。

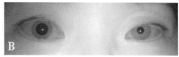

图 10-7-2(1) Horner 综合征患者室内光线下(A)与暗光下(B)双侧瞳孔大小差异对比:暗光下瞳孔不等大显著(左侧瞳孔较右侧瞳孔小)

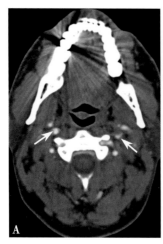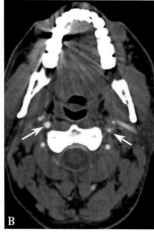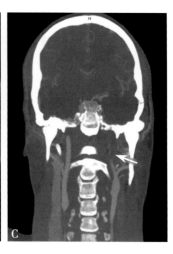

图 10-7-2(2) 颈动脉夹层患者 CTA

左侧颈内动脉管腔呈月牙形充盈缺损(箭头)(水平位 A,B);冠状位(C)见左侧颈内动脉明显较右侧细,充盈不佳(箭头)

【病例 10-7-3】

女性,58 岁,左眼变小伴视物重影 1 年,逐渐加重来诊。否认头面部疼痛,否认颈部外伤。既往轻度高血压,否认糖尿病史。神经眼科检查:神清,言语流利。BCVA:双眼 1.0。眼底:双侧视盘边界清,色红。瞳孔检查如下,室内光:右侧 2mm;左侧 3mm;暗光下:右侧 2.5mm;左侧 4mm[图 10-7-3(1)]。双侧瞳孔对光反射灵敏。右侧瞳孔暗光下散大延迟[视频 10-7-3(1)]。左侧上睑下垂,下睑上抬。右眼球外展障碍,余眼球各向运动正常[视频 10-7-3(2)]、[图 10-7-3(2)]。余神经系统无局灶体征。颅脑 MRI 增强后可见右侧海绵窦软组织影、强化、邻近脑膜强化。脑膜瘤可能性大[图 10-7-3(3)]。诊断:海绵窦脑膜瘤;展神经麻痹(右侧);Horner 综合征(右侧)。转诊神经外科评估后建议伽马刀治疗。

点评:单侧展神经麻痹及同侧 Horner 征病变最大可能位于海绵窦颈内动脉旁。

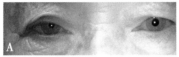
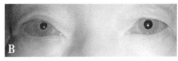

图 10-7-3(1) 海绵窦病变伴 Horner 综合征患者室内光线下(A)与暗光下(B)双侧瞳孔大小差异对比:暗光下瞳孔不等大显著(右侧瞳孔较左侧瞳孔小)

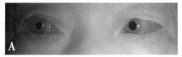
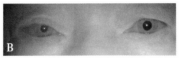
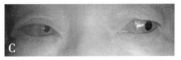

图 10-7-3(2) 海绵窦病变伴 Horner 综合征患者右侧睑裂缩小、瞳孔缩小;右眼外转明显障碍
A. 向右侧注视;B. 第一眼位;C. 向左侧注视

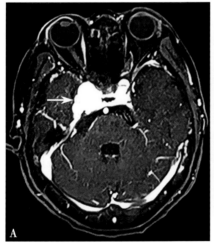
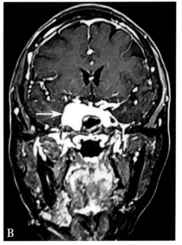

图 10-7-3(3) 海绵窦病变伴 Horner 综合征患者颅脑 MRI
A. T1WI 增强右侧海绵窦增宽、强化(箭头);B. 冠状位增强后右侧海绵窦明显增宽、强化、伴脑膜鼠尾征,脑膜瘤可能性大(箭头)

259

【病例 10-7-4】

男性,48 岁,左眼变小,加重 1 年。否认头面部疼痛。既往体健。神经眼科检查:神清,言语流利。BCVA:双眼 1.0。眼底:双侧视盘边界清,色红。瞳孔检查如下,室内光:右侧 3mm,左侧 2mm;暗光下:右侧 5mm,左侧 3mm[图 10-7-4(1)]。双侧瞳孔对光反射灵敏。左侧瞳孔暗光下散大延迟。左侧上睑下垂,下睑上抬。眼球各向运动正常。余神经系统无局灶体征。胸部 CT 见纵隔占位[图 10-7-4(2)]。转诊胸外科,术后证实为神经鞘瘤。诊断:纵隔神经鞘瘤;Horner 综合征(左侧)。

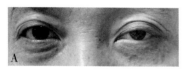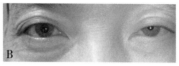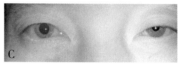

图 10-7-4(1) 纵隔神经鞘瘤患者

A. 左侧上睑下垂、下睑上抬及睑裂缩小;B. 室内光线下双侧瞳孔不等大:右侧 3mm,左侧 2mm;C. 暗光下瞳孔不等大更加明显:右侧 5mm,左侧 3mm

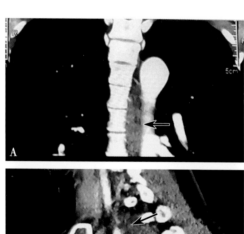
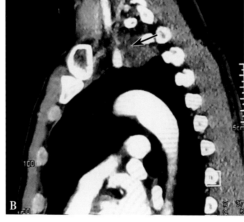

图 10-7-4(2) 纵隔神经鞘瘤患者肺 CT

纵隔占位,病理证实为神经鞘瘤(箭头);A. 前后位,B. 侧位

【病例 10-7-5】

男童,7 岁,颈部神经鞘瘤术后,家长发现右眼变小。神经眼科检查:神清,言语流利。BCVA:双眼 1.0。眼底:双侧视盘边界清,色红。瞳孔检查如下,室内光:右侧 2mm,左侧 3mm;暗光下:右侧 2.5mm,左侧 5mm［图 10-7-5(1)］。双侧瞳孔对光反射灵敏。右侧瞳孔暗光下散大延迟。右侧上睑下垂,下睑上抬。眼球各向运动正常。余神经系统无局灶体征。颈胸部 MRI 见右侧颈部包块,神经鞘瘤［图 10-7-5(2)］。诊断:颈部神经鞘瘤术后;Horner 综合征(右侧)。解释,定期随访。

图 10-7-5(1)　颈部神经鞘瘤术后 Horner 综合征患儿

A. 室内光线下双侧瞳孔不等大:右侧 2mm,左侧 3mm;B. 暗光下瞳孔不等大明显:右侧 2.5mm,左侧 5mm

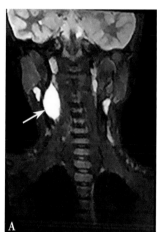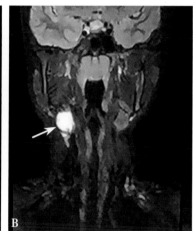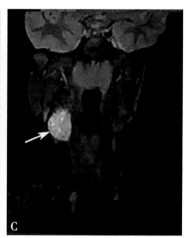

图 10-7-5(2)　颈部神经鞘瘤患儿术前 MRI

A~C:右侧颈部包块、强化,术后证实为神经鞘瘤(箭头)

参考文献

1. Biousse V,Newman NJ. Neuro-Ophthalmology illustrated. 1st Edition. The pupil. New York:Thieme Medical Publishers Inc,2009:269-305.

2. Wilhelm H 1. Neuro-ophthalmology of pupillary function—practical guidelines. J Neurol. 1998 Sep;245(9):573-583.

3. 田国红 . 动眼神经麻痹的诊断及处理 . 中国眼耳鼻喉科杂志,2016,16(6):450-453.

4. Davagnanam I,Fraser CL,Miszkiel K,et al. Adult Horner's syndrome:a combined clinical,pharmacological,and imaging algorithm. Eye(Lond),2013,27(3):291-298.

5. 田国红,万海林,沙炎 .Horner 综合征的定位诊断及处理原则 . 中国眼耳鼻喉科杂志,2016,16(2):141-

144.

6. Girkin CA. Evaluation of the pupillary light response as an objective measure of visual function. Ohthalmol Clin North Am,2003,16:143-153.

7. Kawasaki A,Kardon RH. Disorders of the pupil. Ophthalmol Clin North Am,2001,14(1):149-168.

8. Biousse V,Newman NJ. Neuro-Ophthalmology illustrated. 1st Edition. Diplopia. New York:Thieme Medical Publishers Inc,2009:382-397.

9. Bachmeyer C,Zuber M,Dupont S,et al. Adie syndrome as the initial sign of primary Sjögren syndrome. Am J Ophthalmol,1997,123(5):691-692.

10. 田国红,王敏,冯超逸. 瞳孔受累的 Miller-Fisher 综合征二例. 中华眼科杂志,2016,52(2):134-135.

11. Kardon RH,Denison CE,Brown CK,et al. Critical evaluation of the cocaine test in the diagnosis of Horner's syndrome. Arch Ophthalmol,1990,108(3):384-387.

12. Biousse V,Newman NJ. Neuro-Ophthalmology illustrated. 1st Edition. The Pupil. New York:Thieme Medical Publishers Inc,2009:284-294.

13. Davagnanam I,Fraser CL,Miszkiel K,et al. Adult Horner's syndrome:a combined clinical,pharmacological, and imaging algorithm. Eye(Lond). 2013,27(3):291-298.

14. Guillon B,Levy C,Bousser MG. Internal carotid artery dissection:an update. J Neurol Sci,1998,153(2):146-158.

15. Randhawa S,Shah VA,Chang S,et al. A neuro-ophthalmologic emergency. Ophthalmology,2006,113(8):1477.e1-3.

16. Kardon RH,Denison CE,Brown CK,et al. Critical evaluation of the cocaine test in the diagnosis of Horner's syndrome. Arch Ophthalmol,1990,108(3):384-387.

17. Cremer SA,Thompson HS,Digre KB,et al. Hydroxyamphetamine mydriasis in Horner's syndrome. Am J Ophthalmol,1990,110(1):71-76

18. deSousa JL,Malhotra R. Brimonidine for anisocoria. Ophthalmology,2007,114(7):1419.

19. Chen Y,Morgan ML,Barros Palau AE,et al. Evaluation and neuroimaging of the Horner syndrome. Can J Ophthalmol,2015,50(2):107-111.

20. Al-Moosa A,Eggenberger E. Neuroimaging yield in isolated Horner syndrome. Curr Opin Ophthalmol,2011,22(6):468-471.

第十一章

眼 球 震 颤

第一节 概 述

眼球震颤(nystagmus)是一种节律性、非自主性来回往复的眼球振荡(oscillations)。眼球震颤按照波形分类:急动性(Jerk)(常见):缓慢漂移(慢相)紧接快速复位(快相);摆动性:正弦振荡(如钟摆),各相速率相同。按照轨迹眼球震颤可为:水平、垂直、旋转或三者混合性。各种神经系统疾病可导致不同类型的眼球震颤,伴随视力下降和(或)复视,以及特殊的代偿头位。本章重点描述神经眼科传出系统障碍导致的一些常见眼球震颤。部分核上性眼肌麻痹特殊类型的眼球震颤见第八章。

【分类】

生理性眼震常见有终末眼震:当眼球首次水平运动到达眼眶最外侧时出现的数次水平眼震;前庭性眼震:当受到温度刺激及头位变化时出现。本章内容主要涉及病理性眼震,常见有下面类型。

(1)先天性眼球震颤(婴儿眼震综合征):生后即可出现,但常见为婴儿后期;散发或遗传性;与眼皮肤白化病相关;可伴其他异常:斜视、隐性眼震、头位振荡。临床该类眼震很常见:脑发育不全、黄斑及视网膜先天性疾患、神经系统遗传性疾病等。其中隐性眼球震颤(融合性发育异常眼球震颤综合征):仅出现在遮盖单眼后;双眼急动性眼震,慢相朝向遮盖眼;可伴先天性钟摆样或急动性眼震及分离性垂直眼位偏斜和斜视。显性眼球震颤:与隐性眼球震颤类似,但当双眼去遮盖时出现;单眼视力抑制;可伴斜视[1]。

(2)点头痉挛:三联征:头位偏转、点头、眼球震颤。视路胶质瘤可导致获得性单侧眼球震颤,需要磁共振影像学排除[2]。

(3)跷跷板样眼球震颤:非共轭性垂直-旋转性眼球震颤;双眼旋转性方向一致,但垂直运动方向相反;每半个周期中,一只眼球向上和内旋运动,另只眼球向下和外旋运动。可出现在下述情况:中脑卒中、延髓内侧卒中、多发性硬化、颅底畸形(Chiari)、头部外伤、视力丧失、鞍旁占位及先天性[3]。

（4）会聚 - 退缩性眼球震颤：向上扫视和快相眼球运动诱发的双眼会聚和（或）眼球退缩；向下的视动刺激最容易诱发。中脑背侧综合征的部分表现：①垂直注视受损（尤其是上视）；②瞳孔光 - 近反射分离；③眼睑退缩（Colliers 征）；④会聚 - 退缩性眼球震颤；后联合区域受损：①肿瘤（例如松果体）；②脑积水（例如导水管狭窄）；③出血或梗死（中脑、丘脑）；④多发性硬化和其他炎症[4]。

（5）下跳性眼球震颤：自发性眼球向上漂移，为前庭小脑或其通路在脑干部位受损的典型征象（小脑变性，多发性硬化、卒中）。其他重要病因：药物毒性（锂剂、抗癫痫药物、Wernicke 脑病等。亦常见于广泛小脑综合征，但可孤立出现且不进展。慢相波形速率可为恒定、降低或增加，向下注视和侧视时加重，可受集合状态影响，头位与重力有关（例如俯卧与仰卧位）。

（6）上跳性眼球震颤：第一眼位自发的慢相向下的眼球震颤。与注视诱发的上跳性眼球震颤不同，仅出现在上视时（不出现在第一眼位）。也可见于良性发作性位置性眩晕。病因包括：①延髓或小脑的局灶病变（梗死，肿瘤，脱髓鞘）；②小脑变性；③Wernicke 脑病。

（7）注视诱发眼球震颤与回跳性眼球震颤：失去偏中心注视能力，眼球漂移回到中心。神经整合能力减弱使眼球不足以产生足够的支配张力来克服回弹阻力。病因：①前庭小脑损伤（例如，小脑变性）；②药物引起的神经整合能力受损（镇静剂，抗癫痫药物），代谢紊乱；眼球震颤的方向取决于注视方向：眼球漂移回到中心紧接快相使眼球向注视方向运动。典型为水平性：向右注视时出现右向的眼球震颤，向左注视时出现左向的眼球震颤；向上注视可出现上跳性眼震，持续注视后眼震通常减弱；当眼球回到中心位置时可伴短暂的反方向眼球震颤（回跳性眼球震颤）；注视性眼震与下跳性眼震在小脑变性患者中可同时出现。

（8）外周前庭性眼球震颤：前庭传入失衡导致的急动性眼球震颤，不在本章节中做详细描述。

（9）扫视侵入和振荡：为非意向性、非自主性眼球扫视，可被注视终止。重复的扫视侵入导致扫视振荡。眼震成分由急动性方波与振荡性方波构成。每个方波急动（square-wave jerk）含一个非自主性扫视（振幅 0.5 到 3 度），跟随一个 1 秒的扫视，使眼球回到注视点。期间有正常间歇（200ms）。方波急动可见于正常人，但在神经系统疾病例如小脑损伤和进行性核上性麻痹的患者增加。巨大扫视振荡为重复性扫视伴正常扫视间歇期，与扫视过度有关。常见于小脑蚓部病变。

（10）眼扑动和眼阵挛：为持续往复的扫视运动，无扫视间歇期。症状为视力模糊和振动幻觉，可伴肢体和躯体肌阵挛。病因：①感染性脑干脑炎；②副肿瘤综合征；③代谢毒性；④原发性。儿童眼阵挛 - 肌阵挛综合征为神经母细胞瘤特征性表现。成人中副肿瘤性（乳腺、小细胞肺癌、卵巢）与眼扑动和眼震挛有关。治疗包括切除肿瘤（如果存在）、免疫治疗，例如静脉注射免疫球蛋白。

第二节　特殊病例

【病例 11-2-1】

男性，35 岁，自幼双眼视力差。父母为近亲结婚。神经眼科检查：神清，言语流利。BCVA：双眼 0.1。眼底：双侧视盘边界清，色苍白[图 11-2-1（1）]。眼球各向运动充分，注视前方时双眼水平细小眼球震颤,侧视时无明显加重(视频 11-2-1)。视网膜电图示锥细胞反应接近熄灭[图 11-2-1(2)]。颅脑及眼眶 MRI 未见异常。诊断:锥细胞营养不良,眼球震颤。

点评:该眼球震颤属于先天性黄斑病变导致,为婴幼儿时期黄斑固视功能差导致。

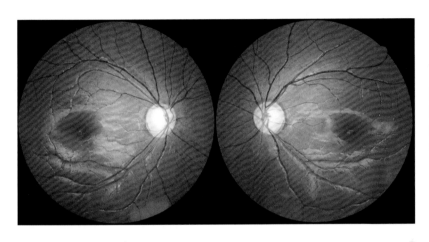

图 11-2-1(1) 锥细胞营养不良患者眼底双侧视盘边界清,色苍白

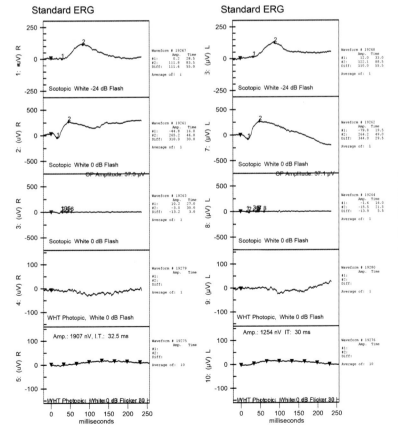

图 11-2-1(2) 锥细胞营养不良患者视网膜电图
暗反应波幅基本正常,明反应基本熄灭

【病例 11-2-2】

男童,12 岁,视力不佳来诊。神经眼科检查:神清,言语流利。BCVA:双眼 0.5。眼底:双侧视盘边界清,色略淡[图 11-2-2]。眼球各向运动充分,双眼同时注视时无眼球震颤;当遮盖右眼时左眼出现水平眼球震颤(视频 11-2-2)。诊断:隐性眼球震颤(latent nystagmus)。

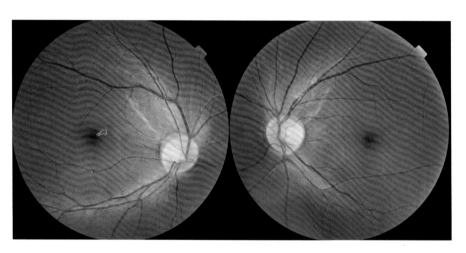

图 11-2-2 隐性眼球震颤患者眼底

双侧视盘边界清,色红

【病例 11-2-3】

女性,29 岁,双眼视力差,视物晃动。幼时有高热,诊断:脑膜炎。神经眼科检查:神清,言语流利。BCVA:双眼 0.2。眼底:双侧视盘边界清,色苍白[图 11-2-3(1)]。眼球各向运动充分,双眼第一眼位未见眼球震颤,向左右侧视时双眼水平眼球震颤(视频 11-2-3)。颅脑 MRI 示双侧脑室对称性增大,双侧视神经变细、萎缩[图 11-2-3(2)]。诊断:脑积水,视神经萎缩,眼球震颤。

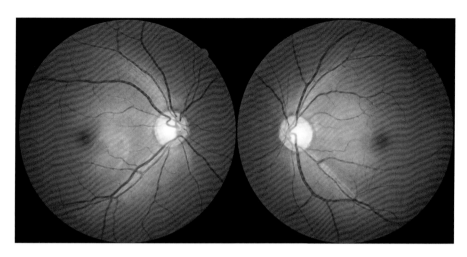

图 11-2-3(1)　脑积水患者眼底
双侧视盘边界清,颞侧淡

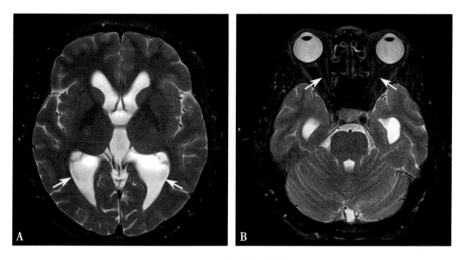

图 11-2-3(2)　脑积水患者颅脑 MRI
A. T2WI 双侧侧脑室明显扩大(箭头);B. 双侧视神经明显变细(箭头)

【病例 11-2-4】

男性,68 岁,双眼视力下降,视物晃动,伴行走不稳 5 年,逐渐加重。既往酗酒,肝功能异常。神经眼科检查:神清,言语流利。BCVA:双眼 0.05。眼底:双侧视盘边界清,色苍白[图 11-2-4]。眼球各向运动充分,双眼各个眼位均可见水平及旋转性眼球震颤。侧视时略加重(视频 11-2-4)。颅脑 MRI 未见颅内占位性病变。诊断:视神经萎缩(代谢中毒性);眼球震颤。

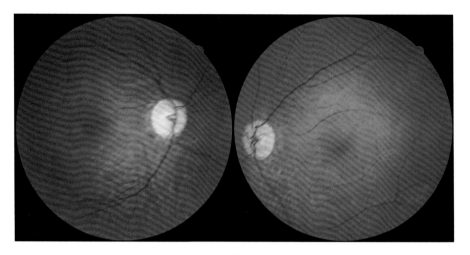

图 11-2-4 酒精中毒性视神经萎缩患者眼底

双侧视盘边界清,色苍白,血管纤细,视神经萎缩

【病例 11-2-5】

男性,75 岁,双眼视物重影 1 个月。既往肾肿瘤,有颈部转移。化疗 6 次,近期靶向治疗(keytruda)2 个疗程后出现双眼视物重影,不稳。神经眼科检查:神清,言语流利。BCVA:双眼 0.8。眼底:双侧视盘边界清,色红。眼球各向运动充分,双眼向左右侧视时可见细小旋转性眼球震颤,向右侧注视时加重(视频 11-2-5)。颅脑 MRI 及增强未见颅内肿瘤转移性病变。副肿瘤抗体组套阴性。诊断:眼球震颤(靶向药物副作用)。

点评:随着肿瘤检查点抑制剂抗体的广泛应用,靶向药物出现的眼部及全身副作用逐渐被认识:角膜病变、葡萄膜炎、视神经炎以及传出系统的眼球运动障碍,包括眼球震颤均有报道[5]。

【病例 11-2-6】

男性,27 岁,头部外伤后双眼视力下降 2 年。近半年出现眼球震颤,导致视力进一步下降。神经眼科检查:神清,言语欠流利。BCVA:双眼 0.1。眼底:双侧视盘边界清,色苍白,视神经萎缩[图 11-2-6(1)]。眼球各向运动充分,双眼各方向节律性眼球阵挛,伴随上颚节律性运动[视频 11-2-6(1),视频 11-2-6(2)]。颅脑 MRI 示右侧额叶大面积软化灶,蛛网膜下积液,脑干损伤[图 11-2-6(2)]。诊断:脑外伤,眼腭震颤,视神经萎缩。

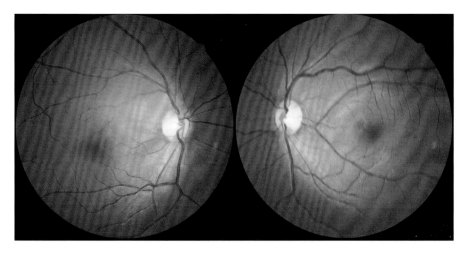

图 11-2-6(1) 脑外伤眼球震颤患者眼底
双侧视盘边界清,颞侧苍白,视神经萎缩

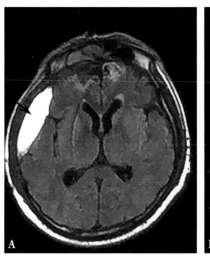
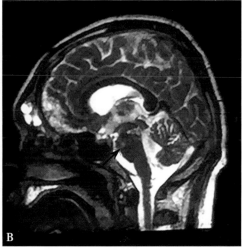

图 11-2-6(2) 脑外伤眼球震颤患者颅脑 MRI
A. 双侧额叶及右侧颞叶(箭头)脑软化灶;B. T2WI 示冠状位额叶及脑干(箭头)、小脑异常
信号

269

【病例 11-2-7】

男性,56 岁,脑出血后右侧肢体瘫痪,双眼视物重影,晃动。神经眼科检查:神清,言语欠流利。双眼向右侧注视障碍,眼球各方向节律性运动,伴有软腭的节律性运动[视频 11-2-7(1),视频 11-2-7(2)]。右侧面瘫,右侧肢体肌力减退。颅脑 MRI 示右侧脑桥下端出血,累及延髓上段[图 11-2-7]。诊断:脑干出血,眼腭震颤。

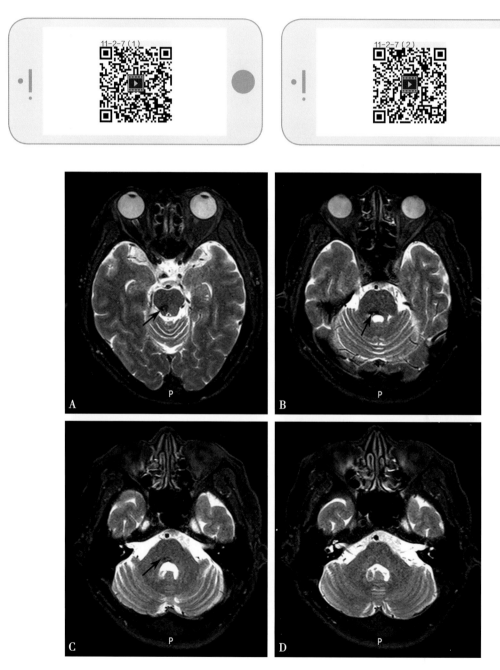

图 11-2-7 脑干出血患者 MRI 示从脑桥至延髓右侧脑干出血病灶(箭头);A~D 为从桥脑至延髓的连续扫描

【病例 11-2-8】

男性,56 岁,脑干海绵状血管瘤破裂出血后 2 年,双眼视物重影。神经眼科检查:神清,言语欠流利。双眼第一眼位注视时眼球节律性运动,向右侧注视障碍(视频 11-2-8)。右侧面瘫,右侧肢体肌力减退。颅脑 MRI 示右侧脑桥、延髓橄榄异常信号,脑干出血后改变[图 11-2-8(1),图 11-2-8(2)]。诊断:

脑干出血;侧视麻痹;眼腭震颤。给予半透明胶带遮盖左眼后患者自述视物重影略减轻[图 11-2-8(3)]。

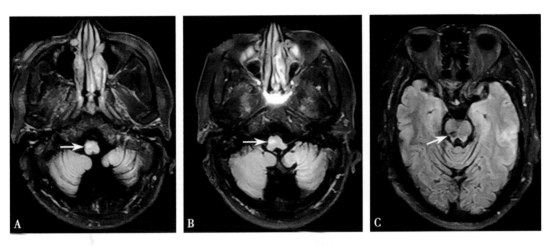

图 11-2-8(1) 脑干海绵状血管瘤患者 MRI

从延髓(A、B)至脑桥(C)平面右侧出血性病灶(箭头)

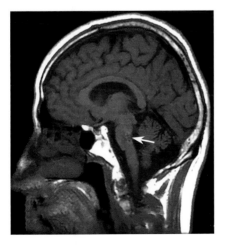

图 11-2-8(2) 脑干海绵状血管瘤患者
MRI 矢状位

脑干出血(箭头)

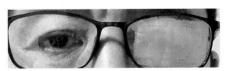

图 11-2-8(3) 脑干海绵状血管瘤患者遮盖左眼复视症状略减轻

点评:眼腭震颤(oculopalatal tremor)为摆动性眼球震颤同时伴有咽腭肌肉同步性节律性运动。为一种滞后性的脑干损伤后小脑齿状核 - 红核 - 下橄榄通路失抑制,即 Guillain-Mollaret 三角[图 11-2-8(4)]。脑干损伤、脑干出血、肿瘤等均可破坏上述通路,出现眼腭震颤。加巴喷丁及类似离子通道抑制剂有较好疗效[6]。

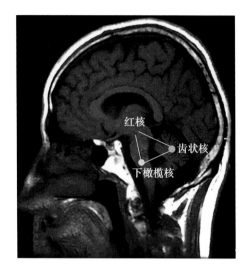

图 11-2-8(4) 颅脑 MRI 矢状位
脑干 Guillain-Mollaret 三角由延髓下橄榄核、小脑齿状核及中脑红核构成

【病例 11-2-9】

女性,38 岁,双眼视物跳动 2 年,逐渐加重。既往体健。神经眼科检查:神清,言语流利。双眼 BCVA 0.5。双眼下跳性眼球震颤,向左右侧视及下视时明显,上视时略减轻(视频 11-2-9)。颅脑 MRI 示 Chiari 畸形[图11-2-9]。诊断:颅底畸形,小脑扁桃体疝,下跳性眼震。转诊神经外科行手术治疗。

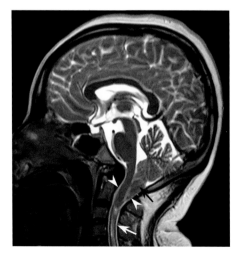

图 11-2-9 颅底畸形患者颅脑 MRI 矢状位
示小脑扁桃体(黑箭头)疝入枕骨大孔内(白箭之间),高颈髓信号异常(白箭头)

【病例11-2-10】

女性,47岁,双眼视物模糊,重影1年。既往视神经脊髓炎。神经眼科检查:神清,言语流利。双眼下跳性眼球震颤,向右侧注视时明显加剧(视频11-2-10)。颈髓MRI示延髓信号异常,考虑脱髓鞘病变(图11-2-10)。诊断:视神经脊髓炎;下跳性眼球震颤。继续治疗原发病,给予卡马西平控制肢体抽痛及眼球震颤。

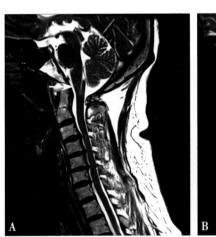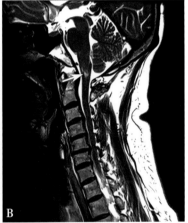

图11-2-10 视神经脊髓炎延髓病变患者颈椎MRI矢状位

A、B.高颈段延髓颈髓交界处异常信号(箭头)

【病例11-2-11】

女性,31岁,顽固性呕吐伴头晕,伴左侧肢体麻木。神经内科诊断为视神经脊髓炎。治疗后上述症状改善,但主诉视物重影,晃动。神经眼科检查:神清,言语流利。双眼下跳性眼球震颤,上视时略减轻;向下方及左右侧视时加重(视频11-2-11)。血清AQP4抗体1∶100阳性。颈髓MRI示左侧延髓背外侧信号异常,考虑脱髓鞘病变[图11-2-11(1)]。诊断:视神经脊髓炎;延髓背外侧综合征;下跳性眼球震颤。继续治疗原发病。

点评:病例11-2-9,病例11-2-10及病例11-2-11均为延颈交界部位病变导致的下跳性眼球震颤。眼震向下方及左右侧视时加重,影响阅读。常见病因:小脑变性疾病[图11-2-11(2)]、视神经脊髓炎、副肿瘤综合征、Chiari颅底畸形、外伤、脑炎及Wernicke脑病等。一些药物,例如锂盐、酒精、苯妥英,以及卡马西平等可诱发下跳性眼震。治疗药物有限,加巴喷丁据文献报道有一定疗效[7],但我们的经验效果不佳。

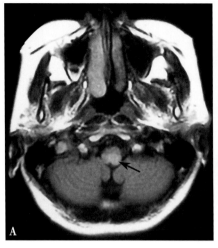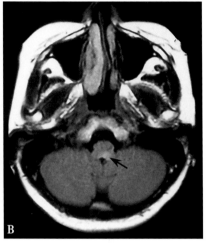

图 11-2-11(1)　延髓背外侧综合征患者颅脑 MRI
A、B. T2Flair 扫描左侧延髓背侧信号增高(箭头)

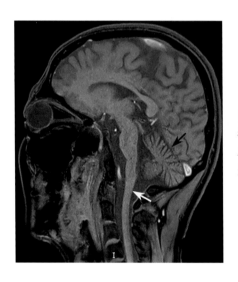

图 11-2-11(2)　脊髓小脑共济失调患者颅脑 MRI 矢状位
小脑萎缩、沟回增宽(黑箭头);脊髓变细(白箭头)

【病例 11-2-12】

男性,35 岁,因头痛、呕吐发现第四脑室室管膜瘤。术后 1 年头痛症状消失,但出现视物重影。神经眼科检查:神清,言语流利。双眼上视欠充分,余眼球运动正常[图 11-2-12(1)]。双眼上视时出现会聚性眼球震颤(视频 11-2-12)。颅脑 MRI 示双侧脑室扩大,梗阻性脑积水;第四脑室内肿瘤,压迫中脑背侧[图 11-2-12(2)]。诊断:Parinaud 综合征,会聚 - 眼球退缩性眼震。经评估后行双眼上直肌折叠术,术后复视略改善,但眼球震颤如故。

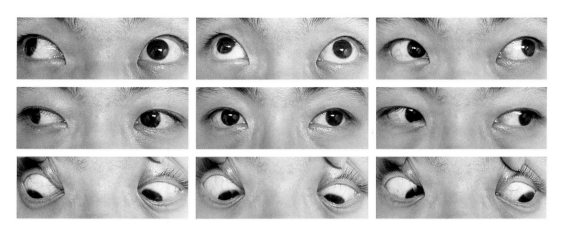

图 11-2-12(1) Parinaud 综合征患者眼位图

双眼运动除双眼上视欠充分外,余眼球运动基本正常

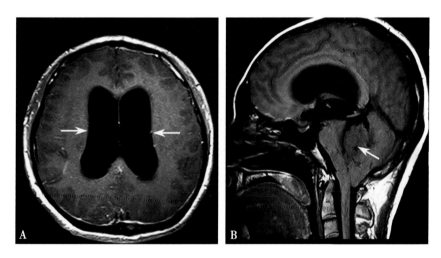

图 11-2-12(2) Parinaud 综合征患者术前颅脑 MRI 轴位扫描

A. 双侧侧脑室明显扩大(白箭头);B. 矢状位可见第四脑室占位(白箭头),压迫中脑背侧

点评:典型 Parinaud 综合征,即中脑背侧综合征,多见于松果体肿瘤,儿童生殖细胞瘤以及第四脑室室管膜瘤造成对中脑眼球垂直运动中枢压迫,双眼上视障碍,导致三联征:会聚 - 退缩性眼球震颤、瞳孔光 - 近反射分离及眼睑退缩(Colliers 征)。

【病例 11-2-13】

女性,20 岁,高热、意识障碍诊断为病毒性脑炎。经救治后意识恢复。监护室中发现眼球出现节律性异常运动:快速的往复运动;非意向性且无快慢相;左右扫视后眼球回到注视点(视频 11-2-13)。诊断:脑干脑炎,扫视侵入及振荡。为高级中枢神经系统功能异常,尤其是小脑功能异常有关。

【病例 11-2-14】

女性,64 岁,双眼视物不稳 2 年。既往眩晕病史,诊断:前庭功能减退。2 年前出现急性头晕及视物晃动。查体:第一眼位眼球向前方注视时双眼水平小幅度的往复运动;双眼各向运动正常;扫视障碍(从一个目标切换至另一个目标时出现眼球震颤)(视频 11-2-14)。颅脑 MRI 示左侧颞叶可疑脑梗死(图 11-2-14)。诊断:扫视障碍,脑梗死。

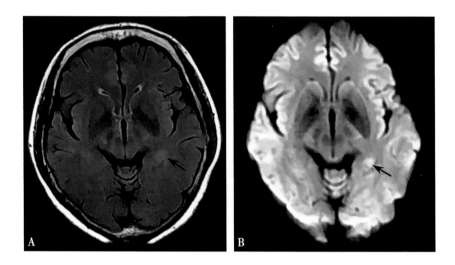

图 11-2-14　扫视障碍患者颅脑 MRI

A. T2flair 加权左侧颞叶异常信号;B. DWI 示相应部位高信号,为脑梗死;箭头示病灶

参考文献

1. Papageorgiou E,McLean RJ,Gottlob I. Nystagmus in childhood. Pediatr Neonatol,2014,55(5):341-351.

2. Aung T,Yap SK,Yap EY. Spasmus nutans. Ann Acad Med Singapore,1996,25:596-598.

3. Dell'Osso LF. Two additional scenarios for see-saw nystagmus:achiasma and hemichiasma. J Neuroophthalmol,1998,18:112-113.

4. Eggenberger ER. Supranuclear eye movement abnormalities. Continuum(Minneap Minn),2014,20:981-992.

5. Dalvin LA,Shields CL,Orloff M,et al. Checkpoint inhibitor immune therapy,systemic indications and ophthalmic side effects. Retina,2018,38(6):1063-1078.

6. Borruat FX. Oculopalatal tremor:current concepts and new observations. Curr Opin Neurol,2013,26(1):67-73.

7. Thurtell MJ. Treatment of Nystagmus. Semin Neurol,2015,35(5):522-526.

第十二章

非器质性眼肌麻痹

【概述】

眼部非器质性疾病(nonorganic disease)可分为传入系统障碍与传出系统障碍。前者主要指非器质性视力下降,也称为心因性视力下降;后者以眼球运动障碍、瞳孔异常及眼睑和面部感觉异常为主要表现。

该类疾病按照病因可分为三大类:诈病、孟乔森综合征(Munchausen syndrome)和心理精神疾患[1]。其中精神心理性疾病又包括躯体化障碍(somatization disorder)、转换障碍(conversion disorder)、疑病症等。其中转换障碍以往也称为"癔症(hysteria)"。诈病患者主诉的症状多为虚构不实,目的是获取继发利益。临床常见于各种交通事故及纠纷后。孟乔森综合征患者常常自行制造出异常的症状和体征,如结膜充血、血泪、瞳孔散大(药物)等。患者因此可以获得暂时的补偿或逃避意愿,不能排除一些反复就医、住院的患者同时合并心理疾患。

应该强调的是,如同诊断非器质性视力下降患者一样,诊断非器质性眼肌麻痹及瞳孔异常首先需要通过认真的病史询问、详尽的神经眼科检查以及相关电生理和影像学检查,谨慎排除器质性疾病[2]。

【病例 12-0-1】

男性,22 岁,左眼无法睁开。家长提供病史:3 年前高考前夕也出现类似的症状,后自行缓解。既往体健。神经眼科检查:神清,言语流利。BCVA:右眼 1.0,左眼 0.6。眼底:双侧视盘边界清,色红。瞳孔检查:双侧瞳孔等大等圆,约 2.5mm,对光反射灵敏。左侧睑裂较右侧小,左眼睑痉挛 。眼球各向运动正常。分散其注意力后拍摄到左眼睑痉挛明显好转[图 12-0-1(1)]。颅脑及眼眶 MRI 未见异常[图 12-0-1(2)]。诊断:非器质性眼肌麻痹。解释,建议心理咨询。

点评:患者眼睑下垂如果为真性,眉弓位置将较对侧更高而非明显降低。借此可以帮助鉴别肌无力的眼睑下垂和眼睑痉挛的上睑下垂[图 12-0-1(3)]。

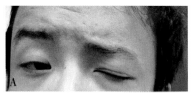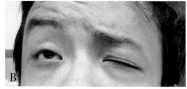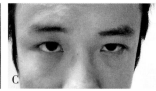

图 12-0-1(1) 非器质性眼肌麻痹患者

A.左眼无法睁开、左眼眉弓下移;B.双眼上视时左侧额纹消失,眉弓下移;C.分散注意力后左眼并无明显上睑下垂

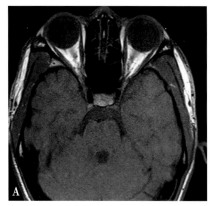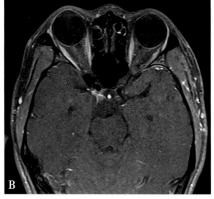

图 12-0-1(2) 非器质性眼肌麻痹患者眼眶 MRI 及增强未见异常

A.T1WI 轴位;B.T1WI 增强

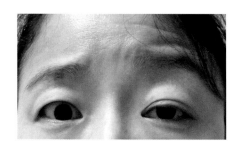

图 12-0-1(3) 重症肌无力患者左眼上睑下垂,
左侧眉弓位置高于对侧,为代偿性

【病例 12-0-2】

女性,30 岁,会计。主诉双眼无法上视。既往:甲状腺功能异常。治疗后好转。阅读科普时发现甲状腺眼病可出现眼球运动障碍,后自觉双眼胀痛不适。神经眼科检查:神清,言语流利。BCVA:双眼 1.0。双侧瞳孔等大等圆,对光反射灵敏。双侧睑裂等大,眼睑无异常。双眼上视不能[图 12-0-2(1)]。眼眶 MRI 仅见双侧泪腺略增大,未见眼外肌及眼眶内其他结构异常[图 12-0-2(2)]。但自诉按压双侧内眦后眼球运动完全正常[图 12-0-2(3)]。给予维生素 B_{12} 等药物暗示治疗。1 个月后随访,双眼上视基本正常。诊断:非器质性眼肌麻痹。

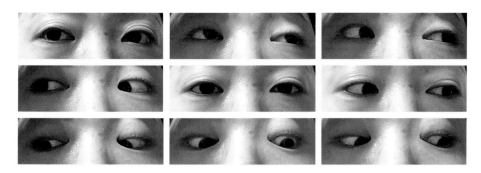

图 12-0-2(1)　非器质性眼肌麻痹患者
双眼球无法上转,余眼球运动完全正常

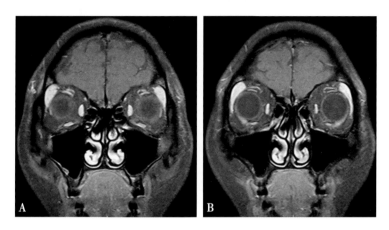

图 12-0-2(2)　非器质性眼肌麻痹患者眼眶 MRI 增强后
双侧泪腺轻度增大,未对眼球运动造成压迫;A、B. T1WI 冠状位增强扫描

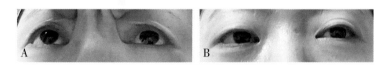

图 10-0-2(3)　非器质性眼肌麻痹患者自行将内眦部提起后双眼球上视
正常(A);放下后再次主诉无法上视(B)

【病例 12-0-3 】

　　男性,17 岁,中专生。主诉双眼胀痛、视力下降且无法正常学习 1 年余。父母离异。神经眼科检查:神清,言语流利。BCVA:双眼
0.5。双侧瞳孔等大等圆,对光反射灵敏。双
侧眼底视盘边界清,色红[图 12-0-3(1)]。双
侧睑裂等大,双眼内斜位,水平侧视时可见不
持续的眼球震颤。左眼外展欠充分[图 12-
0-3(2)]。遮盖后单侧眼球运动完全正常(视
频 12-0-3)。视野检查示双眼向心性缩小[图

12-0-3（3）]。双眼视盘 OCT 测量神经纤维层厚度正常范围。眼眶 MRI 及增强未见异常。诊断：会聚痉挛（假性展神经麻痹）；非器质性视力下降。给予阿托品滴眼液缓解痉挛，配合抗焦虑药物使用。患者半年后复查，症状基本稳定。

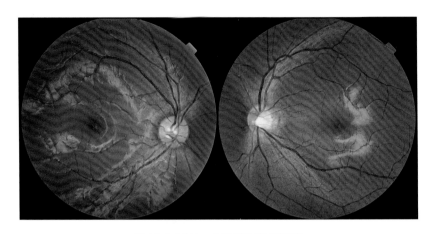

图 12-0-3(1)　会聚痉挛患者眼底
双侧视盘边界清，色红；左侧视盘发育较右侧略小

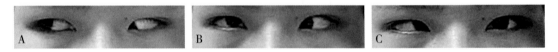

图 12-0-3(2)　会聚痉挛患者第一眼位双眼内聚（B），左眼明显；向左侧注视时左眼外展欠充分（C）；向右侧注视时正常（A）

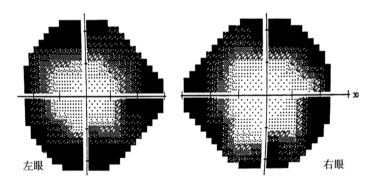

图 12-0-3(3)　会聚痉挛患者 Humphrey 视野检查
双眼向心性缩小，符合非器质性视力下降

参考文献

1. Miller NR, Newman NJ. Walsh and Hoyt's clinical neuro-ophthalmology. 6th Edition. Miller NR. Neuro-Ophthalmolgic Manifestations of Nonorganic Disease. Philadelphia：Lippincott Williams and Wilkins, 2005：1315-1334.

2. 田国红,彭静婷,张晓君. 非器质性视力下降的临床特征分析. 中华眼底病杂志, 2010, 26(4):379-380.

48